医院文化丛书

U0352341

第二辑

编委会

主任

廖 岚 张 伟 王仕旺

副主任

熊 薇 曾元临 金国强 乐爱平 黄 霞
李建明 张志红 喻本桐 刘志礼 李 菲

编委会成员

廖 岚 张 伟 王仕旺 熊 薇 曾元临
金国强 乐爱平 黄 霞 李建明 张志红
喻本桐 刘志礼 李 菲 康乐荣 李君梅
胡 青 胡清泉 曹 英 蒋泽先 叶 萌
王平红 朱怡芯 赵 娜 钱 华

本册主编

蒋泽先 钱 华 曹 英

图书在版编目（CIP）数据

健康的和谐之桥：新时代下医患沟通交往指南/蒋泽先,钱华,曹英主编. -- 南昌：江西科学技术出版社，2024.5

ISBN 978 - 7 - 5390 - 8981 - 2

Ⅰ.①健… Ⅱ.①蒋… ②钱… ③曹… Ⅲ.①医患关系 - 指南 Ⅳ.①R197.323.4 - 62

中国国家版本馆 CIP 数据核字（2024）第 056775 号

健康的和谐之桥：新时代下医患沟通交往指南
JIANKANG DE HEXIE ZHI QIAO:XINSHIDAI XIA YIHUAN GOUTONG JIAOWANG ZHINAN

蒋泽先 钱华 曹英 主编

出版 发行	江西科学技术出版社
社址	南昌市蓼洲街 2 号附 1 号
	邮编:330009 电话:(0791)86623491 86639342(传真)
印刷	江西骁翰科技有限公司
经销	全国各地新华书店
开本	787 mm×1092 mm 1/16
字数	400 千字
印张	23.75
版次	2024 年 5 月第 1 版
印次	2024 年 5 月第 1 次印刷
书号	ISBN 978 - 7 - 5390 - 8981 - 2
定价	78.00 元

国际互联网（Internet）地址:http://www.jxkjcbs.com　　　　选题序号:ZK2023008
赣版权登字 - 03 - 2024 - 87　　责任编辑:徐易羚　　装帧设计:同异设计事务
版权所有,侵权必究
（赣科版图书凡属印装错误,可向承印厂调换）

历　程

南昌大学第一附属医院院歌
（献给八十周年院庆）

1=F　4/4

蒋泽先　作词
刘安华　作曲

♩=120　赞美 亲切地

（男齐）在 抗日 烽火中 诞　生，诞 生，（女齐）
（女齐）在 改革 开放的 岁月里发展，发　展，（男齐）

不 忘救 死扶伤 为民 治病的初　心。（合）在 八一军旗，军旗
担当起了红 色土地 健康江西的使　命。（合）在 新时代的 路

下 成 长，　啊守 住了 红色血脉 的传　承
上 奋 进，　啊踏上了开创 现代医学 的征　程

S.
A.

风 雨 历程　铸就了红色精神，铸就了 红色精神，铸就了 红色精神。
改 革 历程　造就了医学精英，造就了 医学精英，造就了 医学精英。

T.
B.

嘿 咳　　嘿 咳　　嘿 咳

啊真 诚 务 实，德高术 精。
啊开 拓 创 新，福泽人 民。

1

真诚务实，德高术精，德高术
开拓创新，福泽人民，福泽人

精。　　　民。　　咳嘿咳嘿　咳嘿　嘿

咳嘿咳嘿咳　　　　　我们是　有抱负的

咳嘿咳嘿咳　　　　嘿咳　咳

一附院人，　创百年老院并进　兼程。　啊
咳　　咳咳咳　嘿咳　嘿咳　我们

1 - - 23 | 5 - - - | 0 7 6 5 | 5· 2 2 44 |
啊　　　　　　　　　　　　创　明　天　辉　煌，共圆

5 - - 61 | 2 - - - | 0 7 6 5 | 5· 2 2 44 |
梦　境。

1 2 36 63 | 56 5432 | 0 2 1 7 | 5· 4 4 66 |
是　有担当的　一附院人，　　创　明　天　辉　煌，共圆

1 2 3·333 | 23 2217 | 0 7 6 5 | 2· 1 6 22 |

3· 25 - | 5 - - - | 0 5 1 2 | 4· 3 2 44 |
3· 23 - | 3 - - - | 0 5 1 2 | 4· 3 2 44 |
梦　境。　　　　　　　　　创　明　天　辉　煌，共圆

6· 47 - | 7 - - - | 0 5 3 4 | 6· 5 4 66 |
1· 67 - | 7 - - - | 0 3 1 2 | 2· 1 6 22 |

　　　　　　　　　　　　　　　　　　　　　　rit.
3· 26 - | 6 - - - | 0 6 4 5 | 7· 6 6 ♮75 |
1· 23 - | 3 - - - | 0 4 1 2 | 5· 4 4 52 |
梦　境。　　　　　　　　　创　明　天　辉　煌，共

6· 41 - | 1 - - - | 0 1 4 5 | 7· 6 6 ♮75 |
1· 21 - | 1 - - - | 0 6 7 | 2· 1 1 22 |

ff　　　　　　　原速　渐强
6 5 2· 1 | 1 - - - | 1 - - - | 1 0 0 0 ‖
4 2 7· 5 | 5 - - - | 5 - - - | 5 0 0 0 ‖
圆　梦　境。

6 5 2· 1 | 3 - - - | 3 - - - | 3 0 0 0 ‖
1 7 5· 1 | 1 - - - | 1 - - - | 1 0 0 0 ‖

3

总序一
党建引领、文化聚力，为建设健康中国
作出新贡献

◎廖岚

习近平总书记指出，文化是一个国家、一个民族的灵魂。文化自信是一个国家、一个民族发展中最基本、最深沉、最持久的力量。文化亦是医院持续发展的动力。医院文化是医院在建设和发展过程中逐步形成的物质文明和精神文明的融汇，包括硬文化、软文化两方面。"硬文化"指医院内的物质状态：医院建筑与绿化环境；医疗设备与医疗技术。"软文化"指医院在历史发展过程中形成的具有本医院特色的思想、意识、观念等意识形态和行为模式，以及与之相适应的制度和组织结构，主体是医护人员的思维模式与行为模式。医院"软文化"形成后能对医院"硬文化"起到持续地推进作用。推进医院的文化建设，是要将医院文化渗透贯穿到医院管理和为患者服务的全过程中，凝聚医护人员的智慧力量，达到全面提高医院整体素质、医疗服务水平，树立良好的医院形象，塑造医院核心竞争能力的目的。

南昌大学第一附属医院（以下简称"一附院"）正走在百年百强的大路上。85 年前一附院诞生在战火纷飞的年月；1949 年，一附院由解放军接管；曾承担过第六军医大学、第八军医学校、专科高级护师班临床教学任务。7 位院士、近百名专家从这里走向远方。红色的历程铸造了红色文化,红色文化增强了全院员工荣誉感与责任感,形成了向心力和凝聚力。经历了85年的沉淀,"以病人为中心""德高术精"价值观念、行为准则的医院文化,已经深入人心,已成为一附院医务人员行为的基本标准。如今的一附院已连续9年登上"复旦榜全国医院百强榜"医院。这就是文化的力量。

医院组织编写的这套医院文化丛书,是医院文化工作的一部分。我们编写了院史,建立了医院历史暨教育基地、文化长廊、文化广场,创作了院歌。医院文化建设的作用已逐渐在院内外得以彰显。我们不能松弛与懈怠,要全面加强组织领导,让文化建设工作更上一层楼。

人本意识是医院文化建设的重要内容。医者仁心是学医的初衷,是仁术的追求。文化建设必须始终围绕人来进行,把立足点放在人这个主体因素上,以信任人、尊重人、关心人、培养人为核心。于医院建设工作上,以关注人才建设提高,完成医院现代化建设的任务;于医疗服务上,以尊重患者,服务患者、达到防病治病,呵护健康的目的。

所以,我们要全面贯彻落实党的二十大关于新时代文化建设的战略部署,人人自觉地担负起医院文化建设的使命,不断提升一附院文化软实力和文化影响力,把一附院建设成一流的现代化医院,为"健康中国"建设做出自己的贡献。

总序二

做健康教育的主力军

◎ 张伟

　　健康是人的基本权利,是人生的第一财富和社会生产力的基础;生命安全和身体健康也是人生幸福的基础。失去健康,缺少安全,个人、家庭便无快乐可言。对于一个国家来说,没有人民健康,就没有了富强兴旺!

　　在抗击新冠病毒感染的过程中,每个人都受到了教育和磨炼,懂得了生命及健康的重要与宝贵。群众对健康的追求更强烈,对疾病预防、自我保护的知识更渴望。普及健康知识,是提高全民健康素养最根本、最经济、最有效的措施之一。健全健康教育服务体系,提高全民健康素养的任务十分重要、十分迫切。为了拓展健康教育新媒体渠道,培养健康教育师资,南昌大学第一附属医院实行健康知识和技能核心信息发布制度,建立比较完善的健康素养和生活方式监测制度,促进健康素养监测结果应用;完善医疗机构、社区、单位、学校、公共设施、健康教育基地等重点场所健康教育功能,实施重点人群、重大疾病健康教育,促进健康教育基本公共卫生服务均等化。在全民健康教育这支队伍里,医护人员应该主动起到主导作用。

　　医护人员的工作是救死扶伤,是生命与健康的守护神。医护人员还应该是健康教育的主持人、宣教人、传播人。健康教育的核心是教育人们树立健康意识、促使人们改变不健康的行为生活方式,养成良好的行为生活方式,以减少或消除影响健康的危险因素。通过健康教育,能帮助人们了解哪些行为是影响健康的,并能自觉地选择有益于健康的生活方式。这项工作参与的人越多越好、医护人员应该主动自觉地成为这支队伍的排头兵,在党和政府的领导下,参与全方位干预健康影响因素,全周期维护生命健康,全领域防控重大疾病,全面提升人民群众健康水平的工作。教育每一个人自觉树立健康意识,促使养成良好的行为生活方式,实现对生命、幸福、健康追求的美好愿望,有助于凝聚和激发建设"健康江西"行动的强大动力。

健康教育可以采取不同的方式:通过互联网、新媒体等加强网络空间健康教育的宣传和引导。编写科普图书也是一种方式。这是一附院的第二套文化丛书。第一套丛书回忆了我们走过的历程,彰显了我们医院精英的风采。第二套丛书是一附院的医护专家工作之余编写的健康系列丛书,旨在帮助人们形成健康意识,降低或消除影响健康的危险因素,自觉地选择科学、文明、健康的生活习惯,促进健康行为生活方式和健康心态的养成。

总序三

医患关系学的宗旨

◎ 王仕旺

有人提出这样一个问题:一个人一生中做什么事最辛酸?

回答:一个人去看病最辛酸。

医院本是一个救死扶伤、传递温暖与希望的地方。这里有新生命诞生的欢笑,有健康恢复的欣喜,也有悲凄的离别。因为一些不可抗拒的因素,医院每天都在上演着生离死别。英年早逝,白发人送黑发人,让人辛酸。这是有笑声与哭声的地方。对于许多来就诊的患者来讲,看到这一幕,会感到人生无常。一个人去医院真的有些辛酸,要忍受躯体上的不适,还要承受心理上的无助与孤寂。如果一场生离死别发生在眼前,更是别有一番悲怆。这些让人不禁想起:年轻时用健康透支换取金钱;年老时用金钱延长生命。任何年龄段的人走进医院多多少少都会发出一些感慨。独自就医的"单身"患者来医院就医感受更深,负面情绪满满。如果医院的每一位医护人员对每个患者都是笑脸相迎,每位患者都能感受到医院的温暖,当医院有了温暖,辛酸必然会被淡忘。这就是如何处理医患关系的理念。

如何处理医患关系?这是从一个命题上升为一门学科的学问:医患关系学。

研究医患关系的起始、形成、衍变,及其规律与本质;参与医患工作各类人员关系构建与其相互之间的关系;探讨如何建立良好的医患关系;有序地、到位地为患者做好服务工作,让医护人员知识与能力发挥到极致;让患者获得有效地治疗及如期康复;让健康知识得以传播,让医学事业得以发展。这些是医患关系学研究的内容。医患沟通的学问是医患关系学的一个重要组成部分,包括心理学、行为学、伦理学和医学法律学等。医患沟通的最终目的是医患和谐、双方合作;防病治病、呵护健康;提高医疗质量,提高国民健康素质;推动医学进步,促进医学发展,建设健康中国。如何做好医患沟通是医护人员必修的功课。这就是这本书要讲述的主题。一附院正走在挺进百强百年的路上,提高医患沟通水平迫在眉睫。沟通是医患的桥梁,笑脸接诊、积极治疗是每位医护人员的责任。

生命与健康的理念是医院在建设和发展过程中逐步形成的物质文明和精神文明的总和。医院在历史发展过程中形成的具有本院特色的思想、意识、观念等意识形态和行为模式,以及与之相适应的制度和组织结构、医院"软文化"主体,执行是人,是医护人员思维与行为。医院"软文化"形成后则能对医院起着持续地推进作用。希望本丛书的读者愿意阅读,静静地发挥着应有的作用;为建设健康中国而努力。

编写人员 (排名不分先后)

方萍萍　南昌大学第一附属医院内分泌代谢科　主管护师

王平红　南昌大学第一附属医院护理部　副主任护师

卢才菊　南昌大学第一附属医院护理部　主任护师

伍珊珊　南昌大学第一附属医院医务处　主治医师

伍加鹏　九江中山口腔医院　主治医师

刘炳华　九江中山口腔医院　硕士、副主任医师

刘萍萍　南昌大学第一附属医院肿瘤科　主管护师

刘文淑　南昌大学第一附属医院眼科　副主任护师

江　澜　南昌大学第一附属医院烧伤科　硕士、主治医师

余　玲　南昌大学第一附属医院心血管内科　副主任护师

余春梅　泰和县人民医院护理部　主管护师

肖　梁　九江中山口腔医院　主治医师

张　鹏　九江中山口腔医院　主治医师

吴姝玲　南昌大学第一附属医院急诊科　副主任护师

汪春霞　南昌大学第一附属医院神经内科　副主任护师

庄织逆　南昌大学第一附属医院口腔科　主管护师

康琼琴　南昌大学第一附属医院口腔科　主管护师

李小艳　南昌大学第一附属医院血液科　主管护师

张丽娜　南昌大学第一附属医院小儿科　副主任医师

阳　华　南昌大学第一附属医院肿瘤科　主管护师

陈新萍　南昌大学第一附属医院妇产科　主任医师

陈慧芝　南昌大学第一附属医院麻醉手术部　主管护师

罗锦花　南昌大学第一附属医院烧伤科　副主任医师

杨旭丽　南昌大学第一附属医院医务处　硕士、主治医师

单月华　南昌大学第一附属医院血液科　主管护师

胡清泉　南昌大学第一附属医院医务处　硕士、主治医师

钱　华　南昌大学第一附属医院工会　副研究员

徐　珍　南昌大学第一附属医院工会　副主任护师

徐小丽　南昌大学第一附属医院护理部　主管护师

唐光波　南昌大学第一附属医院医务处　硕士、中级律师

涂发妹　南昌大学第一附属医院高新医院　副主任护师

桂　玲　南昌大学第一附属医院内分泌代谢科　主管护师

桂　芬　南昌大学第一附属医院耳鼻喉颈外科　主管护师

曹　英　南昌大学第一附属医院护理部　主任护师

梅　浩　九江中山口腔医院　主治医师

蒋李懿　广东省口腔医院　主任医师

蒋泽先　南昌大学第一附属医院口腔科　教授、主任医师

李　彤　南昌大学第一附属医院护理专业　研究生

目录

上编 医患沟通与医患关系

中编 外科的医患沟通

下编 内科的医患沟通

上编

医患沟通与医患关系

如何处理医患关系,已从一个命题上升为一门学科:医患关系学。

医患关系的起始形成、发展演变及其规律与本质;参与医患工作各类人员关系构建与其相互之间的关系;探讨如何建立良好的医患关系;有序地、到位地为患者做好服务工作,让医护人员的知识与能力发挥到极致;让患者获得有效治疗并如期康复;让健康知识得以传播,让医学事业得以发展,是医患关系学研究的内容;医患沟通的学问是医患关系学的一个组成部分,包括心理学、行为学、伦理学和医学、法律学等;处理医患关系是一门学问,只有读懂了,学会这门学问,才能在与患者交往过程中发挥作用。

第一章
医患关系的基本概念

导语

医护人员与患者的关系是围绕患者健康目的而建立起来的一种特殊的人际关系。沟通内容包括医疗知识普及、接诊治疗时的各种具体事宜。因此,医患交谈内容主要包含对患者的诊疗方案、医疗效果、医疗费用、饮食指导、药物的副作用、与患者接触注意事项、出院指导等与疾病诊疗相关信息;医生查房、医保制度、医护人员与患者双方各自履行的权利与义务等医疗服务信息;新药、新的治疗措施、医学发展等医学科学信息,以及病后心理安慰等。医护人员与患者交谈的信息量越大,交谈就越有成效,医护人员与患者关系就越融洽。

第一节　医学的诞生

生老病死永远与医学相连。人类在生命进程中除了吃喝玩乐、工作、运动外,最不能减少与回避的活动是防病、治病,参与医院组织的医疗保健活动。例如:如何预防疾病呵护健康? 如何配合治疗? 如何延缓衰老? 如何面对死亡? 等等。参与呵护健康长寿的各项医疗活动,是由两方人员组成:被服务的患者与家属,称患方;服务的医护人员(含在医院工作的所有人员),以及医疗机构管理人员,称医方。双方都要参与这一系列医疗实践活动过程。在这个过程中任何一个时间段,任何一个地点所建立的关系就叫医患关系。医疗活动实践是这种关系中的核心要素。

医患关系是人际关系中十分重要的,也是基本的、不能缺失的一种关系。医患关系是人际关系中十分特殊复杂的一种关系,由生命、心理、道德、技术、金钱、义务等多种因素构建。其核心是:生命与健康。和谐的医患关系是指在医学活动的过程中,医护人员与患者之间构建的和睦、融洽、相互理解与信任的一种人际关系。

人类最早没有医生这个职业,也就没有医患关系之说。医学诞生后,有了医生这个职业,才有医患关系。

何谓医学?诸多专家名人都想为医学寻找一个准确的定义。

百度百科的定义是:英文 Medicine,是通过科学或技术的手段处理生命的各种疾病或病变的一门学科,促进病患恢复健康的一种专业。它是生物学的应用学科,分基础医学、临床医学。从生理解剖、分子遗传、生化物理等层面来处理人体疾病的高级科学。它是一个从预防到治疗疾病的系统学科,研究领域大方向包括基础医学、临床医学、检验医学、预防医学、保健医学、康复医学、法医学等。

《中国百科大词典》的定义是:医学是认识、保持和增进人体健康,预防和治疗疾病,促进机体康复的科学知识体系和实践活动。

《科学技术辞典》是上述文字的缩减体:医学是指在保护和加强人类健康,预防和治疗疾病的科学知识体系和实践活动。

狭义的医学理解为疾病的治疗和机体有效功能的恢复;广义的医学还包括现代营养学、药物学、医学预防学、心理学、环境医学与养生学等与生命相关的医疗学科等。简单地说,就是将人的生理、心理调节在一个良好的状态,是以治疗预防生理心理疾病和提高人体生理心理健康为目的一门学科。以学习研究医学应用于临床为生的职业,用这门学科学或技术的手段来应对人类疾病,包括治疗、预防、保健,以此提高人口素质,提高患者生活质量的从业者谓之医生。其服务对象就是人,患病的人,谓之病人或患者。

医学从诞生至今,走过了漫长的道路。人们对生命认识的过程,就是医学诞生发展提高的过程。医学诞生之初,人们并非这样尊重生命、呵护生命。

人类最早对生老病死是不解的。大约在远古时期,人类开始直立行走,大脑开始进化,智力不断提高。距今30万到20万年前,医学的起始,是图腾崇拜,祖先崇拜。到公元前841年,真正开始有医学活动的萌芽,人们认为生命的一切都是上天所赐,对生命起源不解、对生命罹病不解。初始过程后,医学进入巫术的黑洞,拜天、拜地、拜神,算命、卜卦、烧香,把生命与健康系在神仙与灵魂之上。烧香叩首,祈求天神是呵护生命、治病防病最原始的、最简单的方法。巫师、巫术取代了神灵,千百年前,人类群体间到处弥漫着求神拜佛治病的事件与声音。在西方,公元前1553—前1550年有成册的医学莎草文,这是最早的医学记载。后来,慢慢进入认识人体时期,医学开始变成医巫混杂的年代。古埃及已经有了医生与医学分科,且不能跨科,医患关系开始构建。古巴比伦和埃及有两种治病的人:其中一种是僧侣,主要通过念咒、祈祷两种治病的人。行使看病职业的大都是读书人。人类向文明的进程一直存在着医巫混杂。时至今日,念咒与祈祷用来治疗疾病在国外局部地区还依然不减。这样的医患关系一般是服帖盲从。

公元前450—前100年,古希腊医学发展到高峰。西方医学家希波克拉底(公元前460—前377年),他建立了一种健康和疾病的平衡学说。一般认为现代西方的医学科学体系就是从他开始的。印度古代外科医生妙闻(公元前5世纪)和内科医生阇罗伽(公元前162—前120年)由于他们医德与医技,使医患之间产生了一种互动关系,相互促进,改变了服帖盲从的医患关系,促进当时当地的医学发展。

关于中国医学诞生的传说主要有三种:"神农尝百草""伏羲氏制九针""燧人氏取火"。与西方共同之处是"医源于巫""医源于圣贤"。在旧中国的农村,医与巫同时接受患者及其家属求医的现象很普遍,孩子生病,找医生,又找人"叫魂"。至今,这种习俗在中国农村依然存在。

中国最早的医学典籍《黄帝内经》,被称为医学始祖,标志着中国医学的诞生,也标志着中国医学走向系统规范。成书时期有三种观点:先秦、战国、西汉。一般都认为在战国时期,七国之争时。《黄帝内经》阐述了人体生理、病理、诊断等各种治疗原则,还阐述了季节、情致与疾病的相关性,这样的理念和观点在医患之间必然有互动。医生问诊和检查都需要患者合作,在行医过程中,两者相互尊重和信任。中国医学诞生之初,医师服从、遵命,医生"一言堂"。当医生清楚了患者的"喜怒忧思悲恐惊"与"寒暑燥湿火"是病或与病相关后,医生不仅要寻找致病因素,还要用情志治病,必然要与患者进行沟通,中国古代医书就有了如何处理医患关系的记载。

中国隋唐时期的名医孙思邈(约581—682年)在其《大医精诚》中论述了与医生职业有关的两个问题:第一是业精,要求医者要有精湛的医术,认为医道是"至精至微之事",习医之人必须"博极医源,精勤不倦"。第二是心诚,要求医者要有高尚的品德修养,以"见彼苦恼,若己有之"感同身受的心,策发"大慈恻隐之心",进而发愿立誓"普救含灵之苦",且不得"自逞俊快,邀射名誉""恃己所长,经略财物"。这是中国处理医患关系既见于书中,又自成体系的最早、最基本的原则。后又细述:"人命至重,有贵千金,一方经济之,德逾于此""贵贱贫富,长幼妍蚩,怨亲善友,华夷愚智,皆一视同仁""人命至重,有贵千金"无欲无求,"华夷愚智,普同一等",以上观点可用四字概括:"德高术精"。这是中国医生对医患关系处理方法的最好回答,是留给一代又一代医生最珍贵的财富。

西方也一直在探讨如何处理医患沟通。

希波克拉底最为让人纪念的不是他的医学贡献,而是他留下的医师与患者关系的至理名言《希波克拉底誓言》——作为一名医护人员,我正式宣誓:把我的一生奉献给人类;我将首先考虑患者的健康和幸福;我将尊重患者的自主权和尊严;我要保持对人类生命的最大尊重;我不会考虑患者的年龄、疾病或残疾、信条、民族起源、性别、国籍、政治信仰、种族、性取向、社会地位,或任何其他因素;我将保守患者的秘密,即使患者已经死亡;我将用良知和尊严,按照良好的医疗规范来践行我的职业;我将继承医学职业的荣誉和崇高的传统;我将给予我的老师、同事和学生应有的尊重和感激之情;我将分享我的医学知识,造福患者和推动医疗进步;我将重视自己的健康、生活和能力,以提供最高水准的医疗;我不会用我的医学知识去违反人权和公民自由,即使受到威胁;我庄严地、自主地、光荣地作出这些承诺。

细读以上名言,从中找到共同点:生命至上。医生的工作对象不同于工人、农民、商人,他面对的是一个个活生生的生命,生死往往就在医护与死神拼搏的瞬间。这两位医学先驱者的思想为人类医患关系铺垫了最真情最健康的基石。尊重每个患者就是尊重生命,关爱生命,呵护生命。道德智慧能力往往表现就在这一瞬间,仅靠道德而无智慧、无能力,不可能获得这瞬间成功的结果。每次的成功都是在平常工作中为关爱生命、呵护生命去学习、开拓的结晶。这两位中外医学先驱者的思想,他们的金句,可以作为贯穿这本书的一根红线,处理医患关系的一个基本准则。学习医患关系都离不开他们的思想。

记住孙思邈的警言:对患者"皆如至尊"。

记住希波克拉底的话:医术是一切技术中最美和最高尚的。

第二节　医患关系的演变

在医学发展的历史进程中,医患之间的服务、磨合,经长期实践活动后会形成一种固定模式,用现在的话说是"套路",即医学模式。医学模式是人类对健康观、疾病观、死亡观等医学观念的总体表达与概括。不同医学模式反映不同历史阶段的医学发展特点、趋势;医生的职业道德和技术水平,各个时期的医患关系,正是每个时代医学发展的特征和体现。

医学不同于物理学、植物学、动物学、生物学,尽管动植物也是生命,医学是要服务于生命,服务于生理与心理不断会变化的每个生命个体。一个人患病后不仅仅是机体会发生变化,心理也会发生变化,医生面对的不仅仅是生理疾病,还有心理活动的异常。在与人沟通的医学实践活动中,仅仅是医学知识与医疗技术,还包括理念与道德、心理与行为等多种活动,不同时期有不同的技术水平、经济环境、心理状态,这样就出现了不同模式下的医患关系和不同的沟通方式。

医学家把医学进化的历程分为五个阶段模式:古代神灵医学模式,自然哲学医学模式,机械论医学模式(中世纪),生物医学模式(近代),生物—心理—社会医学模式(现代)。

神灵时期。人们认为生命与健康是神灵(上帝或菩萨)给予的,疾病是神灵对生命的惩罚。因此,患者完全服从于神灵或菩萨,完全服从于巫医。那时的关系是:顶礼膜拜、唯命是从。

自然哲学时期。人类对疾病有了初步认识。宗教对自然力的渐进屈服,医学对自然力的渐进征服。古希腊不再认为生命来自神灵,而是有物质基础,认为生命构成的元素是:土、气、火、水即"四元素说""四体液说""自然痊愈力说"。

西方古希腊罗马认为医生这一职业是一种急切的需要,不是崇高的行为。因此,医生没有义不容辞的任务,也没有个人品德的要求,医生与铁匠、铜匠一样,只是谋生的手段,这势必使医生失去尊重生命的自觉,这样理念构建的医患关系是松散自由、互不尊重的。

到了柏拉图时代,医生寻求的不是自己的利益,而是对人体的利益。一个真正的医生,总是乐于为人体而工作,不以赚钱为目的,医生职业的崇高得以提升。这时,医生以自己的职责和行动赢得患者的尊重。这时的医患关系是自尊与被尊的。

1748年法国哲学家拉·美特利曾提出"人是机器"。那么,人的机体和心灵一切活动都是机械活动的一种表现,人生病了就是器官如机器一样出了故障,肺是"风机",心脏与肌肉是机械运动的收缩,机械主义尽管是唯物的,但也是形而上学的,忽视了人体生理的关系,人与人的沟通变成了机械性的沟通。一切对话直奔主题,医患关系进入了一种工程师与器械之间的关系,视人如机器,即使对话沟通,也是乏味的。机械论否定了唯心主义生命观和医学观,把医学引进了实验医学,对医学研究起到了推动作用,而患者与医生的关系却变得冷漠、机械。

英国医生哈维(1518—1657年)在1628年对40多种动物进行了解

剖,在做了人体解剖后,提出了动物心血管运动的解剖,证明了血液在体内循环的方式,他的工作标志着新的生命科学开始,其血液循环的观点是生命科学的一个重要组成部分。他成为血液循环研究的开拓者。医学进入了生物医学模式,走出了机械模式,少了迷信,少了盲从与形式,从此疾病与细菌、病毒、支原体等微生物紧紧联系在一起。

尽管医学模式改变了,医患关系仍是松散的,医患关系依然存在着很多缺陷。当某种疾病流行时,患者常被物化。随着科学技术的迅猛发展,医疗器械如雨后春笋般出现,这无疑带动了医学的发展,在一定程度上减少了患者的痛苦。然而,时至今日,部分医疗工作者在诊治过程中,将患者"物化"又开始出现,注重仪器检查,没有耐心倾听患者的主诉,治疗器械、治疗过程像流水线一样"呆板",没有"因人而异",对症下药。比如消化道疾病患者主诉尚未讲完,医生的肠镜或胃镜的检查单已经开好,然后是流水操作。患者花了千余元,收获了三个字:没问题。有病的获得的是规范化用药,医嘱:服药半月后复查,全程几乎没有过多的对话。有病的、无病的都感到这关系太冰冷、生硬。仪器设备是医疗活动的辅助手段,有着重要的医学价值,但绝非起决定性作用,医学已进入生物—心理—社会医学模式,因为有了机器,因为忙,失去了沟通,当下医生又不自觉地回到了16、17世纪。

中国医学在发展过程变化中形成了自己的医患关系模式。从理论上看,中医认为,世间一切皆由金、木、水、火、土五种元素构成。人体器官与这五种元素相对应,相制约,相协调。失调即患病,即阴阳失调。致病因素分内因"喜怒忧思悲恐惊"和外因"寒暑燥湿火"。中国医学以望、闻、问、切作为沟通的主要方法,贯穿诊疗全过程。医学实践与医学模式紧密相连,因没有仪器设备对患者进行检查,症状体征的获得与告知全在沟通之中。为了"治未病",中国医生还要讲出一些常识,医生要主动询问,患者可以向医生讲述病情症状,医患有了基本的沟通。

从医生分类看,中国古代医学诞生后,有两种医生:一种是官医。为皇亲国戚服务,老百姓无法享受,那种医患关系是唯命是从,是医生听皇帝和官僚的,比如:曹操与华佗的故事。而民间的医生良莠不齐,有良医、名医,也有庸医、巫医。良医、名医对患者有绝对的吸引力和控制权,留下了一句防病治病的话,视为"圣旨"——可以在家庭中传递百年。在偏僻地区,有些良医、名医的区别往往是患者的主观意见,把庸医视为良医的不在少数。

到了儒家统领时代,儒学提出"医乃仁术"。强调职业道德,不提倡医者重利,要在医界剥离经济与职业之间的关系,强调医生要拥有医德,希望医生做到"召之即来,挥之即去"。这本是好事,矫枉过正后,却忽视了患者对医生的尊重。当对医生的尊重削弱了,就会导致医生地位的降低,患者可以指责医生,医生劳而无功导致医患关系失衡,当医生处在不利的状态后,长此以往会培植出不尊重医生的患者与不需要有责任心的医生。

隋唐名医孙思邈提出了一个医生应有的素质后,人文精神渐渐渗入了医学。对患者"皆如至尊"。患者对医生自觉地遵守规则:尊重医道,尊重医生,不讲伤医的恶语,不做无谓的恶意的伤害,更不应该有以怨报德的行径。中国医学这种良好的传统传承至今,医患关系无疑是和谐的,患者对医生的尊重,医生对患者的呵护构建了中国医学数千年的良好医患关系。

医学发展模式的变换必定影响和改变医患关系。这种关系目的始终不变,即医患要面对共同的敌人:疾病。相互之间沟通协作,互相尊重、互相信任,目的就是为了战胜疾病。医生离不开患者,即服务对象,离不开沟通、协作,只有双方和谐,双方信任,才能达到战胜疾病的目的。在通往目的的路上,医患关系的和谐与信任不仅在中国、在西方,在世界各地都有起落现象。

有志之士,一直在研究、探讨医患关系合作的最佳方式。到了现代,美国纽约罗切斯特大学教授 G·L·恩格尔指出:"当代占统治地位的生物医学模型,认为疾病完全可以用偏离正常的可测量的生物学变量来解释,在它的框架内没有给心理、社会因素留下余地。"因而,生物医学模式是不完全的,需要修正和补充。比如,我国曾经流行的结核病、当年流行的"非典"、当下的艾滋病,生物医学模式都无法第一时间解释和解决,这些传染病的流行与发展,与生活方式、经济水平、文化方式密切相关。因此,恩格尔提出了生物—心理—社会医学模式。也就是说，除了生物致病，还有心理、社会环境对人体影响所发生的疾病。这就需要医生与患者交流、沟通，需要情感、道德介入，需要社会变革，需要心理学、伦理学乃至社会学支撑。医生的知识、理论、理念要更新，需要走出生物医学模式的框架。医患关系又进入了一个新的状态：信任是基石，沟通是桥梁，相互尊重与理解是保证达到治疗最佳效果的前提。

在 20 世纪 70 年代，世界卫生组织提出了人体健康新概念。1978 年，世界卫生组织在国际初级卫生保健大会上所发表的《阿拉木图宣言》中重申：健康不仅是没有疾病或不虚弱，且是身体的、精神的健康和社会适应良好的总称。该宣言指出：健康是基本人权，达到尽可能的健康水平，是世界范围内一项重要的社会性目标。时隔多年后，1989 年世界卫生组织又一次深化了健康的概念，认为健康包括躯体健康（physicalhysi alhealtl）、心理健康（psychological health）、社会（ychological alth）、社会适应良好（good social adaptation）和道德健康（ethical health）。这种新的健康观念使医学模式从单一的生物医学模式演变为生物—心理—社会医学模式。这个现代健康概念中的心理健康和社会性健康是对生物医学模式下的健康的有力补充和发展，它既考虑到人的自然属性，又考虑到人的社会属性，从而摆脱了人们对健康的片面认识。希波克拉底说，了解一个什么样的人得病比了解一个人得什么病更加重要！在那个时代，他就已指出了心理因素与疾病的关系，我们不得不承认这位西方医学鼻祖的伟大。

在西方，医患关系，或医学服务形式模式分类很多——

主动—被动型：即医生主动与患者交流解释，患者被动接受治疗；

指导—合作型：征求患者意见，提出指导方法；

共同参与互动型：这一种是西方目前十分推崇的一种医患关系；

工程模型：即医生是操作者，而患者是接受者，一切按操作流程进行；

契约型：即服务型。

教师型或叫权威模式型：医生处在导师的位置。患者基本失去自主权。

事实上,在医疗实践活动中,几种模式会互相渗透,很少会以单一的模式出现。比如,昏迷的患者,急诊抢救的患者,就不能互动,只能与家属合作。不管哪一种医疗实践模式,医患的沟通是服务的前提,只有走过沟通这座桥梁,才能达到完善实践的目的,才能达到知晓与获得服务的效应。

20世纪40年代,《克氏外科学》的扉页,用大字印着"先交朋友,再做手术"。

世界医学教育联合会1989年《福冈宣言》:"所有的医生必须学会交流和处理人际关系的技能。缺少共鸣同情,应该看作与技术不够一样,是无能的表现。"好医生不仅是指医术医德好,还有一个附加条件就是,要有良好的沟通能力。医患良好沟通的作用巨大,这已在全世界医疗服务中达成共识。

(蒋泽先　蒋李懿)

第三节　医患沟通良好的作用

医患沟通良好的作用很多,最主要的作用有:

(1)提高大众健康素质的最佳渠道。一个人没有健康的体魄、良好的心理适应力,很难获得幸福、安宁、祥和,很难享受快乐、美满的人生。把身体健康看成人的"本钱",这已经成为当代国人的基本共识。健康的获得要依靠医学常识,这常识的获得通常有三条途径:①自学;②医务工作者对医学的知识普及;③医院承担的医疗保健任务。

现代个体健康有五大因素:①遗传基因;②社会生态环境;③个人生活行为;④医疗条件;⑤心理健康。其中医疗条件对个体健康的影响较大,例如医院对疾病预防、筛选、治疗、急救,条件好的往往会使得一些恶性疾病被早发现、早治疗;一些危重患者往往能获得及时抢救与正确治疗,获得新生。医疗条件优越的作用是不可替代的。如果人们普遍畏惧医务人员,甚至对医院医生失去信任,那么,就会发生贻误治疗时机,出现漏查漏治的情况。如果初诊失误,指责医生失职;如果一些医院出现了医疗事故和差错,加重了患者对医院、医生的怀疑,患者胆战心惊,医生也心惊胆战。患者把医生视为"白狼",医生担心患者会"医闹",这样的环境难以沟通,不利于治病,更难以普及医学知识。结果是,提高百姓健康素质的渠道慢慢被堵塞,百姓的健康需要无法得到满足。

(2)促进医学事业发展的人文途径。医学是一门经验性和实践性很强的学科,全赖于诊疗实践过程中的积累。每一次诊疗过程都是医学实验的活动,每一位被诊治的患者,都给医生或医学提供与积累了经验及资料。每一个医生都是从年轻到老,从初始到知名,都是在医疗实践中进步的,每一步都离不开患者。医生用新疗法治愈了某位患者,又一次验证了临床医学其学科的正确性,是医生与医学的进步,也是医患共同的担当。如果医生未能治愈某位患者,证明了医学的复杂性和多变性,也为医学今后的完善积累经验和教训。循证医学就是如此。所以,医学能发展到今天这样的高水平,完全是人类在自己身上进行尝试和探索的结果,是医患双方自觉组成联盟,共同战胜疾病的成果。

每一个医生治疗经验的积累与水平的提高,都与患者的无私奉献有关。一方面,社会生产力高度发展、物质财富极大丰富;另一方面,人类生存环境和谐自然、人类全面发展。后者对现代社会的进步尤为重要,人类必须解决好医患如何相处、如何保持身心健康、如何控制社会危险因素等一系列问题,幸福指数才能得到提升。而这些问题无一不与医学相关,无一不是医务卫生工作者的社会责任。

(3)提高医疗质量的必要条件。在接诊过程中,医患往往抱着相互怀疑的态度。有些医生为了保护自己,在诊断上多画几个问号,用药面面俱到;也有些患者反客为主,从诊断到开药都由患者说了算。这些问题,在基层医院尤显突出。例如:一位老年患者,性格偏执、急躁,长期咳嗽,自己诊断慢性支气管炎,医生提出每年拍一张 X 线胸片,最好做一次胸部 CT,患者怀疑他是过度检查,拒绝了。一年后老人死于肺癌。好在医生在病历上清楚地写上了:建议做 CT 排除肺癌,患者拒绝。有些患者会不自觉地扩大病情,患者认为把病情夸大,医生就会认真,其实医生更有理由开出过多的检查。双方都是为了保护自己。医生认为既然你患病,那就需要全面检查。这样,反而会导致诊断不确切,治疗不准确,用药不合理,效果不显著。在相互失去信任的沟通中都是不真实的信息,医生只是停留在"今天不要出现医疗纠纷"的低级要求上。根本谈不上医疗质量。

(4)减少患者痛苦的最直接方法。医护人员贴心的安慰与鼓励也是良药。围绕合理的治疗方案,医患一问一答,进入互动模式,是双方坦诚相待,共同战胜疾病的开始。事实上,每天到医院就诊的患者,至少有三分之一是不需要用药的。像浅表性胃炎、灼口综合征、宫颈糜烂、乳腺增生、甲状腺结节、骨质增生、盆腔积液、肝囊肿、湿疹等疾病,并不需要过度治疗,主要是患者自己呵护。前几年,这方面的知识没有普及,给患者带来了沉重的忧虑与负担。一位中年女性因听说宫颈糜烂是癌前病变,拒绝了与丈夫的性生活,四处就医,中西医结合,仍久治未愈。最后,她积忧成疾,患了焦虑症。

即使是现代医学难治愈的疾病,如胰腺癌、胆管癌,医务人员一样可以用语言、行动,给患者以宽慰。一位80岁的胰腺癌患者,医生根据病情估计他只能活三个月。医护人员对他的呵护,既告知了实情,鼓励他快乐地过好每一天。通过西药止痛、中药扶正,他居然多活了两年半,创造了一个奇迹。

美国医生特鲁多碑上有一句名言:有时去治愈,常常去安慰,总是去帮助。他告诉后人,医生、医学最大的价值不只是治愈,还在于安慰和帮助患者。

(5)维护医患双方利益的最有效举措。医患双方的利益包括义务与权利。当医疗纠纷发生后双方的义务与权利都受到干扰。在沟通中,双方先要各自了解自己的权利与义务。双方可以协商,维护好各自的义务与权利。行医不能视为一种交易,而是医生的义务、使命。当双方明白了自己的义务和权利后,医患关系才能走向正常。也可以说,当医患关系正常后,双方才能担当起各自的义务与权利。

(6)创建舒适医疗环境、展现良好人文环境的重要标志。良好的、文明的医院不仅环境像公园,病房像宾馆,而且设备一流,技术先进。这一切都是为了服务患者。医患和谐是主色调,医疗质量不断提升,医患双方满意程度不断上升。医患有效地沟通是为了达到这一目标的基本措施。不少医生都认为:看一个患者交一个朋友。医院不提出把患者当亲人,是因为当朋友完全可以做到医患关系和谐,而和谐是医患双方人文修养提高的双向结果。

第四节　医患沟通作用典型病例启示

典型病例一:

头痛。男,40岁,为某出版社副社长,因为头痛,就近去当地社区医院诊治,他告诉医生:"我最近感冒了,有点头疼,你帮我开点感冒药就行"。医生诊断为上呼吸道感染,给他输液、口服止痛片,头痛缓解。第二次又因相同症状就医,医生询问病史,患者一直表示自己是感冒,开点感冒药即可,没有做任何检查,医生便让患者服用同类药,情况在初期有所好转,但后期不断恶化。第三次,患者头痛伴恶心、喷射性呕吐,在其妻陪同下来到某三甲医院就医,医生询问病史后为该患者开单进行颅脑 CT 检查,结果显示:颅内肿瘤,收入院治疗。

专家点评:此病例中,患者主观臆断自己的病情、自我诊断,医生没有进行询问,是医生的责任;患者自我的诊断,甚至自我开药,医生为了避免医患矛盾,往往会因遵循患者意见,导致延误诊断与治疗。诊断都应该建立在必要检查的基础上,患者自我作主,盲目地诊断,点药、要药,这样看病,往往会影响医患沟通;作为一名医生,不应该被患者的主观臆断干扰,应有自己的专业判断。医生的医学知识不够扎实,患者喷射性呕吐已经说明症状的加剧。如果能早做诊断,可避免延误治疗。

典型病例二:

腹痛。一位年轻女性,因腹痛送急诊就医。患者家属要求医生迅速为患者止痛。医生告知,腹痛需要观察检查,进行鉴别诊断,肠梗阻与肠炎治疗不一样，异位妊娠与阑尾炎手术不一样。这位年轻的女性，自己臆断是患了慢性阑尾炎急性发作。医生的最后诊断是异位妊娠。疼痛部位、性质不一样。患者家属告知女性未婚，指责医生诊断有误，坚持要止痛消炎，强调每次都如此。医生告知治疗方法是手术，而不是做阑尾炎手术，是异位妊娠手术！患者家属拒绝手术。其男朋友要打医生。他们始终怀疑医生有过度治疗的目的，有意夸大病情，完全是为了增加收入。医生坚持己见。如果医生放弃自己的想法，其后果可想而知！医生为了这位女性的生命，反复与女性患者的父母解释。几经沟通，在血压继续下降的情况下，其父母才同意手术，进手术室剖腹证实是异位妊娠大出血。

专家点评：在沟通中，这位医生为了患者利益，为了保护生命，坚守原则、坚守底线。如果医生建议转上级医院而延误时间，或依从患者家属，年轻的女性将失去生命。本次沟通从人道主义上体现了医生强烈的责任心与科学精神。

典型病例三：

骨痛。男，70岁。因骨痛到骨伤科医院门诊就诊，诊断为风湿病。服了一个月的抗风湿中药后，疼痛仍未缓解，后疼痛发展至下肢疼痛，踝关节肿大，遂收至骨伤科医院住院。医院诊断为骨损伤伴感染，连续进行抗感染治疗，静脉给抗生素治疗一段时间后，发现腹股沟伴淋巴结肿大。其子女要求转院，患者不同意，坚持骨痛只应该在骨伤科医院住院治疗。家属就把患者的情况讲述给从医的朋友听，朋友听后说："请尽快到我们医院来就诊"。

经过初诊、触诊，医生怀疑腹股沟淋巴结不是炎症反应，是淋巴结癌转移。立即进行细胞学穿刺，在镜下见大量癌细胞。当天就进行了腹部CT，发现肝、肾均见有转移病灶。再行肺部CT，结果报告是肺癌；再行ECT骨扫描，发现骨转移。最终诊断结果是肺癌，伴肝转移、肾转移和骨转移。

此时患者精神尚可，每日都做户外活动，虽活动时伴骨痛，但服药后可抗服疼痛，自我感觉良好。患者仍然很自信地说："到你们医院就说我患了肿瘤，怎么骨伤科医院说我不是肿瘤呢？说明你们这个医院有问题！"患者拒绝抗肿瘤治疗后三个月因肺癌转移，全身器官衰竭去世。

专家点评：此病例中，患者早期与医生沟通有误，盲目自信。后来诊断晚期肺癌，还表现出对诊断结论不符合自己想法的医生的不信任，仅凭自己的知识去质疑检查和诊断结果。医生也没有进一步地与患者耐心沟通，最终患者在没有接受治疗的情况下因癌细胞全身转移去世。多向百姓普及医学知识十分重要，耐心沟通也是医生普及医学知识的责任之一。

典型病例四：

牙龈出血。男，48 岁。因刷牙牙龈出血，半夜渗血，到医院口腔科就医。患者曾在基层医院做过洁牙治疗。医生检查口腔，口腔卫生尚可，未见牙结石。舌侧偶见牙垢。患者陈述：花钱洁牙后，依然出血。

这次查血常规，见全血细胞减少：白细胞、红细胞、血小板下降。问诊后告知有慢性乙肝病史。遂建议做肝、胆、脾超声波检查。结果显示为肝、脾肿大。转普外科。最后诊断：脾功能亢进。

专家点评：牙龈出血是最常见疾病症状。最常见的原因是局部因素牙结石，牙龈萎缩所致牙周病；全身因素是血液疾病。查血常规是洁牙前、拔牙前必做的术前检查。未做就有可能出现医疗差错，损害患者的健康、利益。

典型病例五：

萎缩性舌炎。女，68 岁。因舌无味会疼痛，至医院口腔科就医。医生告知：导致萎缩性舌炎的常见病因有四个：贫血、缺乏维生素 B_{12} 和烟酸，以及白念珠菌感染。——排除缺乏维生素 B_{12}、烟酸以及白念珠菌感染病因后，医生查明是缺铁性贫血。患者认为自己只是舌无味疼痛，不需要做这么多检查，医生告知检查的重要性及贫血的危害性等，最终患者积极配合检查治疗。为了查明具体缺铁性贫血的原因，究竟是造血功能失常还是体内失血造成的贫血，医生对她进行了骨髓穿刺、大便检查，发现大便呈黏液血便，于是医生建议患者去做肠镜检查，最终诊断为肠癌。该患者未因繁琐检查而责怪医生，反倒因查明病情而豁然开朗，庆幸的是该患者为早期肠癌，遂行手术治疗后康复出院。

专家点评：此病例由一个小病查出另一种大病，医生认真仔细，不只是看到表面上的疾病，与患者不断地沟通，患者合作，没有拒绝，没有怀疑，接受医生提出的建议。若是患者与医生之间沟通不足，医生只给予补血药，也可以缓解患者症状；如果患者怀疑医生过度治疗，医患之间不信任，拒绝各项检查，很可能就会以简单的缺铁性贫血去治疗，而错失了最佳治疗机会。多一点沟通，多一点信任，有时就能救治一条生命。

典型病例六：

牙周炎。患者因牙龈出血、口臭，到口腔科检查。诊断为牙周炎。且久治不愈。医生告知牙周炎与糖尿病存在双向关系，互为高危因素。糖尿病会加重牙周炎的发展。在口腔科医生与患者的沟通下得知患者有糖尿病家族史，于是医生建议患者去做一个血糖检查，排除糖尿病，患者拒绝，说："我平常能吃能喝，营养好。不会得糖尿病的。"医生告知：多食、多饮还有多尿就是糖尿病"三多一少"的典型症状。在进一步的沟通下患者去做了糖尿病检查，发现确实患有糖尿病。

专家点评：耐心地沟通不仅可以提高医疗效果，也能增强患者的信任感，帮患者提高医学知识，可见沟通的重要性。

（蒋李懿）

第二章
医患关系失衡的因素与沟通的基本条件原则

导语

　　自医学诞生以来,医患之间就存在着知识和信息不平衡、不对称的问题。尽管信息不对称,千百年来,中国医患之间构建了良好的关系,支撑着这种良好的关系的是医生的道德、敬业与责任,是患者对医生的尊重、信任与敬爱。进入 21 世纪以来,出现了医患关系失衡的现象:医患从互尊、互爱进入了互疑、互怨的境地。看病难,难在找一个信任的医生;行医难,难在患者对医生的不信任。一切源于医患信息的失衡。如何认识、重塑这种关系? 如何维系与提升这种关系? 如何进入融洽的互动境界?

　　医患关系涉及双方利益,更多地涉及人性、人道,涉及生命、生存、生活及医学发展的理念。医学的本质问题是对生命的尊重,对生命的关爱与呵护,对构建生命和谐世界的担当。在这样的实践活动中主动方在医方。讨论与研究医患关系应该从医方开始,从医方做起。

第一节　医患关系渐进失衡的背景

　　中国医学从诞生之初就重视医患沟通,《黄帝内经》是中国医学最早讲述医患沟通的教义。书中提出"以患者为中心"的"病本"思想;关注医患双方精神心理活动,即"治神"的思想。本"神",不是"神仙"的"神",而是"精神"的"神",就是现在的"心理"。尤其是中医推崇个体化治疗,《素问·汤液醪醴论》指出:"病为本,工为标,标本不得,邪气不服,此之谓也",其意是,以患者为本。在治疗过程中,医者要观察患者的"神"。《黄帝内经》:"医患相得,其病乃治"。和谐的医患关系是指医方与患方之间相互信任,相互理解,真诚沟通,密切配合。《金匮要略》提出:尤其是治"未病"。这是中国最早的预防医学,告知患者不仅要知治病,还要懂防患病。

名医扁鹊言"病有六不治",也就是六种患者他不治。分别是:骄恣不论于理,一不治也;轻身重财,二不治也;衣食不能适,三不治也;阴阳并,藏气不定,四不治也;形羸不能服药,五不治也;信巫不信医,六不治也。这六种患者让神医也束手无策。后人在扁鹊的基础上又发展出"十不治"。也就是:操欲惝淫,不自珍重,一也;窘苦拘囚,无潇洒之趣,二也;怨天尤人,广生烦恼,三也;今日欲愁明日,一年常计百年,四也;室人聒噪,耳目尽成荆棘,五也;广行杀戮,六也;寝兴不适,饮食无度,七也;讳疾忌医,使虚实寒热妄投,八也;多服汤药而敌肠胃,元气渐耗,九也;以死为苦,然后以六亲眷属长生难割舍之想,十也。这些"不治"的本质是为了预防医患关系的恶化。

中国几千年医学的发展,有赖于医学家们的敬业与努力,医患关系的和谐与稳定。

进入现代,我国医学同样经历了生物学模式与生物—心理—社会医学模式共存的年代。从 1949 年至 20 世纪 80 年代末,生物—心理—社会模式相交叉进行。这段时间医患关系总的来说是和谐的。知识的不对称所导致的失衡,因相互信任的支撑,加上有效的沟通,基本上处在平衡状态。

20 世纪 90 年代初,市场经济介入,医疗改革深入。我国医患关系发生了惊人的变化:从信任到失信,从偶尔抱怨,到频发冲突;从语言交锋,到肢体接触,医患关系恶化到伤医致死,一些医疗机构的医生难以进入正常的工作状态。有一段时间,医生戴着防暴头盔,有的医院保卫人员从一位数发展到两位数至三位数，医院保卫员还备有警棍、盾牌。医患关系明显失衡，两者之间冲突加深、加大。这一切的变化严重影响医学实践与医学进展，损伤了医生与医学事业的利益，同样也损伤了患者利益。医患关系和医生的地位倒退是无疑的。

2013年10月，在上海、辽宁、广东、湖北、浙江、江西这几个省市十天内共发生了六起白色暴力患者伤医事件。除此之外，近几年被报道的和未被报道的医患关系伤人事件不胜枚举，医患关系日趋紧张，并且医患矛盾有渐进激化的趋势。中国千百年医患关系的平衡失去了，打破了。

客观地说，医患双方从医生诞生之日起就存在不平衡、不对称。

从医学知识层面看，一个是有"知"方，一个是无"知"方。"有"知的医方是经过多年的学习、多年的积累，有经验、有对比，有应变能力；"无"知的患方在面对疾病时难以应对，急症、重症疾病和突发性疾病会造成患方心慌意乱，仿佛有恶魔从天而降，即使久病也难成"良医"。现实中，疾病的最大特点是个体诱发因素与疾病的自身发展与治疗的转归的不确定性，也就是对诊断治疗的预测需要医务工作者有丰富的临床经验。这些知识与经验，需要刻苦学习，需要实践积累；作为患者，他无需学习，也无需积累。尽管慢性病患者愿意学习，但知识还是有一定的局限性。一是，个体有差异，人与人不一样；二是，人是一个整体，每一个器官系统都相互联系、制约。非医务工作者难以掌握全面知识。即使是医生，专业不一样，也需要学习，眼科医生不必精通心血管内科，消化科专家不需要会拔牙，皮肤科医生未必会剖宫产。所以，医患之间的医学知识不平衡、不对称的存在是客观的，也是必然的、正常的。

信息不对称是一个经济学专业术语，最早由诺贝尔经济学奖得主阿罗在其开创性的论文《不确定性和医疗保健的福利经济学》中进行过分析，他认为医疗服务的特殊性源于疾病发生和治疗效果的不确定性，由于医疗知识的复杂，医生对医疗结果和治疗可能性掌握的信息要超过患者，患者极度缺乏治疗效果和相对效率的信息。例如对医疗服务何时有需求、需求多少，治疗效果如何等信息的可获性较弱。当然，随着网络检索的便利，也不排除患者"自学成才",获得了一定的医学保健和养生知识,但这点知识用于医疗活动微乎其微,这是因为医患双方获取医疗信息的意愿和能力不同所致。

医护人员工作的对象是人、是生命,生命只有一次。机器拆了可以重新安装、房屋拆了可以重新盖过,生命却不会重来,不可以再生。针对患者的诊断、治疗方案和操作,对于一个医护人员来说,可能是千百次,对于一个生命来说,就是一次"生死搏斗"。医学知识的专业性和技术性非常强,需要长时间的专门学习和临床实践才能成为一名合格的医护人员。医生的基本医学知识与多年积累的临床实践经验越来越丰富,专业性、针对性越强,对于患者的治疗和抢救,就能起到非常大的作用。而对医学知识或一无所知,或一知半解,或即使久病成所谓"良医",对一些治疗也是不可预测的。

由于医患之间信息不平衡、不对称,患者或无知地听从,或一知半解地学习,在沟通中难以达到平衡。一旦信任之墙倒塌,一切解释都难以听进去,沟通容易变成辩论、争论,甚至吵架。

医患关系失信、失衡原因很多。随着医学模式的变化、市场大潮的冲击、医疗改革的政策出台,医患关系也在发生变化。在医学实践活动之中,医生语言沟通、行为沟通不到位,治疗不满意,收费过高,医疗结局让患者失望;患者对医学进步的不理解;人与人修养不一样,经济条件不一样,健康观念不一样,患病后心理变化不一样。这一切,稍有不慎,均可能引发纠纷。从社会到医院,从医生到患者,大致有以下几点诱发因素。

(1)计划经济向市场经济转变。医疗活动进入商业化,一些医疗机构片面追求经济效益,淡化了社会效益。医院抓收入,定指标。一年比一年要求高,导致医院、科室追求"高效益",医生要完成自己的业绩与绩效,追求经济效益。制度起了催化作用,医疗费用升高成为激化矛盾的主要因素。

(2)医疗体制不健全。高风险、低收入,使部分医务工作者工作重心发生偏移,淡化了对患者的服务质量。药品制造商和经销商乘虚而入,医药挂钩,开单拿提成成为部分医院、医生获得利润的渠道。

(3)医务人员的形象下跌,加剧了患者对医院、医生的失信度,生命伦理价值发生变化,医务工作者失去人文关怀的道义方向。

(4)个别医务人员缺乏人文素养,在高风险、高压力的工作环境中,失去了热情,工作消极,对患者态度冷淡,语言生硬,没有耐心,没有换位思考,漠视了患者的权利。患者在心理、生理上变得相对脆弱,一旦患病就成了弱势群体,他们需要关心与理解,需要得到尊重呵护。个别医护医人员疗技术差,出现违规操作。一部分来自医务人员不懂法、不知法,缺乏对患者的疾病认知权、知情同意权、隐私权等权利的尊重,漠视了患者权利的存在。双方没进行沟通或沟通无效引发矛盾。

(5)患者维权意识增强。患者有了维权意识,稍有怀疑,便会用法律来维权。患者看病的理念发生了变化:花了钱,一定是要把病看好,"等价交换"的思维在大多数老百姓的思想中根深蒂固,当切身利益受到伤害时,会毫不犹豫状告医院或医生。

(6)医学领域还有很多盲区。人体生理、病理的复杂性、多样性和个体差异性,决定了现代医学在充满未知数和变数的医疗领域,还有许多疑问需要去探讨。在很多情况下,疾病的治疗效果和预后难以预测。医方难以向患者传递足够的、准确的医学信息。患者期望值高,而现代医学又无法普及,矛盾就产生了。

(7)面对医患关系恶化,增加了一组新的矛盾。要减少预防患者身上隐藏的疾病在医后发现而遭受指责,医生担心招致认为是医源性疾病的赔偿。例如:一个患者患有艾滋病,未向医生诉说,经静脉输液后,他可以拿出输液后的艾滋病阳性化验单,指责是输液后造成的感染。在沟通中,医生要一而再,再而三地解释说明这种保护自己的检查——凡新就诊的手术患者一律做排除艾滋病的检查。患者有意见了:怀疑我有艾滋病? 这是对我人格的侮辱! 患者拒绝检查,双方僵持。在医疗活动中,查出艾滋病、性传播疾病等,并不奇怪。

(8)媒体与自媒体发展的影响,很多事因被媒体放大。医生增加了提防心理,说话做事都看看患者家属是否在拍照,是否在录音,如履薄冰,分外小心。这个结不能化解,医生难以静心诊治。部分媒体在对医学不完全了解的情况下,对"医患纠纷"进行误读式的报道,增加了更多的误解,使医患之间完全处在对立位置上。医生尽量做到沟通在前,学会与媒体沟通,坦诚对待,尽管有时会事与愿违,但还是要坚持沟通。

第二节　医患沟通的基本条件:换位思考

医患关系紧张并不是科学技术的问题而是医患间诚信的滑坡,是医生知识不平衡的缺失。中国医学强调"医乃仁术""医患诚信"等伦理原则。这种模式要求医者要真心诚意:为患者治病之真心;为患者谋利益之诚意。医者所做的任何医疗都是从患者的利益出发的,而不是医生为了自己的私利。"不送红包患者心不安,医生不收红包不负责",这句话表达的是,信任只能靠金钱维持。医生信任度已经落到低谷。重塑医生信任、减少失衡,是每家医院每位医师的担当。

医患双方的沟通是减少失衡的首选方法,是双方维权的基础。方法的启动要从医方开始。医患之间的知识、心理、经济不平衡、不对称。医方是主导方,过去有"医生父母心,医生菩萨心"之说。在与患者沟通时,医方要尽量做到换位思考:站在患者就医的角度去思维,站在患方的角度去认识、去理解患者的心理变化;了解他们的祈求、目的、愿望。这是有效沟通的前提,也是达到有效沟通的基本条件。

"就医"的实质是患者"求医",有祈求含义。祈求最终的目的是"减轻痛苦,快好治愈"。

从患者心理层面上看,他们走进医院,找到医生求救求助,内心充满担忧、困惑,但也有祈祷、希望。患者身负沉疴,心情忧虑,对自己的健康与生命十分担忧:是否还能继续工作?生命是否能继续延伸?要花多少钱?家庭、子女、父母的赡养怎么办?责任会从心头沉重地碾过。

一些患者对当下医学发展的水平,不十分了解,期望值过高,希望少花钱治好病,希望快刀斩乱麻,病情悉数好转。医患关系失去信任后,加重了这样的不对称,医生的解释,患者会视为是在故意为难,甚至疑为索要红包。患者希望获得有效的治疗,达到消除、远离疾病的目的的心理可以理解,为了让自己的期望实现,患者就给医生送"红包",找熟人。给医生送礼古已有之,实际上有两面性:①不放心,以钱求得平衡,有祈求贿赂之嫌;②治好后心存感激,有感恩之情。这时的沟通,医方最好由第三者介入,共同与患者解释。

从患者经济层面上讲,如果家庭贫困,还会引发家庭矛盾,甚至影响夫妻关系。一人有病,全家着急。患者要承受着生理、心理、经济上的三重负担,担心病情加重,致家庭一贫如洗,担心事与愿违、人财两空。患方知道科室和医生有医疗任务指标,担心医生开大检查单,大处方,小病大治,负担加重;这为治疗结果与期望相差甚远地埋下了医患交恶的种子。

从医疗理念与知识上说,不管是大病、小病,患者都是挂主任、教授号,他们担忧年轻医生诊断水平低、治疗能力有限,误诊、误治,花了钱,人吃亏,没结果,又要从头再来。因医疗资源的不平衡,专家门诊门庭若市,普通基层医院门口门庭冷落。"看病难,看病贵"似乎成了事实。其实,看病并不难,只是治疗某一种疾病的专家太少。好医生的成长不是一蹴而就,不能短平快,而要经过十到十五年的历练,五年本科,三年硕士,三年博士,至少还要工作五年才算成熟的好医生。患者对当前医疗水平不理解,要求高,提问多,希望在医生那里得到解答与治愈,达到百病可治,百病包好。而现代医学的进步尚且不能达到这种要求。很多病的原因尚不清楚,机制尚不得知。患者因此生气了:连病因都不清楚治什么病?患者花钱希望能得到"包好""断根",一切急诊都要求"救活无残"。

收费标准都由国家规定,这种矛盾从理论上说不应算在医生头上,但是治疗效果与费用往往是医疗纠纷的起源。尽管标准是国家定,有些医生开大处方、大检查单,的确加重了患者负担。

经济与情感目的均失落,是诱发医患交恶的重要因素。预期效果未能达到,心中的积怨便爆发出来,发泄在医院、医生身上。医患关系的失衡影响的不仅是双方的利益,还影响了整个医学事业的发展,影响着全民健康。如果医患双方处在相互疑惑,相互记恨的状态,实现健康中国,将会是纸上谈兵。当下医患关系日渐恶化,向每位医务工作者提出了一个极其重要的问题,那就是从医生做起,开启医患有效沟通,重新构建好医患关系。

在当下,医患双方知道自己的义务与权利的人不多。现将医患双方的义务与权利简述如下。

1.医方义务

(1)承担诊治。尽最大努力用自己掌握的全部医学知识和方法为患者治病,不能以任何理由拒绝。

(2)解除痛苦。不仅是生理的,还有心理的;不仅要用药物、手术,还要用语言行动,如微笑、搀扶等体贴关心之情状抚慰患者心理。此时的沟通起到主要作用。

(3)解释告知。患者有知情权,要尊重患者的这一权利。在诊断治疗过程中医生要向患者告知病情、诊断、治疗、预后等有关情况。让患者或家属明明白白地合作,主动接受治疗。

(4)保密。为患者的隐私保密是职业道德。保密含两项内容,一是对患者自己保密,二是医患互知,对第三者保密。有些病对患者隐瞒,是患者心理承担能力差,本人知道后,会影响治疗,导致病情恶化;另一种,患者希望医生保密,如性传播疾病、恶性肿瘤等。

(5)普及医学知识。

2.医方权利

(1)具有独立自主权。在诊治过程中,采用什么治疗方法,用什么药物,需做什么检查,是否手术等等都属于医生权利范围内的事,只能由医生自主决定。医生的这种权利不受外界干扰,医生有权根据患者疾病作出判断,排除其他非医学理由的种种影响。

(2)特殊干涉权。在特定情况下,当患者自主原则与生命价值原则、有利原则、无伤原则、社会公益原则发生矛盾时,医生可以使用这种权利。

3.患方义务

(1)如实陈述病情。

(2)配合医疗机构和医务人员进行一切检查治疗(遵守医嘱)。

(3)支付医疗费用及其他服务费用。

(4)尊重医务人员的劳动及人格尊严。

(5)遵守医疗机构规章制度。

(6)不影响他人治疗,不将疾病传染给他人。

(7)爱护公共财物。

(8)急危患者、戒毒及传染病、精神病等要接受强制性治疗。

4.患方权利

(1)获得基本医疗保健的权利。

(2)人格受尊重的权利,不歧视、遗弃、侮辱等。尤其是对严重缺陷、残疾者以及性传播疾病、艾滋病患者,更应注意人格权的保护。

(3)知情同意权。只有在接受对人体有重大伤害的治疗措施(如剖腹、开胸、开颅时)或采用有重大危险的治疗措施时(如剧毒药、麻醉药物)危险性大的检查措施(心包穿刺、肝穿刺、腰椎穿刺、造影等)及接受试验性治疗时,需特别约定。

(4)隐私权。即私生活秘密权,包括一切与公共利益无关的个人信息,如公民个人的身体健康状况、生理缺陷、恋爱婚姻家庭状况、生理缺陷、传染病、性传播疾病、家族性遗传病。

(5)自主权。完全行为能力人应以本人意愿为准,当父母、配偶同患者意见不一致时,应尊重患者本人意愿。患者的自主权不得干预医生的独立处置权。

(6)拒绝治疗权。

(7)有获社会资助的权利。

(8)有对医疗机构的批评建议权(无监督权)。

(9)有因医疗事故所造成损害获得赔偿权利(包括请求鉴定权、请求调解权、诉权)条例规定的权利有:①知情权;②病案资料复印权;③共同封存与启封权;④共同委托鉴定权;⑤申请再鉴定权;⑥随机抽取专家权;⑦申请回避权;⑧陈述与答辩权;⑨请求调解和处理权;⑩请求赔偿权(诉权)。

(蒋泽先)

第三节　医患沟通的基本原则与注意点

医学实践活动沟通的方法很多,沟通的形式和内容随着医学模式的变化而变化着。人与人不一样,不仅是外貌、体型不同,还包括气质修养、文化水平等不同。由于气质修养有异,患病后心理变化有差异,也就是患者与患者之间心理,有了差异,对疾病感知态度也不一样,表达表现形式也不一样,医生不仅要有治病的技术,还得有与患者沟通的本领。医生的这种能力是在医学模式不断变化中逐渐形成。医学进步的改变与医患关系的改变是同步的,希波克拉底说:"医生的法宝有三样:语言、药物和手术刀。医生的语言就像他的手术刀一样,可以救人,也可以伤人。"尽管每个医生沟通能力水平不一样,沟通的背景方式时间不一样,但有一个总的原则:医患沟通必须以患者为中心,以互相尊重为本,在平等氛围内,双方真诚地表达意见,互相理解,互相支持,互相配合。具体列举如下。

1. 以人为本的原则

患者就医已从单纯的治好病的单一需求,转变到生理－心理－社会综合型需求,他们需要优良的医疗技术服务、需要关怀和尊重、需要心理抚慰,需要优越的医疗环境。医生除治病外,还要表达这类关爱,医院应使环境更人性化,医生应使自己语言、行为尽量统一,给予患者更多的人文关怀。

2. 平等尊重的原则

平等是医患双方沟通的前提。医生要对所有患者一视同仁不要自命不凡,以为自己就是"救命菩萨",不要有"你在求我"的意识。医患双方没有高低贵贱之分,隋唐名医孙思邈言:"人命至重,有贵千金,一方经济之,德逾于此""贵贱贫富,长幼妍蚩,怨亲善友,华夷愚智,皆一视同仁"。医务人员眼中应只有患者,不能以地位、财富、相貌取人,而应尊重所有患者的人格、感情。

3. 诚信友善的原则

诚信是一个社会赖以生存和发展的基石,是医患沟通的基础和根本。医患之间要真诚相处,没有隔阂。首先是要相互信任。信任决定着患者能否与医务人员有效地配合。有了患者的信任,医嘱才能执行,治疗才可以发挥作用。医务人员对患者的承诺要实事求是,要认真去做,要取信于患者。医生对患者有责任心,是患者信任医生的前提。

4. 整体统一的原则

医生在对疾病进行诊断、治疗时,除了要考虑生物学的因素外,还要考虑心理、社会诸多因素的作用。医生要考虑人的自然属性,还要考虑人的社会属性,要把患者看成是身心统一的完整的人,而不是局部的病患。在进行医患沟通时,要从整体进行沟通,对患者情况全面了解。应积极引导与鼓励患者全面客观地描述其症状与感受,同时如实告知疾病带来的其他影响,以便双方全面沟通,从而提供更全面、整体的医疗服务。

5. 倾听同理心的原则

同理心是进入并了解他人的内心世界,并将这种了解传达给他人的一种技术与能力,也叫换位思考。交流过程中,医生首先去了解对方,体会对方的情绪和想法、理解对方的立场和感受,并站在对方的角度思考和处理问题,从而更能理解对方的做法,减少误会和冲突,然后争取让对方了解自己。医护人员对患者是否有同理心,是患者是否愿意和医护人员沟通的关键。就患者而言,总认为自己的病痛很突出,希望得到医务人员的同情和支持。所以,在向患者讲解其医疗知识、治疗方法时,尽量晓之以理、动之以情,多一些互动;在医疗护理、服务过程中,像对待自己的家人一样,以关爱、同情之心缩短与患者之间的距离,解开患者的"心结",消除患者内心的那些误会、顾虑和怀疑,让患者真心与医护人员站在一起共同对抗疾病。

而这一切又是站在患者的角度专心聆听,让患者感觉到被尊重,有了尊重,沟通就有了基础。

6. 保守秘密的原则

在整个诊疗过程中,尤其是病史采集过程中,常涉及患者的隐私,患者有许多情况可能不希望他人知晓,医护人员有责任不随便泄漏,不歧视患者。一旦医护人员对患者的隐私显示出鄙视、不屑的神情,会严重损伤患者的自尊心,进而影响进一步的医患沟通。尊重患者,维护患者利益,对患者的一些隐私保密是医护人员的责任。

7. 信息反馈的原则

反馈是指说话者所发出的信息到达听者,听者通过某种方式又把信息传回给说话者,使说话者的本意得以证实、澄清、扩展或改变的全过程。患者和医生谈话是一个双向沟通的过程,医护人员把所理解的内容及时反馈给患者,理解患者的情感。同时,可采用目光接触、简单发问等方式探测患者是否有兴趣听,是否听懂等,以决定是否继续谈下去和如何谈下去。这样能使谈话双方始终融洽。

8. 共同参与的原则

诊疗活动的全过程需要医患双方的全程参与和良好沟通。保持畅通的信息沟通渠道,是有效沟通的前提。医护人员要耐心倾听患者的意见,让患者参与决策,通过询问病情做出对问题的判断与解释,并告知患者诊断结果和处理问题的计划和干预措施,患者对上述医护人员的处置和计划等有不清楚或不同意见均可与医护人员交流。此外,与患者的家属保持良好的沟通与交流,了解患者的家庭、生活情况,对医护人员全面、准确地寻找出病因,并制订出有针对性和可行性的干预措施具有重要的价值。可根据患者的综合情况(疾病、家庭、社会经济等因素)设计多种诊疗方案,向患者及家属进行较全面的介绍,让其积极参与治疗方案的选择。

9. 依法守德的原则

与医患沟通时,医护人员必须清楚患者依法享有的权利和应尽的义务,尊重患者的权利和义务。法律和道德是医患沟通的基础,医护人员"自身洁净",就能赢得患者的尊重和信任(后面有专门章节讲述)。

10. 适度距离的原则

体态语言是沟通交流的一种形式,运用体态语言要适度,要符合场合,切忌感情冲动,动作夸张。如在抢救危重患者时,如果表情淡漠,或说说笑笑,会有损医护人员的形象,会严重伤害患者及家属的感情。与患者沟通时,双方的距离要适当,太近或太远都不好。可根据患者年龄、性别因人而异,选择合适的沟通距离。如与老年人、儿童沟通时距离可适当近些,以示尊重和亲密;年轻的医护人员对同龄的异性患者则不宜太近,以免产生误会。

11. 克制沉默的原则

医务人员的态度和举止,在患者眼里可能会有特定的含义,如患者可能会把医护人员的笑脸理解成友好或病情好转的信息,可能会因医护人员眉头紧皱联想到自己病情是否恶化。因此,医护人员必须把握好自己的情绪,避免因不恰当的情感传递给患者错误的信号。另外,在沟通遇到困难时,也要注意克制自己,用冷处理,避免矛盾激化。沉默也是一种克制,在医患沟通时运用好沉默也是必不可少的,特别是当患者或其亲属情绪激动时,以温和的态度保持沉默,可以让患者或其亲属有一个调整情绪和整理思绪的时间,但沉默时间不宜过长,以免陷入僵持而无法继续交流。

12. 留有余地和区分对象的原则

医护人员在涉及患者病情时,讲话一定要有分寸,要留有余地,特别对疑难病危重症者更要注意。一是不能说得太满太绝对,如保证治好之类的话,即使有十分把握也只能说到八分,否则,一旦发生意外,由于患者及其亲属没有思想准备,会造成纠纷;二是不应为了引起患者重视,把病情讲得过重,增加患者心理负担,这对治疗不利;三是对某些病,与患者亲属沟通应实话实说,对患者有时则需要说"善意的谎言"。医护人员在沟通交流时,对沟通的对象要有一个基本的了解。如患者性格开朗,大大咧咧,则要提醒重视疾病,不要满不在乎;如患者性格内向,对病情过于担心,思想包袱重,则应多鼓励,增强其信心。对个别缺乏就医道德的患者或其家属,则必须有防范的准备,做到严守制度,认真治疗,程序规范,记录好医嘱、保存好用过的药品器具,以便取证。

医患沟通是寻找新的平衡点最好的方法。双方可以把话说清楚。医方可以最大限度地传播输送信息,以减少患方因缺少知识的失衡。在传播信息时要注意以下几点。

(1)有意扩大信息。在沟通中有意地开展健康知识的普及,让患者掌握这种病的疾病知识和医学目前所处的水平。医学普及可以提升强化信息对称度,又可以降低患者因知识缺乏的误解。

(2)注重信息互动。门诊每天面对大量的就诊队伍,医生不可能和每一位患者交流得十分详细,但可以针对患者关心自己的疾病治疗,提出告知、介绍资料达到互动的目的。这是一个网络时代,只要不保密,西方国家知道的,东方国家也会知道。指导患者检索阅读这方面的知识,尽管只能点到为止,也还是可以以小见大,见微知著,让患者自己关爱自己,自己寻找知识。住院部患者则可以有计划、有目的地组织开展健康教育。

(3)保证信息完整。费用往往是医疗纠纷的一个引爆点。加强收费透明度,沟通时医护人员的交代要与账目相符。医疗机构都推行收费"一日清单",患者对此并不完全满意,其原因在于信息成分的缺失。诊疗收费环节很多,具体在哪个环节收费,"一日清单"上没有完整体现,这容易增加患者及家属的疑虑。设法设计出一套体现完整收费信息的"清单",医护交代治疗和用药要与"清单"相符,这样,患者与家属才能看清楚,想明白,由费用引起的纠纷就会减少。

(4)延伸信息时效。随诊、随访的老传统是当年保持医患关系的良好且持久的方式。这些年来网络使用随访不少,但未成制度。随诊、随访让医生可以了解病情,患者感到温暖。出院不管,使患者对医院产生一种"市场"的感觉。随访、随诊是建立医院为患者长效沟通的良好机制,院内服务和院外服务,收费服务与无偿服务的良好结合,让广大群众真正体会到公立医院真姓"公",医患双方多了一个"平衡点"。目前,很多民营医院门诊患者都建立了随诊制,这一做法的作用远胜于打广告。

（5）用多种形式传递信息。门诊医生时间少，患者多，医生可以自制一些常见病的大卡片，有字有图，让患者可以看图识病，这样可增加互动的信息量，又能节省医生的诊疗时间。制大卡片时要注意几点：一是要把专业化变成通俗化，让患者能懂、能理解。二是每种病的内容尽量做到集中全面，让患者知其一，又知其二。三是好的大卡片可以多印几张，如患者需要，可以赠送。这些卡片可以起到医患双方信息互动的作用。医院健康宣教部门可以做一些健康宣传画或手册，或张贴，或发送。医院可开展定期健康讲座，由各科室专家主讲。多渠道、多形式把医学健康常识普及开来，以减少信息失衡的差距。

13. 直接沟通时的注意事项如下

（1）注意着装形象：着装清洁整齐、举止端庄，表明对交流沟通的重视认真。有的医生叼着烟，有的医生夏天不扣大褂，胸脯外露，或不穿工作服，举止轻浮，不拘礼节都是错误的。

建议：每次与患者沟通时，不准吸烟，穿好工作服，做到严肃、认真、亲切。

（2）注意选择措辞：不假思索地使用俚语或太专业的词汇均会让人产生隔阂感，不准确的语言会扭曲信息。

建议：讲普通话。年轻医生应先打好腹稿。

（3）注意学会倾听：请多听患者或家属说话，尤其是住院部患者。向家属解释病情时，可以多向患者或家属询问。

注重诚信：对患者的承诺要落实，应答交流要及时，语言尽量做到简洁，不拖泥带水，不丢三落四。

（钱华 蒋泽先）

第四节 医患知识失衡典型病例分析

典型病例一：

头痛。一位中年女性患者怀疑自己长了肿瘤。怀疑的原因是，左侧面部不适,颞部疼痛导致心烦意乱。她挂了神经内科主任号。为了排除肿瘤,医生给她拍了头部 CT。报告结果排外颅内肿瘤,医生诊断是偏头痛。患者不信任,又去了神经外科,得到同样的诊断。她朋友说自己丈夫患了鼻咽癌,也是这样的头痛,患者就去了耳鼻喉科,要求医生排除鼻咽癌,经过 CT 与鼻咽部的检查,也排除了鼻咽癌。患者偏头痛仍未缓解。她找到肿瘤科主任,尽管专家都说没有肿瘤,但症状没有缓解,她仍然四处就医,中医、中药、针灸、推拿,还请包治、包好的骗子看了,都收效甚微。她几乎走遍了省内各大医院与头痛相关的科室。有一天,她看到在口腔科三个字的后面有口腔颌面外科,又去了口腔科挂号就诊。经检查,医生诊断为颞下颌关节病。患者自己诊断的头痛,实际上是咀嚼时痛,进食时难以忍受,有夜磨牙症。晚上颞部疼痛,致噩梦连连,睡眠不好,白天焦虑,加重了颞下颌关节病。患者惊讶,她知道有手关节,腰关节,颈关节,不知下巴也有关节,也会生病。

专家点评:由于患者对疾病不了解,医生又未与患者认真沟通。凭自己的感觉四处就医。这类病例越来越多,以"百度"为师,对医生毫不信任。个别偏执患者"四处寻医"这类事,有时会被记者以"医生无同情心"为主题,写成"社会写真"。其本质是患者对癌的恐惧,又不相信医生的告知。患者一是偏执,二是缺乏医学知识,往往忘记了自己最主要的症状,不听医生解释,盲目地走上就医道路。该患者是咀嚼时和大张口时疼痛加剧,但几次去医院,都没有强调这点。很多医院都没有提供咨询导医服务,也没有引导患者就诊。患者凭自己的臆断到处就医,花费了时间和钱也没有找到自己想找的专家,没有获得治疗的效果。

该病例告诉我们,各个医院应设立咨询导医台,安排全科医生和全科护士做常规指导,以减少患者盲目地就医。

典型病例二:

腹泻、腹胀。男,18 岁,因为腹泻、腹胀难以忍受,前去医院就诊,第一次做肠镜检查后医生说肠道黏膜正常,未见增生,未见糜烂,未见出血。患者对结果有所质疑,三个月后又进行了检查。经历了两次就诊、两次肠镜,已经排除了器质性病变,诊断为肠应激综合征。患者不认可这个诊断,认为自己腹泻、腹胀情况严重,是患有其他疾病,要排除肿瘤。又去国外进行了一次肠镜和胃镜的全面检查,一年内做了三次肠镜,当国外的医生再次告知无任何器质性病变时,患者此时才把心中的石头放下。

专家点评:此病例可以看出患者缺乏医学知识,又对中国医生不信任,或许是医患之间沟通不够。患者说,第一次看病,医患之间的对话不到 10个字,一是听完患者讲述后说,做肠镜;二是拿到肠镜检查报告后说,要吃药;三是复诊时说,继续吃。花费 1000 多块钱,患者总共听到医生 9 个字。这能获得患者的信任吗? 这是看病吗? 很多医生诊断以仪器诊断为依据,治疗有规范的处方,完全没有与患者之间的交流,加之知识不对称,患者难以接受医生观点。患者对医学知识的缺乏,导致自己花了钱还吃苦受累。国内医生、护士的诊疗做得一样专业周到,少的是语言沟通。希望国内医生对患者多一点沟通,多给患者一分信任。

典型病例三:

舌痛。第一位患者是中年男性。因舌痛来到口腔科,医生检查后诊断为原位癌。患者妻子愤怒地说:"之前,我们去中医院(此处的中医院不是正规的三甲医院)看过,是'火气'。你偏要说癌来吓唬我们,明明是'火气'。不看了,我们走。"医生想沟通,妻子拉着丈夫离开了诊室。医生没有强求继续沟通。三个月后,该患者独自再来医院找这位医生复诊,要求用消炎药。医生发现舌部肿胀,变韧、变硬,溃疡加重,颌下淋巴结肿大,有转移迹象,医生解释说用消炎药无效,肿瘤变大,扩散了,建议住院手术,并强调舌癌病情不能再拖延,开了住院证。患者没有来住院,妻子强烈拒绝,说:"这就是'火气',现在有了'瘰疬',要打'消炎'针。不愿意开,拉倒!"医生拒绝用消炎针。这位患者是位公务员,医生怕贻误病情,在病历联系人一栏上找到患者单位,主动与其领导进行沟通。几天后,其领导在医院有关人员陪同下,与医生进行了沟通。此时肿瘤已经转移,肿癌越过了中线,医生告知应先行术前化疗。患者的妻子说,既然是肿瘤,中医治疗可以不开刀。她认识一位老中医,专治肿瘤,什么癌症都治好了。此刻,医生放弃了继续沟通。患者单位领导也无可奈何，让患者自己考虑。患者知道化疗痛苦，也知道手术后会致面部变形，导致语言不畅。自己是梯队后备干部，提拔晋职在望，用传统中药一试也符合他的意思。于是，他放弃了化疗和手术。最终，患者病情发展到舌癌晚期，既不能化疗也不能放疗，去世时年仅45岁。

第二位患者，50岁。病理结果显示鳞状细胞癌，医生建议住院手术，患者没有犹豫，立即办理住院。手术方案为1/2舌切除术，颈淋巴结清扫术，皮瓣修复术。患者退休后，周游世界。

第三位是女性患者。诊断为复发性阿弗他溃疡，患者怀疑是癌，连续三年看门诊，要求做活检。医生开玩笑地说："如果是癌，你还能活到现在吗？你不是癌，你患的是'恐癌症'。这个病叫复发性口腔溃疡。其特点就是反复发作。要平心静气，正常生活，不要被'假癌'吓死。不要自己吓自己，已经五年了，会是癌吗？"

专家点评：第一位患者，导致这一结果的原因是，患者妻子对疾病的发展后果全然无知，执着相信"火气"，坚持用"降火"药物。尽管医生对她百般解释，她坚信"上火"不疑。这对夫妻坚持："不活检，不手术，不放疗，不化疗"，任由病情发展。医生与患者多次沟通之后，患者的家属仍不信任，悲剧发生后，依然认为对肿瘤采用手术、放疗、化疗方案治疗是错的。有这类心理状态的患者目前不少，大城市，小乡镇都有。不论是医患之间的沟通，还是讲座、电视医学知识普及，都是十分重要的工作。

典型病例四：

骨痛。一位内科主任医生因腰痛找中医推拿，经过两周持续治疗，骨痛未减，他怀疑这位医师的技术不佳。推拿医生关心地说："会不会是患了其他疾病？最好照一张片子或做CT检查。"主任医生听了，极不高兴："我自己是医生，有病还会不知道？"同事也劝说"最好做下CT或骨扫描吧。"这位主任医生更生气了："你们怀疑我患癌症？我是患癌症的人吗？"在疼痛难忍时，他终于去拍了CT，发现骨质破坏，才做了骨扫描。最后诊断是：肺癌，骨转移。

专家点评:通过此病例得知,即使自己是医生,也会出现误诊、误治。医学知识的失衡不仅存在于医患之间,医与医之间也会存在失衡。这位医生是内分泌专家,完全没有考虑到自己会有患肿瘤的可能。医生也不一定能够完全掌握所有的医学知识。医生自己发现癌症已是晚期不在少数。一位中医直到骨转移疼痛时,才发现自己患前列腺癌。一位心理科与皮肤科医生,也是到骨转移时才发现是肺癌。一位妇产科医生当手举不起来时才发现患了乳腺癌。其中原因有很多,包括大意、盲目自信等。最主要是对肿瘤筛选的意识不强,没有去主动地采取癌症预防性的检查,导致发现已是晚期。

典型病例五:

拔牙。患者是知名大学教授,中文专业。因龋齿引发牙痛去三甲医院就诊,因三甲医院挂号就诊时排队时间长,就随便去了路边一家小诊所治疗,把病牙拔掉了。几天后这位教授发现张口受限、高热,来医院就诊,诊断为间歇性感染。

专家点评:这位教授尽管满腹经纶,对卫生知识极端缺乏,又看不起牙科,视为街头巷尾的卖艺人。更不知无菌的观念,就像过去视吃饭之前洗手为笑话一样。医疗上创伤性治疗视无菌为最高原则。有不少报道中很多美容院的消毒不到位,不遵守无菌原则,因美容而染上传染病的不在少数。患者由于对这方面的知识缺乏,认为小诊所和正规医院的操作流程都一样,只注意到服务简洁快速,而往往忽略了医疗最重要的一项:无菌原则。医院的每一次严格消毒都是在为患者负责。

典型病例六:

备孕。一位女患者因为智齿发炎时常牙痛,来医院开消炎和止痛药。医生建议她把智齿拔除,这位患者疑惑地问:"我只要吃了消炎药就会好,为什么还要拔牙呢?"医生告诉她,日后怀孕时由于激素水平的改变以及对口腔卫生状况的重视程度降低,智齿发炎的概率更大。但口服药物又会影响胎儿的正常发育。女患者听后恍然大悟,为了避免今后智齿给自己带来困扰,听从了医生的建议拔除了智齿。相反,一些婚后备孕女性劝其检查口腔,告知要治疗龋齿(虫牙)和拔除智齿,她们总怀疑医生在骗她们,治疗是为了赚钱。妊娠后,真的发生了急性冠周炎、急性牙髓炎,带来难以忍受的剧痛,同时也给孕妇保护胎儿都带来了风险。

专家点评:医患知识失衡是绝对的,任何一次接诊,都是一次医学知识的普及工作。如果此时只是简单地给患者开消炎药,不做任何健康科普,患者以后怀孕时可能会在无知的情况下继续服用药物,造成更大的影响。医生不仅是治病者,也是健康的宣教者。

典型病例七:

肝肿瘤。三位患者都是副厅级干部,"自信人生两百年,会当击水三千里",都具有博士文凭,都对自己的生命充满自信。在一次体检中,他们先后发现血清蛋白 AFP 的指标偏高,保健科主任希望他们做肝脏 CT,排除占位性病变。

第一位患者按时做了 CT,证实是肝癌,局限性肿块各两个 2 cm 大,界限清楚,无任何症状,医生建议手术加介入治疗,患者依从性强,接受了治疗。

第二位患者也做了 CT,听医生说是肝癌,二话没说去了上海、北京各大医院。通过朋友指引找到国内很多知名专家会诊,意见基本一致,建议他尽早手术。他坚信"高手在民间",认为自己无任何症状,没有影响到身体各器官,决定到各大寺院,民间寻访中医高手。他相信既然是早期,吃几包中药一定会好,又走遍天南地北,到了九华山、五台山、杭州、黄梅、四祖五祖等古刹拜师。他去时健步如飞,回时大腹便便,已是腹水。

第三位患者有点小脾气,连 CT 都不做,直接到中医院开始吃中药。

三个人,三个不同的理念,三个不同的结局。第一个做了手术与治疗的身体虚弱,在家中养病,几年之后,身体恢复,继续上班。第二位患者回来已经只能化疗了,生命剩余时间有限。第三位患者药是吃了几年,却出现了药物性肝炎,肝功能及其他指标偏高,有黄疸。这种情况下他才去做 CT 检查,原来 AFP 指标偏高是肝炎,肝脏的占位是血管瘤,服了一年多的中药获得了药物性的肝炎,只得停药,治疗肝炎。

专家点评:现在有一种舆论,不相信西医治疗肿瘤的手段,认为一切检查都是过度检查,医生是"白狼",医生的信任度几乎丧失殆尽,再三劝说都认为是诓骗。非科学的甚至是错误的医学理念取代了科学理念,越来越多的人相信肿瘤诊断可以不经过细胞学检查、病理学检查、影像学检查,只要拿个脉、摸一摸,就可以得出有无癌症的诊断。网上有介绍,一位中医说,握握手就知道患者有无前列腺癌,而且吃四十包中药就可以让肿瘤消除,还有一些包吃好的虚妄介绍。大力提倡"四不":"不活检,不手术,不化疗,不放疗",保证能诊断肿瘤,治好癌症,一些高级知识分子,高级干部对这些"野路子"说辞坚信无疑。三个肝肿瘤患者的理念不一样,结局也不同。实际上,局部性肿块性的肝癌治疗生存率很高,5 年、8 年、10 年都有,5 年以上的生存率占了 50%。而舌癌生存周期更长,30 年的都有。有一个有趣的病例,两位年轻人打架,导致一方肝破裂,手术时,发现是早期肝癌,修复了肝组织后,切除肝癌,这个青年一直活到现在。有趣的是,他拒绝对方赔偿,还感谢这一脚,让他延伸了生命。这里不讨论法律,只想说明这个肝破裂的青年懂得医学知识。早期的肿瘤还需要早期诊断,早期治疗。医患医学知识失衡的当下,普及医学知识,也是全面建设健康中国的一堂必修课。

(蒋李懿　蒋泽先)

第三章
医患沟通的基本知识与要点

导语

　　患者到医院初诊是医患沟通的开始。沟通融洽、顺利，会为疾病的诊断、治疗计划打下良好的基础。怎样了解病情？怎样诊断？怎样制订出诊疗计划，均由此起步。医生的第一句提问就意味着医患沟通开始，在患者的同意下，患者作答或家属代答（急诊、昏迷者除外），对其身体进行望、闻、问、触，选择与疾病相关的血液及超声等影像检查。医患沟通从简单的交谈开始，形式上可分为语言性沟通和非语言性沟通两种。根据作用可以分正常性、预防性、安抚性……不管哪一种，目的是根据问诊、检查的结果作出诊断，提出治疗计划，给患者一个满意的答复，初诊的沟通则在此画上个逗号。

　　医生要发挥自己的专业水平，依据心理、社会学常识，逐步与患者进行深入沟通，在深入沟通中要真诚、真情，才能取得患者的信任。

　　医生讲述一些医学的知识或对治疗方案进行解释，若患者不信任、有质疑、沟通就难以见效。沟通的首要任务是建立信任关系，保持良性互动。医患携手面对疾病，唯有信任，才能共赢。

第一节 医患沟通是一项基本临床技能

医患双方围绕疾病、诊疗、预后健康等相关因素话题，以医方为引导，通过各种有特征的全方位信息的多途径交流，科学地指引患者诊疗，使医患双方达成共识并建立信任合作关系。当患者获得有效的、真实的疾病信息，对医生产生信任后，一些误解或纠纷可能得以化解或减少。医护人员在协调好医患关系中，除要具备良好的业务素质外，还需要掌握医患沟通技巧。沟通最普通、最常见的方法是交谈。

医患交谈是临床诊疗过程中疾病正确诊断的首要环节。医护人员能否正确诊断疾病，对患者恢复健康起着决定性作用，医护人员得出诊断需要的完整及科学的临床思维程序，取决于初始沟通。医护人员通过病史采集、获取患者信息及病情，经患者同意配合再进行体格检查、实验室检查，辅助检查。根据病史及各种体检所提供的信息，医生经分析后提出诊断印象或初步诊断。病史采集是医生与患者沟通的第一步，是保证临床思维正确启动、得出正确疾病诊断的关键，病史采集是年轻医生必备的临床基本技能。

病史采集。向患者及其知情者了解疾病的发生与发展和现在症状、治疗经过等资料。所获取的资料即病史，不仅对疾病诊断具有很大影响，也为随后对患者进行体格检查和各种诊断性检查的安排提供了最重要的基本依据。

一个具有深厚医学知识和丰富临床经验的医生，在初诊时常常仅通过病史采集就可能对某些疾病如呼吸系统的上呼吸道感染、心血管系统的心绞痛、外科的胆结石、内科的肾炎等病作出初步诊断。对于病情复杂且缺乏典型症状和体征的患者，深入细致的病史采集就显得尤为重要。如一位舌痛的患者，舌苔颜色呈绛红，味蕾消失，医生细问病史和有无并发症后，又追问了其胃功能、有无便血。舌苔的这种状态与贫血、维生素 B_{12} 缺乏有关，遂查血常规，甚至是大便常规，由此追查到贫血的原因。某些疾病或是在发病早期时,机体只处于功能或病理、生理改变阶段,还未出现器质性或组织、器官形态学改变,患者难以陈述某典型的症状,都只有一般共性的不适。如肺癌的咳嗽症状。有些肺癌到晚期都没有咳嗽症状。在此阶段,体格检查、实验室检查甚至特殊检查可能都无阳性发现,病史采集所获得的该料成为诊断的唯一依据。过分依赖高科技的实验室诊断技术,忽视病史采集,必然造成病史资料残缺不全,医生对患者病情了解不够详细、不够准确,会造成临床工作上的漏诊或误诊、错治或误治,甚至导致医疗纠纷或事故。病史采集的过程除了收集资料外,还有其他功能,如健康教育,向患者反馈信息,有时候甚至交流本身也具有心理治疗作用。病史采集是医患沟通最重要的时机,正确的方法和良好的病史采集技巧,可使医患双方达成共识并建立信任合作关系,这对诊治疾病十分重要。医生必须认真学习、领会、知晓和掌握医患沟通的内容及技巧。

以下是初诊时,医患对话医生最常用的几种提问语:

你哪里不舒服?

这次你找我看什么? 你希望我为你解决什么问题?

如果是专科医生,常会直奔主题,耳鼻喉科问:你是看鼻子还是耳朵?

眼科医生问:眼睛怎么啦?

牙科医生问:哪颗牙有病? 有痛?

消化科医生问:是肠胃不好吗?

产科医生问:几个月了?

疼痛科医生问:哪里痛?

医生每天面对的患者都不一样,文化层次有高低,就医目的有差异,病情有轻重、缓急,性格有温、有躁,他们的提问与回答必然有差异。因为每个人,每种疾病都有差异,即异症同病,同症异病。仅仅是腹痛,就有十余种不同的疾病要鉴别诊断。患者文化层次不同,态度也就有差异,有些患者进门之后,常常开口恭维医生:我是慕名而来,你名声在外,都说你如何高明,等等。目的是想让医生同情他、照顾他、别宰他,是想构建和谐气氛。常常几分钟过去了,患者还在恭维,没有说出自己哪里不舒服,看什么病。

这时,医生要心平气和地学会引导。需要有意识地引导他讲述本次就医的目的,讲述病情。在向患者询问家族史时,文化层次低的患者不是从病情说起,而是说家境贫寒,药费昂贵吃不起。其目的,还是希望医生"手下留情",花小钱,看好病。这时,医生可打断他们的叙述:"对不起,打扰你一下,你今天找我主要是解决什么问题,你哪里不舒服?"要理解他们的心理、他们的难处和做法。而有知识有文化的患者想为医生减少时间,直接讲述自己患了什么病,而不是病情。如开口说:我是浅表性胃炎;我患的是肠炎;我患的是慢性咽炎,急性发作;我气管炎一直咳嗽;我淋巴结发炎了。然后说:你给我开点什么药,或你看看,我吃了那么多的药为什么还不好?是什么原因?这时,医生要有耐心:请问你在哪里看过这种病,你怎么知道自己得的是浅表性胃炎?你在哪里治疗过?

有些患者一般自己查信息,自己查体,自己购药,自己治疗。当症状未改善时便来找医生,希望医生开出更高档、更高效的药品或寻找原因。有时开药时,他们连药名都指定了。这类患者有知识、尚富裕,但一样需要耐心沟通、解释。各种类型的患者很多,不一一举例。针对不同的患者,医生要采取不同的语言,不同方式进行沟通。包括解释,引导,深入询问。这是医生的基本功。

医生的时间是有限的,问诊要简明扼要,简单明了,思维敏捷,开好头,结好尾,让患者知道下一步该做什么。吃药?继续检查?还是复诊?让患者得到安慰,得到落实。

医患沟通是实施临床医疗的基础,医患交谈是获得患者疾病信息的主渠道。医护人员必须知道怎样与对方交谈,熟练的、敏锐的交谈技术是医护工作者从业的基本技能。美国得州 M. D. 安德森医院的 Walter Baile 博士提出医患沟通 SPIKES 六步法。

"S"代表设置(setting),设定沟通场景。医护人员应设置好本次谈话内容,预测患者的反应,尽量安排在不会受打扰的时间,并问清楚患者愿意让谁陪同。如果遇到情绪易波动的患者,医护人员则需要事先在手头准备一盒纸巾,以便及时能递给患者擦眼泪,这也是共情的表现。当然,判断患者是否做好了接受坏消息的准备也很重要。一些患者想等到家人在场再听坏消息。而一些患者的身体状况可能不允许其受坏消息影响。

"P"代表对疾病的认知(perceives),评估患者的认知。医护人员要了解患者对疾病的认知程度,这样可以拉近患者已知信息与医生告知信息之间的差距。医护人员可以通过开放式的提问,了解患者对疾病的认知情况。比如"告诉我到目前为止你知道的一些治疗情况",这可以有助于医生了解患者的心理动态。

"I"代表邀请(invitation),获得患者的许可,有的患者希望知道自己的病情诊断、进展及详情,有的却不希望,所以怎样做才不至于导致患者反感呢?刻意规避病情信息更加会引起患者的不安与焦虑,不妨在安排患者做检查前,暗示性地问患者是否介意知道检查结果。例如询问"您想知道检查后的所有信息吗?愿意花更多时间讨论下一步治疗吗?"如果患者不想知道详情,就将病情充分告知其亲属及朋友。

"K"代表知识(knowledge),医学专业信息告知。患者如果有心理准备,那么坏消息是容易被接受的。这一步需特别关注患者的认知情况,因为医护人员要告诉患者哪些知识,绝大多数取决于患者之前已经了解什么,从患者希望的"起点"开始告知。医护人员最好先预测患者知道坏消息后的反应,以便让患者做好准备,然后再传达消息。一次告诉患者的信息不要超过一个或两个概念,然后再评估者的理解程度。医护人员还要注意使用的解释用语要浅显易懂。

"E"代表共情(empathy),稳定患者情绪。通常患者在得知坏消息时都会表现得非常激动。医护人员要认可患者这个时候所有的情绪,因为这些情绪可能会妨碍患者的理解力。有时传达坏消息者也会让患者感到悲伤和无助,医护人员应该尝试用共情的方法来对待患者。例如对患者说,"听到这个消息您一定很震惊,很不情愿,其他的患者听到这个消息也会这样的,如果换作我,我也很难接受这个事实"。

"S"代表总结(summary),策略。在和患者会谈结束时,医护人员要对谈话内容进行必要总结,以帮助患者更好地理解和掌握医生要传达的信息。医护人员可以把治疗方法推荐给患者,不要使用命令的口吻,比如"我建议我们这样做"。这样会让患者感到医护人员在作出治疗决定时,考虑了患者的意愿并且能同患者一起承担起治疗的责任。

医护人员需要告诉患者有不同的治疗方案可以选择,并要清楚患者对某种治疗方法的担忧是什么,才能判断出完成治疗所面临的障碍。

六步法要求医护人员必须感性地、富有同情心地向患者传达消息。同时还要指导患者通过建立医患之间密切的关系来发掘进一步的治疗潜力。这同样是在患者面临疾病危机时医护人员能够给予支持的一种方法。这一模式为临床工作带来的积极意义,也越来越多地受到各国医护工作者的关注。

(钱华　蒋泽先)

第二节　医患沟通的基本知识

医患沟通从形式上可分为语言性沟通和非语言性沟通两种。

语言性沟通是指使用语言或文字的形式将信息传递给对方,可分为口头语言、书面语言。

非言性沟通是指不使用语言、文字的沟通,包括行为举止和表情动作等沟通形式。非言性沟通是通过身体动作体态、表情神态等方式进行沟通。非语言配合语言沟通时,用语恰当,能起到相得益彰、画龙点睛的作用。

在某医生与患者或家属沟通遇到困难时,可另换一位医生或主任与其沟通。谓之,交换沟通。诊断不明或疾病恶化时,邀请更多的相关科室医生护士,医—医之间,医—护之间,护—护之间讨论,扩大会诊。家属可以参加或需要回避,在统一认识后,由上级医师对家属进行解释,这叫协调沟通。

最多的沟通是医患之间一对一的正常接诊沟通。这种沟通交谈已经形成了一定的程序与注意点。

（1）主动问候。医生主动招呼患者,对患者久候表示歉意,用非语言的微笑、手势表达医生的诚恳,让患者感到安全、和谐、可亲,值得信任,受到尊敬为了解患者来诊的目的与需求,医生要营造一个融洽对话的氛围。接诊间的环境要整洁、要有安全感。

（2）病史采集。通过交谈获取患者个人情况及疾病资料。交谈时,耐心专注地倾听患者诉说,不随意打断谈话,不妄加评论,随机给予恰当的鼓励,以引导交谈。若患者言语过多,可有礼貌地利用提问的方式转移话题。若疑似患者对病情隐瞒,可以婉转把握时机探询,劝其检查有关项目,当患者拒绝时,须等待相互信任后再沟通。

（3）告知初诊。向患者说明病情,告知初诊及拟定治疗方案,如用药,或损伤性治疗,应告知的适应性、副作用等。等待患者回应,平等讨论,如果患者迟疑,要谨慎处理,再行沟通。

（4）医学教育。针对本次疾病、症状,医生可向患者提供健康咨询与疾病的预防措施等。

（5）建立联系。诊毕征求患者意见,如病情需要嘱患者复诊并坚持随访,要对患者的信任与合作表示感谢。

第三节　医患语言沟通要点

有专家统计,沟通中约35%属于语言性沟通。语言是达到良好沟通的一门重要工具。医患沟通中口头语言沟通应用广泛:面对面的交谈,电话及视频,微信等方式。书面语言沟通有时同步进行,如书写病历,健康教育资料,各种医疗文件的记录。积极的良性语言可以治病,消极的恶性语言可能致病,语言对疾病转归显得尤为重要。多给予安慰性语言,给患者以温暖,可使患者有战胜疾病的信心。应用问候性语言使患者安心,还有利于与他们建立相互信赖的关系。一句话可以使人笑,一句话可能使人跳,就是这个道理。因此,医务人员使用规范的语言,培养良好的语言习惯十分重要。

语言沟通中有艺术、技巧、知识、道德等诸多因素。单独的语言也可以和动作结合在一起,表达更有力、更形象。

培养良好语言的习惯要求做到:

(1)打造良好的第一印象,做好沟通交谈前的准备。了解患者的一般情况,如姓名、性别、年龄、职业、文化程度,以及患者病史、诊断、治疗等有关资料。明确交谈目的:准备好要谈的问题,使交谈围绕既定目标,取得一定沟通效果。选择时间与环境:估计好与患者交谈的时间长短,选择安静的、适合的环境和场合。

(2)培养尊重患者的意识,了解患者的心理需求。尊重患者是赢得信任最重要的因素。和患者交流时眼睛要温情地看着对方,耐心倾听,让对方把话说完。无论其年龄、职务、贫富都应一视同仁、平等对待。做操作时要尽量和患者商量,尊重患者的意见和习惯。会说话、说好话是最重要的尊重,是了解患者的基本需求、特殊需求的前提,也是有针对性地给予患者必要的帮助和支持的需要。例如:刚做完手术的患者最想知道应该怎样配合医生、护士在饮食上应注意什么等,我们要不失时机地为患者讲解相关知识,满足患者的心理需求。

(3)选择好词汇,心怀好心情。患者就医或住院,在过于陌生的环境里,处在恐惧、焦虑痛苦的状态中,医护人员的每一句话都会认真听,每一句不经意的话,对患者的心理都会产生影响。选择好的词汇可以给患者带来信任和希望,恶性的词汇会给患者造成痛苦和绝望。尽量选择亲切、体贴、温暖的用语。比如称呼:爷爷、奶奶、叔叔、阿姨等,禁忌以床号代替姓名,最好不要直呼姓名。使用通俗易懂的语言可增强沟通效果。

讲述病情时,使用专业术语最准确、最简明,但对于患者尤其未受过正规系统医学教育的患者来说,专业术语过多难以理解,通俗表达才会让患者明白。医患沟通时,当必须使用医疗专业术语时,可多用图片、模型或录像等形象化的形式向患者进行解释说明。

切忌使用简单化语言和伤害性语言。伤害性语言主要包括:①直接伤害性语言,如"你怎么这么不懂道理";②消极暗示性语言,"你怎么这么迟才来看病?""准备后事吧!"等。一个医生告知患者:你是晚期癌肿瘤,只能活三个月,过好每一天吧! 这是警告,还是宣判呢? 还是关心? 如果语调不好,患者的心情会陡然变坏甚至自寻短见。

词汇的表达是通过语调、语速、重音进行的,与情感表达起着相辅相成的作用。

语调。表示说话者的态度或口气。同样的句子语调不同,意思就会不同。声音平和、语调节奏缓慢,表示陈述、宽慰、请求等。

语速。快语速用于比较危急。如接诊急诊患者时,处理危重患者的抢救时,在手术室进行手术时等,医务人员的话语都会快节奏地与患者交谈。中语速用于平时的正常语境。如接待门诊患者,病房内与患者日常交谈。慢语速用于悲痛的场合,让患者及其家属感受到医务人员的尊重,并能为患者留下足够的思想准备时间。

重音。有强调重点、突出情感和引人注意的作用。同一语句,由于重音的位置不同,语句的表意重点将发生变化,整个句意也会有微妙的差别。应根据需要,选准重音,有针对性地突出重点,沟通时语速宜缓慢清晰。适当把握好语调和声调可使患者产生亲近感。

有时可以把沟通化为寒暄。例如:初见时,向患者致意,问你恢复得真快,精神真好。使见面的气氛变得活跃,增加亲切感。问问吃什么? 到何处旅游了吗? 可提高交谈的兴趣,从而使沟通与交际的渠道变得轻松。

加强语言修养。学会在沟通中根据不同对象、不同环境、不同时间,运用不同的语言有效表达自己的意图,也是治疗疾病的一种有效方法。

(4)注意沟通环境,掌握交谈时机。利用患者主管医生、主管护士规章制度等使患者消除陌生感。门诊沟通一般在诊室,注意诊室的布置要整洁干净,住院部的沟通在病房、在护理部,走廊可用来介绍医院的信息。术前一天要向患者介绍有关手术的知识,介绍术前、术后的注意事项,使他们知晓并帮助他们消除恐惧感。

有些沟通应选择在患者病情、情绪稳定之时。例如:对于那些头痛、腹痛的患者,应等疼痛缓解后再向其介绍有关疾病的知识。

（5）关心细节，关注情绪。比如年龄细节。与年轻人交谈时必须注意避免以教训的语言，以免引起反感；与老年人交谈时常用尊重、体贴的语言，使其产生信赖和亲切感；与女性患者交谈时，保持距离，表现稳重；与农民交谈时，多一点比喻，多一点科普，会增强交谈效果。

注意患者情绪变化。不同的教育程度、不同的病情，不同的性格的患者与医生沟通的感受反应不一样。留意对方对病情的认知程度和对交流的期望值；留意他们的情绪反应，患者的喜怒哀乐、悲恐会表现在脸上。对情绪多变的患者，医生要改变话题，调整语言语速，适应患者情绪，控制引导。

（6）掌握倾听技巧，耐心有节引导。倾听也是沟通技巧，用耳朵听，用眼睛看，用心聆听，用心沟通——学会有效地倾听，与患者保持适当距离，一般保持 0.5～1.0 m 的距离较为适当，保持放松、舒适的姿势，集中注意力，保持眼神的交流，不随意打断对方的谈话。不要急于做出判断，仔细体会患者有意的暗示或言外之意。

在聆听过程中，有技巧地插话，导向自己需要的重点。怎样做到"耐着性子听完"？倾听时，对患者非语言行为如表情、姿势、躯体动作、眼光等的变化与疾病的相关性，在不违背原则的前提下，可给予患者适度认可。例如：当患者陈述失眠痛苦时，医生可说"的确，夜里没睡好第二天一定没精神""是的，看上去消瘦了些"等。除语言认同外，还应注意医患情感互动，即医生表情应与患者感情合拍，例如：当患者讲述他的痛苦时，医生的表情应是庄重、专注甚至眉头紧锁的，当患者讲到兴奋之处，医生应面带微笑，表示分享其快乐。适度的认同可使患者感到医生接受他的说法，体贴他的痛苦，关注他的病情。

（7）鼓励引导，重点探寻。要善于引导交谈，使交谈过程自然流畅。一般情况下，在交谈中对于患者的诉说不时点头、以声附和，或追问：咳嗽有痰吗？胸痛吗？发热吗？用过什么药？有好转吗？并通过友好关切的表情等表达对患者的关心。如果患者言语过多、走题，这时需要改变话题，要适当有礼貌地提出问题：我问你几个问题可以吗？然后语气温和和患者沟通：拍过胸片吗？我建议最好做肺部 CT。并说出需要做 CT 的原因与目的，患者如有疑问，要进一步为患者释疑解惑。当患者感到痛苦不愿诉说，又有病史采集需要时，在取得患者信任的前提下，说一些类似"你真坚强""你配合得很好"的言语，可给予患者及家属很大的安慰及激励。

（8）自我简介。自我介绍医护人员是向患者展示自己。成功的自我介绍可使对方产生亲切感、依赖感，形成良好印象，利于治疗。

在自我介绍时力求语言表达口齿清楚、内容真实准确、措辞谦逊有礼，不夹杂自我评价。内容中易引起歧义，患者可能产生疑问的部分应作详细说明，使患者对自己有一个基本认识，给患者踏实的感觉。可以根据实际需要和患者心理期待，侧重患者最感兴趣、最想了解的那部分个人信息，如姓名、职位、擅长疾病范围等，选择性地进行介绍，以控制在较短时间内完成，避免引起患者厌烦。除口头介绍外还可出示工作证或递交名片等形式作补充，如我工作 20 年了，对你这样的疾病研究了 15 年，也发表了一些论文，还继续在研究，希望能减少你的痛苦。

附录一：常用规范礼貌用语

问候语："你好"。只要身着工作服，在工作地点面对患者都应主动打招呼，以表示对患者的尊重。据患者身份、职业、年龄等具体情况及心理因素使用正式场合称呼，多使用尊称。尊称是指向对方表示尊敬和友善的称呼。尊重患者是进行良好沟通的前提，请求语常用"请"字。"请坐""请卷起袖子""请把上衣服脱下"。多一个"请"字，多一分尊重。

感谢语"谢谢你"。患者密切配合医生，有时还为病房、为诊室做点事，无论多么微不足道，都应诚恳说声"谢谢"，对患者的信任与合作者，说声"谢谢"你的合作。会使对方倍感温暖。

抱歉语："对不起"，由于主观或客观原因，耽误、妨碍、干扰或影响了患者，医生应向患者道歉，道歉可缓和双方可能产生的紧张关系，道歉时应有诚意并且及时。

道别语："再见"。当患者离开时，医生应道别。问候语"你好"是起始语，道别语"再见"是结束语。

附录二：常见的寒暄方式

（1）问候方式。从谈话对象的年龄、职业、家庭等话题切入，进行问候。例如"您有60啦，看上去要年轻10岁。""小帅哥你受伤了？什么工作？辛苦了！"等等。

（2）攀认方式。双方共同点，或老乡，或同姓，或有共同的业余爱好都是拉近关系的缘由。以此进行发挥性问候。如：你声音真好听，是歌唱家吗？你擅长民族唱法吗？我也喜欢唱歌，有空向你请教。

（3）点赞方式。你"认真配合治疗，效果明显。""不要感谢我，感谢你自己。""您对治疗真是配合，要是每个患者都像您该多好！"

（4）关照型。在寒暄时要积极地关注患者的各种需求，在寒暄过程中要不露痕迹地解决患者的疑问或疑难。

寒暄的话题十分广泛，具体话题的选择要讲究，话题的切入要自然。切入自然而得体的寒暄话题，双方的心理距离就会有效缩短，双方的认同感、信任感也就容易建立起来。

医患沟通应注意的事项：

（1）注意谈话的目的性。交谈应有明确的目的，围绕主旨，突出主题，要善于引导，控制交谈的气氛、内容和方式。

（2）注意语言的温暖性。在交谈中，要注意使用安慰性语言，使患者消除紧张，稳定情绪，对久病长期卧床的患者，要多使用鼓励性语言，消除其悲观失望情绪，增强其战胜疾病的信心，避免使用简单、粗暴、生冷的语言。

（3）注意交谈的开放性。交谈中，多用"开放式"提问，适当用"封闭式"提问，避免用"审问式"提问。"开放式"提问，如"您有哪些不舒服？""您因为什么来医院？"等，有利于患者主动、自由表达，有利于医务人员全面了解患者的病情和心理等信息。"封闭式"提问，如"病了几天？每天痛几次？是持续性的痛还是间歇性的痛""您是头疼吗"。在少数情况下，如果需要快速有效地了解疾病的情况，交替使用这两种方式，主动地引导患者按照自己的设想和思路逐步展开交谈。大量使用"封闭式"提问及"审问式"提问会使患者有胁迫感,会增加患者的不信任感甚至引起反感,应该避免。

(4)把握沟通的技巧。从沟通中获得信息,归纳分类,做心中有数。沟通的技巧除了语言外,主要是心态,要谦虚、谨慎、承担、真诚,构建一个平等气氛的环境,使患者不感到拘谨和紧张,增强患者对医护人员的信赖,利于患者继续沟通。

(5)选择模糊的语言是一种表达方式,常用于医患表达中。常见形式有隐晦、委婉、幽默。隐晦是指用宽泛含蓄的语言表达情意,给医生留有回旋余地,当患者询问手术风险时,医生回答:"手术一般来说都有风险,但我们医院有丰富的手术经验,如果不出意外情况,手术应当是顺利的。"这种模糊表达,于情于理,于人于己是恰当的。委婉是指医务人员为使对方更容易接受自己的意见,以婉转的方式陈述语义。委婉的语言对患者来说是一番暖心话,使患者听起来顺耳,易接受,这样的表达方式比生硬的询问效果要好很多。幽默是一种有趣且意味深长的言语表达方式,运用幽默语言时,力求对方理解,如果对方不能理解,幽默只是一团雾水,甚至会造成误解。适当的幽默,如用善意、鼓励、得体的玩笑调剂病房的气氛,就像阳光驱散患者心中的乌云,可对患者产生意想不到的良好效果,增强患者战胜疾病的自信心,而不恰当的幽默则会给人留下滑头、浮躁的印象。幽默,要适度、恰当。

(6)注意交谈禁忌。患者来自四面八方,应注意交谈禁忌。主要包括习俗导致的语言禁忌,本能恐惧导致的语言禁忌,职业导致的语言禁忌以及场合导致的语言禁忌。中性提问,任何带有暗示的提问往往会导致患者不真实的回答。不随意评价他人诊疗,由于每个医院的条件不同,医生的技术水平不同,对同一疾病认识可能有不同,因而对同一疾病的处理方法也有可能不同。疾病的诊断和治疗是一个复杂的过程,不要随意评价他人的诊疗,这可能导致患者的不信任,甚至引发医疗纠纷。

第四节 医患书面沟通的要点

书面沟通是指以书面或电子为载体,沟通双方借助文字、图画、图表等文字符号进行的沟通。与语言沟通相比,书面沟通虽然信息反馈速度较慢,且无法运用情境和非语言沟通,但信息可长期保存,内容清晰可查、具体明确、具有证据力,在医疗服务中对书面记录要十分重视。

医院病历、处方、病情记录,医院证明书、知情同意书、协议书等,门诊病历,出院小结都可以打印给患者,有电子版也有纸质版。

不管哪一种记录都要求总体做到书写内容正确完整,要真实可靠,观点正确无误,语言恰如其分,尤其要明确书写意图,正确传递想要传递的信息,完整地表达想要表达的思想,完整地描述事实。这要求书写时要反复检查、反复思考。内容表达要简洁,可通过排序的方法,把不太重要的事项删除,或进行总结,把琐碎的、没有很大价值的文字精简掉。书写格式要清晰,选用符合文本的样式,注意整体布局,包括标题、大小写、字体、页边距等。

医患书面沟通的医疗文件有:知情同意书、协议书、术前谈话等。医生在诊疗活动中需要实施特殊检查、特殊治疗、手术,或使用血液制品、贵重药品、耗材等时,应当及时向患者说明医疗风险、替代医疗方案等情况,并取得其书面同意的一切文字。不宜向患者说明的,应当向患者的家属或授权委托人说明,说明内容应有记录与签字,应当向患者或其亲属、授权委托人说明病情和医疗措施,并签上字。

有些操作不是简单地让患者签字。要向患者讲明检查的要求、对疾病诊断的作用、意义,检查时的注意事项、检查结果的含义,特别对于一些创伤的检查,必要时要陪同患者检查。

书面沟通尽量避免对疾病的可能的转归、治疗的效果等做肯定或否定的结论,而只对治疗过程做客观的描述记录。应向患者或亲属介绍患者的疾病诊断情况、主要治疗措施、重要检查的目的及结果,患者的病情及预后、某些治疗可能引起的严重后果、药物不良反应、手术方式、手术并发症及防范措施、医疗药费情况等。由于医学的不确定性,对于疾病的治疗可能有多种方案,治疗结果也是不确定的,故医务人员要用通俗的语言向患者讲各种治疗方案的利弊,让患者共同参与治疗过程,在病历中有详细的记录,取得患者的支持和配合。

手术协议书的签订不能让患者理解为医务人员在躲避风险、规避责任。医务人员在与患者签订手术同意书时,最重要的一点要取得患者的信任,让患者认识到医患有着共同的目标——患者的康复。协议书上的手术风险要向患者解释清楚,这个过程最重要的是语言技巧,既要让患者坚定战胜疾病的信念,又要让患者对手术的风险有必要的理解。医务人员交代风险时,要着重交代医务人员对可能的手术风险的防范措施和应急预案,而:"不能说麻醉有风险,手术有风险,你可能死在手术台上。"不然,患者就会问"我会死,我到你这里做什么?"

附录:两种书面沟通的好形式

1. 医患健康教育形式

医院各专科可以根据自身专业的特点,将常见病的发病特点、治疗方法、预防措施、随访方法等制成患者教育资料,便于患者或亲属随时取用。将医院规章制度、入院流程、出院流程等一并制成书面材料,免费发放给患者,或做成板报、宣传栏,或发布在医院网站上,便于患者查询。在有针对性的医学知识教育中,医护人员可以利用人体解剖图或模型对照讲解,增加患者和亲属的感性认识,使患方对诊疗过程充分了解及配合。

2. 医患书信往来形式

信函式的沟通和交流比较容易表达温馨,能有效体现医院的真诚和善意,洋溢着浓郁的人文情怀和服务责任感,可以拉近医患之间的距离,融洽医患关系。

信函应避免采用统一的电脑打印格式,最好采用手写。如果是电脑打印,应该签上发信人的姓名,以示对患者的尊重。

第五节　医患行为沟通要点

非语言沟通就是人们用身体动作表达情感,有人称之为肢体语言,简称体语,有人说它是语言沟通的辅助工具。身体每个部位的动作都能成为沟通的工具,仪表仪容,摇头点头,摸头握手,眼神目光,身体姿势、距离等既能单独表达感情又可以伴随语言沟通,使语言表达得更准确、有力、生动、具体。

体语能表达超语言意义,可以影响语言沟通效果,在许多场合下比语言更具有力度,比语言更真实,更趋向于自发和难以掩饰,它的重要性甚至超过语言沟通。例如:情不自禁地开怀大笑,忍不住悲伤而失声痛哭,认同点点头,反对摇摇头,都要比语言沟通表达的心情更直接明快。

在某种特殊情况下,肢体语言可以替代语言表达意思,有时候某一方即使没有说话,也可以从其非言语符号比如面部表情上理解他的意思。在医患交流中,医生如能准确理解、认识并运用肢体语言,医患沟通会更易于和谐,会更有效率、更有价值。

(1)仪表仪容。仪表是一个人的容貌、体形、神态、姿势、服饰、发型等的综合表现,在一定程度上反映了一个人的精神面貌。一个医生给患者的第一印象特别重要,不仅影响交流还影响信任度。仪容,通常是指人的外观、外貌。容貌无法选择美丑,但整洁稳重,温和亲切是完全可以做到的。体姿不仅能表现出个人的思想文化素养,而且能传递个体情绪状态信息,反映交谈双方彼此的态度、关系和交谈的愿望。医患面对面交流过程中,医务人员可通过观察患者体姿来了解患者真正的感觉,引导会谈的方向,控制节奏,理解体谅患者并及时纠正其不良的心态。

在医患交流中仪表是因素之一,除着装外,自尊自爱,人文水平、艺术素养和思想、道德,都非一日之功。好医生的品质素养都会无意地显露在脸上。内在美自然流露出来,是塑造好医生的一个形象的重要因素。

医生要考虑局部的化妆,要注意几点:①注意适度。把握分寸,不要追求刻意雕琢。②要注意简约。简练、朴素最好,穿特色的制服,一般不戴戒指、手镯、手链等首饰。③注意端庄。仪容庄重、大方、文雅,若修饰过度、花里胡哨会显得轻浮怪诞,会适得其反。

(2)目光表达。人们运用眼神传递信息,眼神是心灵的窗户,它可以传递情感,提示注意程度。在医患交流中,既可以接收外界信息,又可以传递自身的内部信息,要让自己的目光起到热情亲切的作用,也要善于发现患者目光中所提示的信息,促进双方的良好交往。使用目光眼神表达要注意三点:①讲究方式。目光要正视,切忌斜视、左顾右盼,尤其面对女性患者时,应注意视线范围,与患者维持目光接触应控制时间,以免引起误解。②把握内涵。注意交流时的心情、就诊患者身份,目光应体现庄重、友善、亲和、关切。③把握时机。在不便使用语言与患者打招呼时,医务人员可使用亲切的目光向每个患者致意。

(3)面部表情。医患面部表情的改变,既是医生获得病情的重要信息来源,也是患者了解医生内心活动的渠道。医患沟通中,不但要善于识别与解释患者的面部表情及变化,也要善于表达和控制自己的面部表情及变化。使用面部表情最多的是微笑。微笑是人际交往的润滑剂。微笑无需成本,却能创造许多价值,不要吝惜微笑,微笑能打动人心,微笑可以激发自信并帮助看到微笑的人建立信心,微笑服务可以温暖患者。

(4)手势。用手势配合语言可提高表现力和感染力,是沟通中常用的技巧。手势语是以手的动作和面部表情表达思想,进行交流的手段。使用时,多伴有上肢和身体的动作。手势语伴随口语交流,可使感情表达更强烈,对事物的描摹更形象生动,手势也可在某些场合代替口语发挥交际作用,独立表达情感、意愿和要求。在医患沟通中,手势语应尽量遵循一定规范,不随意比画,如表示"赞扬"时四指握拳,伸出大拇指。表示"请"时,一般手心与地面呈垂直状,或掌心向上,五指并拢。面对一些在接受治疗、不便说话的患者,可自创一些简单易学的规范性手势语,加强与患者沟通。

(5)身体姿势。身体姿势也是沟通的方式。如微微欠身表示谦恭有礼,弯腰观察表达体贴认真。在沟通中以适当的体姿表达对患者的关怀、对患者的理解,可以有效地使患者感受到医生对他们的关心与重视。

(6)肢体接触和触摸。触摸作为一种无声的语言是一种很有效的沟通方式,可以表达关心、体贴、理解、安慰和支持。适当的触摸可以起到治疗作用,也是与视觉、听觉有障碍的患者进行有效沟通的重要方法。

据国外心理学家研究,医患肢体接触的动作常常会对患者产生良好的效果。例如,为呕吐患者轻轻拍背,为动作不便者轻轻翻身变换体位,搀扶患者下床活动,双手握住患者的手,以示安慰,这些都是明显表达医护人员善意的接触性沟通。医疗服务的环境中,医患肢体接触更多的是医护人员对患者直接实施的医疗行为。这种肢体接触对患者治疗疾病、康复身心是最直接、最关键、最有意义的。

当患者焦虑、害怕时,紧紧地握住患者的手,传递安全的信息,给患者以安全感;当患者发烧时,将手轻轻地放在患者的前额,能使患者感受到关心;当患者情绪不佳时,可以应用触摸使患者安静下来。

触摸应注意其性别、文化背景及触摸的形式与双方的关系。运用触摸技巧时应注意对象,儿童、老人、危重、临终患者、丧失亲人的家人应分别对待;把握好部位:儿童可以摸摸头、额,拍拍背、屁股;老人、异性可以拍肩、手臂、手背,不可触摸老人的头部;把握距离,除特殊情况下,一般都要保持一定距离,异性不能做非治疗的触摸。

(7)距离。美国学者霍尔认为由于人们之间的关系不同,距离也不同,他根据对美国白人中产阶级的研究提出了4种人际距离:亲密的、个人的、社会的和公共的。亲密距离0~0.457 m,亲人之间、夫妻之间的距离,在此距离上双方均可感到对方的气味、呼吸、体温等私密性感觉刺激。个人距离0.457~1.219 m,朋友之间或熟人之间交往的距离,在此距离上双方说话温柔,可接收大量体语信息。社交距离1.219~3.657 m,彼此认识的人们之间的交往距离,许多商业交往多发生在这个距离上。公众距离3.657~7.62 m,在正式场合,演讲或其他公共场所中陌生人之间、上下级之间的人际距离,此时沟通往往是单向的。

①亲密距离(0~0.5 m)。对儿童、老年患者可采取这一人际距离,亲

密距离有利于情感的沟通。医生护士在做操作时,也常与患者进行零距离接触,即亲密距离。

②熟人距离(0.5～1.2 m)。对于肝炎、肺炎、艾滋病等传染患者应用此距离。这些患者由于心理压抑,若护士与之距离拉得太远,会加重其心理压力,不利于疾病的治疗护理。此外,在向患者解释工作或进行指导、宣教时也可用这一距离。

③社交距离(1.2～2.0 m)。对新入院患者、敏感患者,异性患者用此距离,以便给对方足够的个人空间减轻对方的紧张情绪。在查房时也常用此距离。

④公共距离(0.5～1.0 m以上)。医护人员在为患者做集体健康教育、卫生知识讲座,或召开各种研讨会等活动时用此距离。医患之间的交谈,双方要有适当的距离——约一条手臂的长度,以避免面对面长时间的直视,这种距离使患者和医生的目光可以自由地接触和分离,而不致尴尬和有压迫感。对患者表示安慰、安抚时,距离可近些。此外,医患间的相互年龄、性别、身份不同,距离和方式也应有所不同。

(伍珊珊　钱华)

附录一:沟通的最佳环境

医院沟通的最佳环境,有具体要求:

(1)卫生,整洁。

(2)安静。医院应该保持安静,无论是询问病史,还是诊断病情,或是实施治疗都不宜在嘈杂环境中进行。

(3)舒适。夏天室内外温差不能太大,还要注意湿度控制。做到体感舒适,视觉舒适,白色是最常见的颜色,有清洁卫生感,但往往令人觉得恐怖,长期处于白色环境中,对人的心理生理都不利,现在国内外均有一些医院布置不再是单一的白色,以暗淡的蓝色、粉红色、绿色为多,病房和医疗用房的颜色也根据病种及用途不同而异。医院应优先考虑自然光,需要灯光辅助时要避免灯光直接照射人。通过"净化""静化""绿化"和"美化",

尽力做到和谐统一。医院绿化面积应占总面积60%以上,常青树应占1/3左右,有条件的医院可设置花房,医院布局应将可重复和可公共利用的面积尽量集中,提高空间利用率,把线性走道改为典型厅室或采取各诊室围绕诊厅方式,对于单调漫长的走廊,应放宽通道、转折、变化道形,重点装饰、添加采光口或在一侧布置景色及小庭院等,以打破单调沉闷感。标志图像应构图简洁、形式明确和色彩悦目。

附录二:沟通中语言与医学科普结合

2016年国家颁布了《"健康中国2030"规划纲要》,为卫生健康事业指明方向,如何规范健康传播"从治病为中心转向以人民健康为中心"是重大课题。与此同时,中国科协公布的"中国网民科普需求探索行为报告(2016年)"显示,健康与医疗科普需求占比高达53%,成为中国人科普需求的首位内容。这说明人民群众的健康需求在日益增长,与之相对应的医学科普成为推动人民健康的重要抓手,且还有很长的路要走。在实际诊疗过程中,"医患信息不对称"是长久以来困扰广大医生的问题,患者听不懂,或者受"商业医学科普""不明来源的养生知识"信息影响,对医生制订的治疗方案不理解、不接受、依从性差的情况常有发生,这无疑会延长诊疗时间,进而延误最佳诊疗时机,不利于患者早日康复。此时,医学科普成为提高公众对疾病的认识,增加患者依从性的重要手段。因此,无论是对于疾病预防还是疾病诊治,医学科普都是医务人员在医患沟通中必须重视的部分。

与接诊患者的沟通过程中,患者希望医生能用生活化、通俗易懂的形式告知病情等,让自己也能了解有关疾病的发展进程。让患者听懂是医生最大的心愿,用科普语言与患者沟通,能让患者听懂、听明白。医生与患者的目的都是对抗疾病,科普语言就是一种较好的沟通方式,它搭起一座专家与百姓、医生与患者之间沟通的桥梁。

医生在保证科普活动的连续性和规模上作用明显。面对医学科普良莠不齐、泛娱乐化、商业化的趋势,医务工作者有待提高媒体运用和艺术审美能力,出品兼具权威性和可读性的科普作品。

医学科普,就是把医学知识,医疗技术以及先进的医学研究成果采用人们喜闻乐见的方式,通过多种途径,普遍地传播到社会的各个方面,让广大群众了解医药卫生保健知识,从而保障和促进人民的健康。

医学科普的作用:

①最常见的疾病预防、养生保健。

②教会人如何"看病"——正确掌握就诊的流程、技巧、方法等。

③传播医学科学精神。包括医学伦理、人文以及基本逻辑等,促使医患互信。

④做好科普,可以让患者懂得做"功课"、会防病、会看病。这样既能方便患者,也能促进医生工作效率的提高。在看病过程中,患者会主动配合医生,增加依从性,有助于提升疗效。更重要的是,医学科普可以延伸医疗服务的时间和空间,从医院拓展至家庭、社区甚至整个社会。

医学科普的主要特点:科学性,思想性,知识性,通俗性,情感性。

科学性:科学必须揭示事物的客观规律,探求客观真理,作为认识世界和改造世界的指南。科普则担负着向大众普及科学知识、启蒙思想的职责,更应保证科学性。失去科学性的科普也就失去了存在的价值。

思想性:科普是科学技术与社会生活之间的一座桥梁。它在向患者传授知识的同时,也使患者受到科学思想、科学精神、科学态度和科学作风的熏陶,宣传着科学的世界观和方法论,以提高人们的科学素质和思想素质。

知识性:以普及科学知识,针对某一科学知识点的信息传授给患者。

通俗性:就是要用通俗的语言介绍疾病的相关知识,使之生动、易懂。

情感性:不仅使用逻辑思维来达到以理服人的效果,同时还采用形象思维,换位思考,使之以情动人。换位思考需有共情能力,能明白别人更想知道什么,能够说到别人的心坎里去。

(陈慧芝)

第四章
初诊接诊的医患沟通

导语

初诊是指患者在某一医院的第一次就诊。相对于"复诊"而言,初诊就是初识。医生与患者或家属在第一次见面过程中交谈,会了解疾病的发生、发展过程以及既往史。医生经过综合分析和全面评估会提出临床诊断、评估及制订治疗方案。患者来自社会各阶层、各领域,有着不同的职业、不同的经济状况、不同的生活经历、不同的教育及社会文化背景等,其人际沟通模式、沟通能力会受其身份特征的影响而不同。由于患者的身份各异、人格和心理特性不同,所患的疾病不同,对疾病的应对方式不同,对疾病的治疗需求、期望及就医心态也各不相同。患者机体受疾病的影响不同,就诊时一般都有不同的心理。面对初诊患者,医生需要具备良好的态度、正确的沟通方法和对疾病的鉴别能力,在沟通过程中取得患者的信任,获取有效疾病信息,达到诊断明确、治疗有效的目的。

第一节 初诊沟通程序与原则

1. 注意形象,举止文明

一位患者抱怨说:"我下午 4 时到急诊科看病,其实患者也不多,但医生没说几句话就结束了。这医生留长发,吸着烟,耳朵上还夹着一根烟,那样子哪像医生?我实在不敢相信他开的药,我收起病历和处方去了另一家医院。"

医务人员在医疗服务中需遵循基本准则,端庄的仪表、仪态会给患者留下良好的第一印象。医生言行举止可直接影响患者对医务人员的信任感、安全感。良好的职业形象有利于医患沟通的顺利进行,医生要有亲切的目光、柔和的言语,才具有亲和力,才能传递医生对患者的友爱和关爱,并让患者感到亲切温暖、获得信任感,减轻患者的担忧及恐惧,并愿意继续与医生沟通。

当患者受到病痛折磨时,心理压力大,想获得倾诉及帮助,医生要认真、耐心地倾听,并对患者说出鼓励和安慰的话语。

2. 把握主题,分清主次

患者有时语言凌乱、主次不分。在沟通中,要有一定的问诊顺序,问清相关的病史,对患者的陈述要过滤、分析。在与初诊患者沟通中,尽量不打断患者的话,但当患者阐述一些与疾病无关的内容时,要及时引导到正题。因为医生是医疗实践中的主导者。

例如:医生问患者:"你哪里不舒服?"

患者:"我前两天和儿媳妇吵了几句,她说我这个没做好,那个没做好,我都一大把年纪了……"这时医生应该引导患者讲述与其疾病有关的话题。问"吵完后是不是有哪里觉得不舒服呀",患者这时反应过来"是的,我觉得胸闷"。胸闷才是患者来这就诊的原因。

3. 尊重患者,平等相待

无论患者长相、穿着、年龄、性别,还是经济状况、社会地位怎样,都要平等对待。注意患者心理变化,随时察言观色,根据患者的反应及对话,判断患者的需求及顾虑,及时调整谈话方式。例如医护人员在为一名寒酸的农村老太太查体时,因为冬天的地板较凉,竟然掏出平时用的手绢铺在地上,然后让老太太站在上面,查体完毕后再把手绢折好放进衣兜,这一举动,让患者感到温暖无比。

4. 初诊细问,方式灵活

典型病例:女,22岁。忽感腹部剧痛,伴恶心、呕吐,查体贫血,有轻微休克表现,腹部有压痛、反跳痛,但肌紧张不明显。医生为了排除异位妊娠的可能性,如果问"近期是否有过性行为?"由于年轻女性的家属在场,立刻会否认或难以启齿。换个方式问:"你最后一次月经什么时候,好好想想到现在有多少天了?"患者会说:"嗯,本来应该月初来的,但这个月快过去了还没来。"医生:"平常月经规则吗?"患者:"挺规律的。"医生立即安排腹部 B 超,确诊为输卵管异位妊娠合并内出血。

5. 谨言慎行,少点直白

典型病例:一对恋人一起来医院,当女青年进行身体检查时,接诊的妇科医生唐突地问了一声:"你以前怀过孕吗?"女青年立即回答说:"没有。"该医生又冒出了一句:"没怀过怎么有妊娠纹呢?"女青年解释说:"以前身体比较胖。"两人的对话被室外的男青年听到了,女青年出诊室后,遭男方质疑,争论不休。

6. 语言通俗,保护隐私

医生尽量避免使用医学术语,语言应通俗易懂。如对鼻出血患者不使用"鼻衄",对心脏不适不要问"你有阵发性夜间呼吸困难吗?"而问"你晚上睡觉时有突然被尿憋醒的情况吗?"也不使用如"里急后重""隐血"及"谵语"等医学术语。当询问有关隐私问题时,问诊应低声、委婉,保护患者隐私。

7. 引证核实,获取客观病史

对于患者提供的病史,医生也应该再次核实其提供的信息。对于提供了特定的诊断和用药的病史,应问明是如何得出的诊断及药物服用剂量。

例如:患者:"我常感胸痛"。

医生:"请你确切地说明一下是怎样的感受"。

患者:"我父母都有冠心病。"

医生:"什么时候发现的? 做了什么检查才发现有冠心病的?"

有计划地提出一些问题,以得到正确的诊断资料。避免一些误导患者的暗示性提问,如对腹痛的患者:"你腹痛时疼痛向右肩放射吗?"而应变换一种形式发问:"腹痛时,别的部位会有影响吗?"这样获取的病史就比较客观、真实。

8. 实事求是,切忌臆断

患者有时对病情记忆不清可能回答"是的",也可能隐瞒病情,也可能故意夸大病情。对此,医生面对获得的信息,应正确分析判断,切忌主观臆断,但也不能轻易对患者持怀疑态度,可反复询问以获得可靠病史。

9. 细心敏捷地咨询危重患者

危重患者在作扼要的询问和重点检查后,应立即进行抢救,待病情好转后再详细地询问病史及是否做其他检查,以免延误治疗。其他医疗单位转来的病情介绍或病历摘要应当给予足够的重视,但只能作为参考材料。医生还须亲自询问病史、检查情况,以作为诊断的依据。问诊时间不宜过长,以免贻误治疗时间。

10. 热情地开始,温暖地结束

问诊结束后,以结束语暗示问诊结束,充分地说明对患者的要求和希望,明确地讲明今后的诊疗计划,包括询问者和患者今后要做的工作,以及预约下一次就诊时间等,并告知有情况随时联系,提供自己的出诊时间、联系方式。

第二节　完整病历的书写及沟通

完整病历的传统内容包括主诉、现病史、过去史、家族史及系统回顾等。

医患沟通之前要做一些准备:

(1)环境准备。沟通环境的准备包括视觉环境、嗅觉环境及听觉环境等。病史采集时,可以给患者提供安全、舒适的环境,良好的环境对医生、患者的心理、情绪和相互信任度及患者和家属战胜疾病的信心有较大的积极影响。

（2）心理准备。保持安静、舒畅的心情。医生给予患者温馨的感觉，可以安抚患者因疾病造成的紧张不安的心理状态，减轻患者对医生、疾病或治疗方法不了解而存在的思想压力，带来轻松愉悦的气氛。

（3）时间准备。医务人员每天要接触大量的患者，要妥善协调安排时间，不能问问停停，或者第二天再沟通。医患沟通一定要安排足够的时间，保证与患者有一次比较完整的沟通，而不是零碎的与断续的。

主诉是医患沟通之初医生最需要获得的信息。主诉患者自述自己的症状或体征、性质，以及持续时间等内容。《说文解字》中对"诉"的解释是这样的："诉，告也。从言，斥省声。"诉，告知，使他人知情。患者来就诊，会告诉医生很多自己不舒服的症状，希望医生能帮助自己消除或减轻这些不适。医生应该从这些症状中归纳总结出患者最痛苦的症状。是什么促使患者来就诊？患者来医院的目的是什么？需要医生解决什么问题？医生将问诊获得的信息，经过整理、分析、判断、加工，用准确的医学术语表述出来，形成主诉。医疗核心内容均围绕主诉展开的，所有医疗记录均围绕主诉展开。

主诉的内容体现了医生的临床思维和"三基"知识的掌握，同时决定了病历的内涵和质量。

主诉是患者自述自己的症状或体征、性质，以及持续时间等内容。多数情况下，患者是因为患病后出现不适症状才来到医院，所以医生与患者沟通时要问清楚患者有什么不适症状，持续了多长时间？简而言之，要弄清楚患者主要症状或体征加时间。本人或家属发现患者身体某部位的异常；比如无意中发现颈部无痛性肿块或皮肤有疹、巩膜黄染等。体征要写清楚什么部位异常和发现多长时间。体检时发现的身体某一组织、器官、辅助检查结果有异常，医生要问清楚做了什么检查，发现什么部位或指标异常，没有症状和体征，要写清楚患者来院需要解决什么问题。主诉是病历中第一项内容，好的主诉需精炼准确，可以用患者自己描述的症状，不能用诊断用语；要与现病史一致；遵循客观、实事求是的原则。当患者同时患有数种重要疾病如肺炎、糖尿病、白血病等时，应该在现病史或既往史中分项列出。

体格检查的重点是主诉症状或体征所涉及的部位,初步诊断和入院诊断是对主诉的解答,病程记录是记录主诉症状或体征的变化和其处置情况;医嘱中实验室检查是为了主诉症状或体征的鉴别(证实或排除某种疾病),医嘱中的治疗是为了尽可能消除主诉症状或体征所采取的措施。病历核心内容均围绕主诉展开,医疗记录也是围绕主诉书写。

根据患者叙述众多不适症状,医生选择主要的症状即能反应或表达这次就医的不适,即疾病性质的症状(即特征性症状)作为主诉。主诉常常由下列问题引出,如:

"您什么地方不舒服?"

"您找我帮助您解决什么问题?"

"您来医院找我的目的是什么?"

"告诉我,您感觉不好的主要问题是什么?"

以下是几位初诊患者与医生的交谈。

案例一:

医生:您找我主要的目的是什么?

患者:从 6 月至今,大便不好,要 4～5 天解一次,每次都要使用开塞露。

主诉:便秘 6 个月。

案例二:

医生:您哪里不舒服?

患者:我一直感到很疲劳,有筋疲力尽的感觉,能睡。早睡晚起,一天睡 12 h 仍然感到很累。不知道是什么原因,前几天一阵阵发热,现在越来越频繁,尤其是晚上。一发热,又感到头痛,每天早晨起床就头痛,流鼻涕,是不是感冒?我做过子宫切除术,月经不正常。月经来时人会更疲倦。

患者主诉到底是什么?语言上看她是由"筋疲力尽的累"开始陈述的,后面是发热头痛,子宫切除。最让她烦心的不舒服是什么?医生要问清楚她就医的目的,也就是弄清这次的主诉?最后由医生提问,主诉是近

1 月来低热、疲倦无力。

案例三：

医生：您找我看什么？

患者：我的胸部有点问题，就好像有什么东西压着似的。我的右侧腋下有个小结节。

医生：您有其他的病吗？

患者：我有高血压。吸烟多，会不会得肺癌？

医生：你是想体检，还是看胸闷？

患者：胸部不闷。只是有一种压迫感。我腋下的节大概有半个花生米大小。

医生：好的，我懂了。你担心是肺部肿瘤？

患者是从电视上与报纸上看到肺癌的信息才突然想到可能是肿瘤，或者是因为害怕死亡，突然来就医，主诉是他自己担心淋巴结转移。这样患者主诉难以获取。

《诊断学》中提到："主诉不宜过长，20 字左右为宜"，关于病历书写的参考书籍和论文中都提到主诉一般不超过 20 个字，这 20 个字应当包括标点符号在内。临床上病历书写基本遵循这一规定，病历检查也参照这一规定，这也限定主诉不可能有多项。

关于主诉中时间的表示，"规范"中有明确规定："病历书写一律使用阿拉伯数字书写日期和时间"。但也有少数"地方性病历书写规范"规定 10 以内的数字可用汉字小写数字书写，两位数时需用阿拉伯数字书写，显然有悖"规范"中的规定，是不妥的。此外，时间数字统一选用阿拉伯数字，这也是国际数制的要求。在描述时间时，要尽量准确，避免使用"数天"或"数小时"等含糊不清的概念，急性起病、病情危重、短时间入院时，主诉时间应该精确到小时、分钟。如以下：

心肌梗死：间断性胸痛 2 天，心前区疼痛 2 h。

胃癌：食欲缺乏半年加重伴呕血 2 天。

慢性支气管炎：反复咳嗽咳痰 20 余年，再发 1 个月。

烧伤:煤气火焰烧伤全身多处 3 h。

房颤:发作性心悸 6 年,加重 20 天。

这些主诉有时需要家属代诉。

现病史包括:疾病(主诉所述的疾病)从起病之初到就诊时病情演变与诊察治疗的全部过程,以及就诊时的全部自觉症状。

起病情况:要询问起病的环境与时间,自觉有否明显的起病原因或诱因,是否有传染病接触史,起病的轻重缓急,疾病初期的症状及其部位、性质、持续时间、程度及曾做何处理等。

病情演变过程:要按时间顺序询问从起病到就诊时病情发展变化的主要情况,症状的性质、部位、程度有无明显变化,哪些症状加重或减轻,又出现了哪些新的症状或体征,其变化有无规律性,影响变化的原因或诱因是否存在,病情演变有无规律性,其总的趋势如何?

诊察治疗过程:要询问起病之初到就诊前的整个过程中所做过的诊断与治疗情况。疾病初起曾到何处就医?做过何种检查?检查结果如何?诊为何病、依据是什么?作何治疗?服用何药物,以及剂量、用法、时间、效果如何?有否出现其他不良反应等。以上都应重点扼要地加以询问。

现在症状:要询问这次就诊的全部自觉症状,是问诊的主要内容。

现病史是整个疾病史的主要组成部分,了解现病史,可以帮助医生分析病情,摸索疾病的规律,在为确定诊断提供依据方面有着重要意义。

以发热的病例为例:①什么时候开始发热?发热的时间及季节;②温度上升的速度,是突然升高还是慢慢地升高?③初始发热时体温多少度?持续多久?④这几天体温有变化吗?以了解频度(间歇性或持续性);⑤发热是否伴有畏寒、寒战、大汗或盗汗?了解发热伴随症状、体征;⑥发热后服过什么药?(抗生素?退热药?糖皮质激素?维生素?输液、肌内注射?),了解发热中药物的作用;⑦精神状况、食欲、体重、睡眠、大小便情况怎样?了解患者一般情况;咳嗽、咳痰、咯血、胸痛、腹痛、呕吐、腹泻、尿频、尿急、尿痛、皮疹、出血、头痛、肌肉痛、关节肿痛。了解与发热联系较为密切的一般症状;工作地点?周围环境怎样?有无长期接触致热源。

以慢性支气管炎病例为例:反复迁延可以引起肺气肿、肺心病、右心功能衰竭,出现包括呼吸、循环、消化、泌尿系统等全身各系统症状,既要详细地询问主要症状,又要问清伴随症状,也就是要问清主要症状的性质及程度等,并想到该主要症状可能会发生哪些伴随症状、体征,为鉴别诊断提供依据。如咳嗽、咯血,若伴有午后潮热,盗汗等,则考虑肺结核;若系反复咳脓痰,咯血,则要排除支气管扩张;若咳嗽,痰中带血,有明显的吸烟史,要排除肺肿瘤。在问诊时还应边问、边分析,将类似疾病加以鉴别排除。

问诊完成后,收集病史进行初步分析,发现新的问题要继续问诊,或者在体格检查后,对一些难以解释的征象要追问。疾病是因人而异,因时而异,一定要全面、细致深入。不能步步紧逼,不能千篇一律。就患者最关心、最重视的问题开展交流,随后自然地转入深入交谈。如疾病的诊断和预后、治疗的方法和目的、治疗的副作用、如何用药及有关注意事项等。

医生最初对患者可以采用比较开放性的提问方式去获得比较全面的信息。

医生:"你腹泻大概有多长时间了?"

患者:"两年,偶然伴有腹泻。"

医生:"你感觉和工作、饮食有关系吗?"

患者:"好像与受凉、冷饮有关系,以前也有过这样,但都没最近次数这么多,疼痛次数也没这么多。半夜都疼痛醒了,要连觉都睡不好。"

医生:"这些年你用过什么药没?"

患者:"用过小檗碱、思密达、益生菌、苏打、吗丁啉,胡乱吃过一些,没有系统地吃。"

医生:"还吃了其他的药吗?"

患者:"吃了治关节病的药物,胃更痛了。"

封闭式提问的回答只有"是"与"否"的简单答案。在沟通过程中,宜尽量避免提出封闭式问题,以免使患者有被审问的感觉。当医患沟通逐步深入,可以通过封闭式提问进一步收集有用的信息、缩小讨论范围、澄清事实和帮助患者集中注意某主要问题等。封闭式提问的使用时间要适当,通常在会谈的中后期才采用,同时应用次数不宜过多。因为封闭式问题不能提供较大的自由度给患者,甚至限制了患者自我表达的愿望和积极性,这样不仅妨碍医务人员对患者资料的收集和对问题的广泛深入了解,也会对医患关系产生破坏性影响。所以,应用封闭式提问要适当。"做过胃镜吗?""有没有报告?""一天排便几次?""是稀,是便秘?""拉稀的时候是早上还是晚上?""您担心的是什么?""担心是肠癌吗?"

医生可以给予解释。在患者找不到合适的词语来表达他的症状特点时,菜单式提问是非常有用的,如"睡眠怎么不好,是入睡困难,还是早醒,或者浅睡易醒多梦?""那种疼痛像什么?是刀割一样的,还是烧灼样的?是钝痛,还是紧迫感?""疼痛持续多长时间?是几秒钟,几分钟,还是几小时?"

有些患者难以用恰当的语言描述自己的病情,不愿说出自己疾病的深层缘由或有难言之隐,应以疏导式或商讨式提问。例如对于一位主诉胃痛但又不会描述的患者,使用疏导式提问,如"你感觉是针刺一样的疼,还是像火烧一样的疼?"诱导患者进行适当描述。在患者知情且同意的情况下可采用商讨式提问,如"你是否同意做这项检查?"在医患沟通的过程中,经常使用综合式提问。即把开放式提问、商讨式提问、疏导式提问和直接性提问结合起来的提问方式。提问时应注意避免一连串的发问,那样会让患者无所适从。应适当放慢速度,与患者的节奏协调一致。

介绍针对性提问的 6 个"W"技术。第一个"W"是哪里(where),"请确切地说疼痛在您身体的什么地方?""指给我看看哪里不舒服?"第二个"W"是什么(what),"什么感觉?""感觉像什么?"第三个"W"是什么时候(when),"什么时候开始的?""是持续痛,还是一会儿痛,一会儿不痛?""什么时间发生的?"(开始、过程、变化、频率)。第四个"W"是怎么样(how),"受季节影响怎么变化?""这一天怎么变化?""睡觉时怎么样?""吃饭是怎么样?""用力时怎么样?"要描述日常生活对症状的影响。第五个"W"是为什么(why),"为什么您认为这个药起作用了?""为什么您现在来看医生?"第六个"W"是谁(who),"谁最了解你的状况?""这事还影响到谁?"(对患者及其他人的影响)。

与患者沟通后综合分析病史、体检、实验室检查资料,整理后得出完整资料。通过对各种原始资料的综合分析整理,得出初步诊断结果,并从中找出有意义的现病史资料,包括阳性症状及有鉴别意义的阴性症状。这样可避免现病史与主诉出现脱节的现象,还可以发现新问题,为进一步查明病情提供线索,对正确诊断及治疗起一定的作用。

也可以应用"由因导果"和"由果导因"的方法,进行综合分析及整理。反复双向论证,得到一个相对准确的答案。"由因导果"指从病史、体检、实验室检查资料中,推导出一种导致患者出现异常症状的疾病的最佳解释。"由果导因"指从诊断结果,推导本病可能出现哪些阳性症状,对照患者是否存在这些症状,来验证诊断的正确性。对疾病的分期与治疗也有指导作用。

例如:反复心悸、气促多年,伴双下肢浮肿的患者,心脏检查有杂音,心界扩大,肝轻度肿大,"由因导果"分析则要考虑心脏病伴心力衰竭。经"由果导因"分析,不同的心脏病有不同的症状及体征,该患者与哪类心脏病表象相似,则可以帮助医生明确诊断。另外根据患者心悸、气促发生在活动后还是休息时,可以判断心功能分期。

"过去史"即既往史要问清,尤其是与现行病情有相关性的病情要沟通。例如,一位发热、尿频尿急的大妈来就诊。她同时正在接受糖尿病、高血压的治疗,既往有尿道结石史,做过"碎石术",又做过阑尾炎术,有机动车外伤史。这些和碎石史是有关的,要记载清楚。过去的疾病与这次主症是否有关,现在的并存症与这次治疗是否有关? 这些并存症不只与现代疾病有关,还会对现疾病的发生、发展、治疗和预后有很大的影响。在治疗过程中如何控制这些并存症是这次治疗的内容之一。

案例:一位退休工人因腹痛就医,自诉健康,到医生处求查体。

医生:您有什么病吗?

患者:没有,没有。我很少找医生。

医生:好的,您服用什么药物吗?

患者:医生给我开的降糖平,我服用几年了。

医生:你有糖尿病?

患者:吃药后已经正常了。

患者并不想隐瞒他服用降糖药,而且对他来说血糖已经正常了。

既往健康状况包括饮食习惯等。患者平时的身体状况可能与其现患疾病有一定的关系,对其分析对现发疾病的病情具有一定的参考价值。

(1)了解平时身体状况,曾患疾病史:"您过去身体情况怎么样? 有糖尿病、高血压吗?"

(2)了解传染病史:"以前有没有得过传染病,如肝炎?"

(3)了解手术及外伤史:"以前有没有受过比较大的外伤或做过手术?"

(4)了解过敏史:"平时会不会对什么食物或是药物过敏?"

(5)了解输血史:"有没有输过血?"

(6)了解预防免疫史:"打过预防针?"

有关"过去史"特别要提示以下两点:

(1)了解一件事情的确切时间,如果远期疾病,不必问得太精确;如果近期疾病,可详细追问。

(2)关于过敏患者不懂的要耐心解释,不要把副作用当成过敏。

家族成员通常是指患者的父母、同胞和孩子,再就是患者的祖父母、堂(表)兄妹、姑姨、叔伯。家族成员中的配偶是极其重要的成员,家族史就是家族成员中有无一些特殊疾病,特别是有无与患者同样的疾病。家族成员中的疾病很可能与患者的现疾病有关联或是无关,但会影响他的健康或对将来该患者因患某种疾病的危险度有所预判。

包括:①遗传性疾病,如镰状细胞性贫血、异常脂蛋白血症;②家族性疾病,如冠心病、中年起病的糖尿病、肿瘤等。如其母亲患食管癌,其父患胃癌,后代定期有必要做癌筛检! 在这些疾病中,遗传因素起一定的作用;③家族特征,如身材矮小;④某些其他疾病,如躁狂型精神病、酒精中毒,即便不是家族型,也与成长的环境有极大的关系。

用于询问家族史的问题有：

"您的父母身体怎样？孩子呢？"

"您的家族成员中有没有什么疾病？"

"您的家族成员中有没有其他人有跟您一样的症状？"

"您的家族成员中有没有其他患心脏病的？"

"您的父母身体如何,健在吗？"

收集到过去的病情和过去治疗的情况,对诊断、治疗有很大的帮助。

第三节　患者概况、系统回顾、体格检查的沟通

病史采集与书写中的个人病史部分,还是有区别的。沟通可以了解一些影响患者健康的个人以及生活方式的内容;一个人生病也会影响到感情、心理和社会活动,而且生病后的寻医、好转、痊愈都有社会因素参与。所以,患者的概况要包括患者生理因素,还有个人的生活习性与地域风俗。一些疾病与患者的生活方式有关联,如大运动量与肌肉的拉伤、疲劳伤有关,脑力劳动者的睡眠障碍等。与社会相关的因素,如性传播疾病的流行和个人生活方式等。个体习惯是在初诊时对患者进一步的了解,对治疗、沟通、安慰、心理治疗有很重要的意义。

系统回顾显示了医生对患者整体、全面地负责,能发现一些其他的症状或问题。系统回顾的内容:

(1)头颅五官。有无视力障碍(近视,远视等)、鼻出血、牙痛、牙龈出血、声音嘶哑、听力下降、耳鸣及眩晕等。

(2)呼吸系统。有无咳嗽、咳痰,咳嗽有无诱因,与天气变化及体位的改变有无关系,咳嗽频率、性质,咳嗽有无伴咳痰、咯血。咳痰的量、颜色、气味及痰中有无带血等。有无长期低热、盗汗、消瘦史、哮喘史。咯血的性状、颜色和量。呼吸困难的性质、程度和出现的时间。胸痛的部位、性质以及与呼吸、咳嗽、体位的关系等。

(3)循环系统。心悸发生的时间与诱因,心前区疼痛的性质、程度以

及出现和持续的时间,有无放射、放射的部位,引起疼痛发作的诱因和缓解方法。呼吸困难出现的诱因和程度,发作时与体力活动和体位的关系。有无咳嗽、咯血等。水肿出现的部位和时间,尿量多少,昼夜间的改变,有无腹水、肝区疼痛、头痛、头晕、晕厥等。有无风湿热、心脏疾病、原发性高血压病、动脉硬化等病史。女性患者应询问妊娠、分娩时有无高血压和心功能不全的情况。

(4)消化系统。有无腹痛、腹泻、食欲改变、嗳气、反酸、腹胀、口腔疾病,及其出现的缓急、程度、持续的时间及进展的情况。上述症状与食物种类、性质的关系及有无精神因素的影响。呕吐的诱因、次数,呕吐物的内容、量、颜色及气味。呕血的量及颜色。腹痛的部位、程度、性质和持续时间,有无规律性,是否向其他部位放射,与饮食、气候及精神因素的关系,按压时疼痛减轻或加重。排便次数,粪便颜色、性状、量和气味。排便时有无腹痛,有无发热与皮肤、巩膜黄染。体力、体重的改变。

(5)泌尿生殖系统。有无尿痛、尿急、尿频和排尿困难;尿量和夜尿量多少,尿的颜色(洗肉水样或酱油色)、清浊度,有无尿潴留及尿失禁等。有无腹痛,有无放射痛,疼痛的部位。有无咽炎、高血压、水肿、出血等。尿道口或阴道口有无异常分泌物,外生殖器有无溃疡等。

(6)造血系统。有无乏力、头晕、眼花、耳鸣、烦躁、记忆力减退、心悸、舌痛、吞咽困难、恶心。营养、消化和吸收情况。皮肤、黏膜有无黄染、苍白、瘀斑、血肿,有无淋巴结、肝、脾肿大,骨骼痛等。

(7)内分泌及代谢系统。有无食欲异常、多饮、多食、多尿、多汗、易怒、手抖、心悸等。有无肌肉震颤及痉挛。有无性格、智力、体格、性器官的发育异常。有无产后大出血。有无骨骼、体重、皮肤、毛发的改变。

(8)肌肉与骨骼系统。有无四肢麻木、疼痛、痉挛、萎缩、瘫痪等。有无关节肿痛、运动障碍、外伤、骨折、关节脱位、先天畸形等。

(9)神经系统。有无呕吐、头痛、记忆力减退、嗜睡、意识障碍、晕厥、肢体运动障碍、痉挛、瘫痪、抽搐、视力障碍。

做好系统回顾的重要提示:

（1）没有必要就每个器官,系统的每个症状都进行详细地询问。可以就与患者重要脏器有关的首要功能进行广泛的询问,往往是应用选择性(是、不是,有、没有)问题。例如,可以问:"您的视力咋样?"这要比问:"您的视力下降了吗?"好得多,然后就存在的问题重点询问细节,最后询问重要的阴性症状。

（2）系统回顾应当简短而明了地进行。即便是一个健康状况比较好的人,进行完整的系统回顾也可能发现阳性的症状。对于每个阳性的症状,都应该获取详细的资料,来判定这个症状是明显的还是微不足道的。症状是否明显与它的严重性和持续时间长短有关,症状越严重,持续时间越长,越有临床价值。

（3）可应用一些较为模糊的词来进行初始的"筛查"询问,如消化不好、头晕、肠道问题等。如果通过这些询问发现有阳性可再进一步细问,对症状有一个清楚的了解。

（4）系统回顾应当在交谈后的一段时间进行,医生对患者有一个"概括",对患者的反应有个判定,如患者的否定是否真的没有? 患者有没有对细枝末节的纠结?

病史的采集和体格检查是同过程的不同部分,这个过程还包括协商、教育和诊疗计划的说明。从收集资料的角度来说,病史采集和体格检查之间没有明显的区别。例如,无论在门诊还是在病房,从见到患者的那刻起,就在观察患者的体格状态,如患者的皮肤色泽、反应、行为和精神状态等。同时,在进行体格检查中,与患者的交流,是能获得更新的资料。体检时,要对患者说解开衣服或是脱下衣服,这似乎暗中含有对患者的不太尊重。这时应该直接而且清楚地告诉患者应当怎么做和将要做什么。

让患者表达自己的意见。例如,"体检时要松开衣扣,你能配合吗?"特别地指出什么衣服应当解开或脱下,然后坐在或躺在什么地方,采取什么姿势或体位。"请您脱下衣服和内衣,穿上这个大褂。穿的时候,大褂的开口对着后背,然后坐下。"

要明确地告诉患者,下一步的行动计划是什么,例如"下面,要给您做检查,听诊,请您躺下来,要触摸腹部。"

完成了体格检查,可以继续沟通,也就是结束语。

准备结束医患沟通时,需要对整个沟通过程简单地归纳总结。

医生应适当使用结束语来强调总结,如"没有其他问题了吧""今天就到这吧""你需要把已定下来的治疗方案记住""回家后和家人商量,决定手术治疗方案后再来医院找我,安排下一步住院手续"等。当确认患者已没有其他问题时,本次的医患沟通过程才可以结束。

(罗锦花)

附录:初诊患者常见现象

典型现象一:

不知急诊类别。大医院急诊科经常遇到同时来了多个急诊患者,除了按序排队外,医生会选择病情最危重的优先。另几个患者就会指责医生冷漠或怀疑后来者是熟人。不然,都是急诊,他为什么先看? 有些不理解的患者还会拍视频,找媒体,发朋友圈。

专家点评:每个患者这时都在维护各自权益,而医生面对各种急症、"危急""危重",是以病情重轻为顺序。尽管沟通效果有时会是零结果,冒着挨骂、挨打的可能,医务人员还是得把原因讲清楚。这时抢救的原则不是时间先后的顺序。医务人员满腹委屈,费尽口舌,常是无奈,但还是要沟通,把急诊的知识通过文字或语言逐渐普及给患者及患者家庭。

典型现象二:

患者不知道挂哪一科。一些基层医院没有设导医台,患者大都凭借自己的理解去选择哪个科室就诊。比如说,腰痛分不清是泌尿外科还是肾内科,头疼分不清是神经外科还是神经内科,就更不清楚耳前疼痛是挂口腔科了。一个基层的患者初诊来三甲医院,因某一个症状,在门诊大厅转了一个上午,还没有找到适合自己症状的科室。例如,大学生,男性,22岁,于校医室初诊为淋巴结炎,嘱咐口服一周抗生素,肿块未消,反而增大。转到附近基层医院,仍然诊断为淋巴结炎,静脉给抗生素,又是一周。对于基层医院的接诊医生,他们是初诊,而作为患者而是复诊,静脉给药未愈,转到三甲医院就诊,导医台建议看外科,外科建议看肿瘤科,肿瘤科建议看耳鼻喉科,检查后诊断为鼻咽癌。

专家点评:颈部胸锁乳突肌上1/3的肿块80%是恶性的,80%是转移癌,80%是来自鼻咽部或甲状腺的转移癌,而初诊及复诊的医生忽略了这个知识,导致误诊、误治。一些专家一再提出初诊找专家,小病在基层,初诊的小病谁来界定?往往癌症的早期皆视为"小病"。这位22岁的大学生最早被诊断为淋巴结炎,后来又出现了流鼻血,耳闭,个别医生误治为感冒,初诊患者要找准专家十分重要,初诊医生要认真检查指点就医同样十分重要。

典型现象三:

患者自报诊断。患者自说诊断,自报药名,要求开药。初诊如果是老专家,会说服这样的患者,而一些年轻的医生,大都听之任之,患者说什么,就查什么,否则又被说"回扣""提成""白狼",医患之间有隔阂,不去纠正患者的错误想法,或者纠正了也患者不听。一位久咳的患者认为是"老慢支",医生提出做肺部CT,患者拒绝。一位年轻患者头痛,要求开止痛片,医生建议做头部CT,患者拒绝。一位焦虑患者要求做头颈部MRI,医生解释后,患者不听,医生拒绝,患者状告医生不负责任。

专家点评:这类患者无论是"无知""偏执",还是"久病成良医",作为医生,要指出他们不科学的看法,要与患者沟通,沟通所言要记录在病历上。

典型现象四:

面对一叠检查单。一些初诊医生在患者未讲述完病史时,就已经开完了一叠检查单,交给患者,没有一句沟通话语。最常说的话就是去抽血,去照片子。这是医生没有沟通或沟通不到位。一些患者,尤其是基层来的患者,来三甲医院挂一次号很困难,或者前一天晚上就想好了怎样和医生讲述病情,结果是医生视而不见,听而不闻,闻而不理,这是对患者的极不尊重。

典型现象五：

请视体检为初诊。当下一些年轻人，经常熬夜，乱吃，嗜烟、嗜酒，天天吃外卖还自认为身体健康。他们从不上医院，对一年一次的体检也抵制，对于这些年轻人来说，他们认为去医院就是受骗、挨宰。网上评选十个最坏的行业中有医院；最坏的职业有医生。说明"白衣天使"在老百姓心目中的形象已大打折扣，也进一步说明医患沟通多么重要。

体检是筛选疾病的一种方式，可为早发现、早治疗起到很大的作用。如果有阳性体征，就会感谢医生；如果年年阴性，就会指责医生们在骗钱。事实上，的确有些医生让医院完全成了营利单位。例如有一篇报道称，有些医疗体检机构，查出一些阳性体征的结果后，指导有阳性体征者购药服，实际是贩药，服药几个疗程后由报告阳性转阴性。这类机构医院应整改或关闭。但例如"人过中年，最好每五年做一次肠镜检查"，这些医学知识就需要靠传播，每年体检还是应该去做的，你就视为你人生的初诊吧，尤其是中老年人。

（蒋泽先）

第五章
基层医院的医患沟通

导语

国家为解决老百姓"看病难,看病贵"的问题,提出"小病不出社区,大病才上医院"的口号。在患者心中,基层医院是看小病的地方,医生也只有看小病的本领。在心理上,对基层医院的信任度不高,一般患者只是为了方便或者节省,农村患者多因交通不便,或经济拮据等原因前往基层医院。患者到基层医院的心理是复杂的,尤其是在广大的农村山区,患者情感多变,情绪偏低,医患沟通难度会比大医院大很多,所以更应对患者多一点耐心,多一点关爱,多一点呵护。只有真诚的沟通才能消除很多误会,让医患关系建立在平等、尊重、信任的基础之上。这样才能让患者积极配合治疗,达到理想的治疗效果。

第一节　基层医院与患者心理特点

基层是指各种组织中最低的一层,它跟群众的联系最直接。在我国,基层医院一般意义上指的是县、乡、村三级医疗机构,包括县级人民医院、社区卫生服务中心、乡镇卫生院、村卫生所(室)等。新医改明确要求要建立以县级医院为龙头,以乡镇卫生院为骨干,以村卫生室为基础的三级医疗辐射网络。其中,县(市)级医院是临床治疗型医院,是老百姓看病的主要场所,是常见病、多发病以及急危重症患者的救治中心,是农村三级医疗网络的龙头,其目标任务是保证"大病不出县(市)"。县级医院除了承担对危重患者的治疗和抢救,还将承担对乡村卫生机构的业务技术指导和培训;乡镇卫生院负责提供公共卫生服务和常见病、多发病的诊疗等综合服务,并承担对村卫生室的业务管理和技术指导等工作;村卫生室承担行政村的公共卫生服务及一般疾病的诊治等工作。

在城市的基层医院是指社区医院、社区卫生服务中心(站)、街道医院,基层医院是跟患者联系最直接的医疗机构。基层医院有门诊观察室,有住院部,门诊有急诊,有平诊。

基层医院的患者的共同点:①职业大多以农民为主;②经济相对贫困。农民害怕生病:"住院一次三年白干""努力奔小康,病了全泡汤""救护车一响,一头猪白养。"这都是农民真实的心理写照,加上自身的文化程度、生理因素、心理因素、家庭因素、社会因素等的影响,一旦农民走进基层医院,心理反应强烈,情绪变化大,去大医院没钱,去小医院害怕技术条件差。

(1)焦虑不安。这是最常见的心理问题,其实每个患者都不同程度地存在,但基层农民患者,尤其以首次住院的患者入院第一周最为明显,"庙小不可能有大菩萨,看病还得到三甲"。在中国,好的医生大多集中在大医院,基层医院医疗水平相对低下,缺乏高素质的全科医师。患者对基层医生的能力存有顾虑,对自己所患何病、严重程度、何时才能治好等还不清楚,加之对周围环境陌生,担心基层医疗条件和医疗技术水平,担心花了钱却没有好结果,因此焦虑不安。具体表现为烦躁不已、坐立不安,找医务人员四处打听。其根本问题是花钱与疗效的合理性。

(2)恐惧及忧虑。医学知识不对称,大量的农村患者对于一些基础的医疗知识不甚了解,科学意识也较为薄弱,对于病情的认知常常会缺乏科学性的认识,在自身出现不适情况时常常会将后果想得十分严重,甚至是对于一些小的疾病也会认为自己得了绝症。患者入院后进行的必要诊断方法和综合治疗措施不了解,如果沟通不畅,产生误解会增加患者痛苦,表现为在接受不熟悉的医疗操作中产生恐惧和不安心理,担心费用多少,担心效果,尤其是需要手术的患者,如临产的产妇、儿童或家庭的主要劳动力等。患者通常会担心拖累家庭子女,担心手术是否成功,担心影响工作和学习,女性害怕影响婚姻问题等。患者表现为睡眠不佳、食欲下降,情感脆弱、易激动发怒。患者的恐惧心理也常常会对检查结果产生直接性的影响或导致其他各类问题情况的发生。例如,在产妇分娩的过程中,部分初产妇以为生孩子需要面临着生命危险,其在生产时无法忍受剧烈的疼痛,并产生严重的内心恐惧情绪,造成其在生产之时无法理智应对,对分娩过程也就会产生不利影响。

(3)敏感性增强。主观异常感觉增多,患者对自然环境的变化,如声、光、温度等特别敏感,稍有声响就紧张不安,表现为肌肉紧张、出汗、脉搏加快、血压上升等。躯体不适的耐受力下降、主观体验增强,对病友的说话声调、动作等也会挑剔,易反感。

(4)孤独悲观。患者来到陌生的环境,面对陌生人和面对疾病与治疗等未知的恐惧,加之患者初次接触医生时,因为医生职业的原因,可能感觉其不苟言笑,面无表情,给人一种不近人情的感觉。因此独坐、独行,无人相处交流,产生孤独,且基层医院住院生活单调及受限,早起进餐、查房、服药、治疗、睡眠,日复一日,尤其是长期住院的患者,无人交流会感到度日如年。文化水平不高及交往沟通较少的患者会产生莫名的烦恼、焦虑、恐慌,孤独,使人感到凄凉,感到被遗弃而消极悲观,甚至有的老年患者自暴自弃,放弃治疗,严重的甚至有自杀的表现。

(5)依赖性增强。患者患病后会有意无意地变得软弱、无力,依赖性增强,被动性加重,即使是自己能料理的日常生活也要依赖他人去做,希望得到家人、朋友、护理人员无微不至的关怀。患者对病情预后不知时,行为与年龄、社会角色不相称,显得幼稚。如躯体不适时会发出呻吟、哭泣,甚至喊叫,以引起周围人的注意,获得关心与同情。

(6)自尊心增强。患者病后由于其他需要的满足出现障碍,从而自尊心比平时更加强烈,希望得到他人的尊重、关心、重视其病情,愿听安慰与疏导的话语,自认为应受到特殊照顾、特别尊重,特别注意医护人员的态度,稍有不妥即视为对其不尊重而生气,对治疗不合作。

(7)助感。患者自己对所处环境没有控制力并无力改变时,就会产生助感。表现为无能为力、无所适从、听之任之。一切行为听任医务人员或出现淡漠、缄默不语,或自卑自怜,或怨恨,或在回首往事中留恋人生,或自一切俯首从命。

(8)失信猜疑。久病不愈的患者易盲目猜疑,对他人的表情、神态行为等特别敏感、多疑,甚至对诊断、治疗、护理也会产生怀疑、不信任,对检查、治疗均要追根问底,详细问询;若亲人探视不及时或次数减少也会怀疑产生冷淡情绪,从而失去对未来的美好想象的追求。因此护士不单单是打针,还要注重医学科普,给予患者心理疏导和鼓励,这是医护沟通的内容。患者躯体的病变导致心理上发生反应,不论急性或慢性病患者都希望获得同情和支持,得到认真的诊治和护理,急盼早日康复,那些期望值较高的患者,往往把家属的安慰、医护人员的鼓励视为病情好转,甚至即将痊愈的征兆。期待心理是一个人渴望生存的精神支柱,是一种积极的心理状态,客观上对治疗是有益的。但要预防一旦期待的目标落空,患者会陷入迷惘之中,情绪消沉,甚至精神崩溃。

(9)基层医院急诊患者的心理特点。

①创伤患者。创伤后大多表现为伤口的出血、疼痛、功能障碍,患者受到突然的创伤刺激而容易产生抑郁、焦虑、愤怒、孤独等心理反应,如若对伤情认识不足,可能产生残疾或死亡的恐惧。同时,创伤常常是源自他人,患者容易因情绪激动而迁怒医务人员。

②急腹症患者。患者常常因腹痛难忍,有濒死感,迫切要求得到及时的止痛处理。无法接受排队检查、化验,认为等待是由于医疗护理质量差和态度不好造成的。

③中毒患者。患者多由于各种原因选择放弃生命,处于心理失衡状态,常表现为不能正常沟通,隐瞒中毒原因,拒绝抢救治疗。

第二节　基层医院沟通要点与原则

在我国古代医学史上,流传着这样一句话"善医者先医其心,后医其身",这也符合当前社会提出的现代医学理念。在当前的医疗环境下,医患关系日益紧张,医疗纠纷不断增加。因此加强医患沟通,在整个医疗过程中显得尤为重要,特别是在基层医院,因为基层医院的患者大多受教育程度稍低,并且有的患者对基层医院的技术水平不信任。所以沟通的首要原则是尊重患者并通俗解释相关要点。

(1)尊重患者。赢得患者信任。与医生初次见面时,患者总会感到非常的不安。患者对他们的症状感到担忧,不知医生将要做什么、发现到什么。还有一种情况是,患者可能从来没有去过诊所或医院,也没看过医生,没有这方面的经历。多数患者会有些紧张,这是可以理解的。因此,应消除患者紧张、焦虑的情绪,解除患者的痛苦,给予患者精神上的安慰。当与患者面对面接触时,要自然地流露出对患者的尊重、同情和理解,举止端庄,态度和蔼,语言上做到亲切柔和,与患者之间建立起相互信任的关系,切忌家长式、粗暴式问话。与患者交流时,要用专注的目光注视患者,在开始交谈时放慢节奏,可先提出一些不相干的轻松话题。例如,聊聊天气、问问村里情况等,慢慢打破沉闷的局面,不要随意打断患者的诉说,从患者的诉说中可以了解疾病情况,经济状况,家庭成员状况及他们对疾病的认识状况,从而为进一步的沟通打下基础。允许患者提出他们的问题,在最初的谈话结束时,应该让患者感觉到,他们的话医生已经都听到了。医生为患者进行体格检查时,边询问,边检查,手法要轻柔、细致、专业,重病切忌重复。护士在协助医生做检查时,更要安慰好患者及家属。如遇小儿可以先嬉戏一会,以取得小儿的合作,危重患者可以边询问,边检查,边抢救,以免延误病情,在抢救患者的过程中,医护人员一定要镇静自如,切忌紧张慌乱,否则医护人员的形象会在患者及家属心目中大打折扣。

(2)留有余地。让患者知道医学风险的原则。在与患者及家属的交谈中,只能这样惭愧地回答问题:大概如此,可能如此,期望如此。在与患者交谈时,任何时候都不能把话说得太满或过于绝对,但也要避免过分夸大,以免造成不良后果引起患者及家属害怕、退缩,比如签署手术同意书时,医生首先强调只是有可能出现这些情况,不是所有的人或所有的并发症都会出现,让患者及家属知道手术可以解决问题,但手术也要承担风险。

(3)多学科协作。逐级沟通的原则。比如产科是高风险的学科,在基层医院,产妇及其家属都普遍认为女人生孩子是一件正常而又简单的事情,当出现并发症,尤其是新生儿有问题时,都难以理解和接受。如果产科医生及新生儿科医生在患者入院后一起和患者及家属进行沟通,一方面,新生儿科医生对胎儿在宫内的情况有所了解,对胎儿出生后的情况可先做一下大致评估;另一方面,新生儿科医生产前参与沟通,让患者感受到医生对他的关心与重视,即使小孩出生后需要治疗,大多数都能接受,并配合治疗。对个别沟通困难者,可以变换一下沟通对象。当医生不能与某位患者家属沟通时,换一位知识层面高一点的患者家属沟通,让这位家属说服其他家属。当患者及家属不认同某位医生时,可由高年资医生、高职称医生、科室主任、院长逐级进行沟通,表明医院对其相当重视,让患者对医院更加信赖。

(4)通俗比喻。让患者听懂。由于基层医院接触的患者文化程度参差不齐,对疾病的认识也有差异,所以医护人员在沟通中尽量使用通俗易懂的语言交流,并善用比喻。比如,基层医院经常收治的先兆流产的患者,她们常会问"为什么我会流产",如果用胚胎因素、母体因素等来解释有可能患者不能理解,但若巧用种子比喻则显得浅显易懂,一粒种子种下去,有可能因为种子本身的原因不能生根发芽(胚胎因素),也可能发芽生长后因为土壤不肥沃而中途夭折(母体因素),还有可能因为风雨的变化影响其生长(环境因素),这样的解释患者也就能理解流产有时也是自然界的优胜劣汰。

(5)随时沟通。让患者放心。疾病的发生发展及转变都有一个过程,在整个过程中,病情随时都有可能发生变化,医生对患者的病情变化、治疗状况及检查结果应了如指掌,当检查结果出来后或者病情变化尤其是向不良方向转化时要及时进行沟通,让患者及家属有一定的心理准备。对患者的情绪变化也要关注,情绪不佳时要疏通、开导,使其配合治疗,早日康复,对经济状况差者,医生还要对其医疗费用等相关问题随时沟通,以免因经济问题延误治疗。

第三节　基层医患沟通具体操作病例

基层医生在长期的医患沟通中总结了以下四句话:尊重平等第一条;通俗灵活带微笑;仪表守密守规矩;耐心倾听很重要。在医院里面,医患沟通可以床旁沟通;可以分级沟通,主治医师、副主任医师等分别沟通;可以集中沟通,既可以大家一起与患者沟通,还可以出院随访沟通。另外,住院前要沟通,入院时要沟通,住院期间随时沟通,出院时也要沟通。沟通时可以灵活机动地采取拉家常、唠嗑的方式,消除患者紧张、焦虑不安等不好的情绪,在潜移默化的沟通中通过讲笑话、打比方的方式传授医学知识、治疗方法、解决患者的困惑。对丧失语言能力或需进行某些特殊检查、特殊治疗、重大手术的患者,患者或家属不配合或不理解医疗行为的,或一些特殊的患者,应当采用书面形式进行沟通。诊断不明或病情恶化时,在沟通前,医—医之间,医—护之间,护—护之间要相互讨论,达成共识后由上级医师对家属进行解释,避免使患者和家属产生不信任和疑虑的心理。

(1)主动沟通。在工作中,医护人员应主动与患者沟通,注重每一个细节,对患者多一个会心的微笑,多一句亲切的问候。对患者提出的问题以认真地解释,使者了解自己的病情(特殊情况除外,如癌症患者),向患者及家属介绍其类似疾病在本医疗机构的成功救治案例,并且告知长期有上级协作专家、医疗单位支持,如病情需要,可随时转至上级医院,解除患者的思想顾虑。在表达人文关怀的沟通中,医护人员的点滴关怀,能给患者一种安全感。山区的农民,尤其是边远地区的农民,没有大病难得出山,别说是住院,就是真到县医院,都难得进去看病。如果他们来看病,那真是病了。冬天,给他们递上一杯热水;夏天,让一把椅子请他们坐下,他们一定会感到温暖。

(2)注意规范。医护人员在工作期间应该用一定的行为规范来约束自己。比如:着装得体、衣服洁净、佩戴胸牌等,以热忱的态度面对每天的工作,诊室保持整洁、干净;桌上的各类文书、纸张摆放有序,坐姿端庄大方,站姿仪态高雅,行走稳健轻盈等。干净整洁的就医环境,医护人员娴熟的诊疗技术能大大增加患者的安全感,减轻恐惧心理。有条件的医院,可以在大厅拉起隔离屏障,保护患者隐私。

(3)称呼得体。基层医院患者大都是来自基层百姓,称呼得体会让患者感到被尊重、关爱,对经管医护人员产生良好的亲切感,为以后的治疗做好准备。医护人员要根据患者的身份、职业、年龄等具体情况,因人而异,力求称呼得体、恰当,不可用床号取代称呼,与患者谈及其配偶或家属时适当敬称,对老年人称呼"爷爷""奶奶",中年人称"大妈""大伯"等,以表达尊重与亲切。

(4)善用语言。在与患者交往时,处处尊重患者的人格,对不便直说的话题或内容用委婉的方式表达,如耳聋或腿跛,可代之以"重听""腿脚不方便";不伤害患者的自尊心,防止因语言不当引起患者的不良心理刺激,对不良预后不直接向患者透露,对患者的隐私要注意保密,用开导性语言解除患者的顾虑等。说话应力求字词准确,用词不准会引起患者的误解。

典型病例:一位男性老农民,糖尿病患者,性格偏执,不认为自己患病,也不准别人说他得病了,抗拒很多治疗方案。儿子好说歹说,他才来住院。住院期间查出肺结核,护士想那就给他戴上口罩吧,但是怎么跟他说呢?护士换了一个方法说:"大爷,您现在抵抗力低下,医院其他人可能会传染给你,给您戴上口罩好吗?"这话老大爷听进去了,戴上了口罩。

(5)科学性与通俗性。科学性表现在不说空话、假话,不装腔作势,自然坦诚地与患者交往。基层医院的患者大多数来自农村,患者普遍受教育偏少,文化水平较低,与这类患者沟通时,不要生搬医学术语,语言要通俗易懂。

典型病例一：

患者颌下肿块，医生诊断为淋巴结反应增生，患者却担心是肿瘤，医生可以把淋巴结比喻为身体里的解放军、人民警察，起到防护作用，并且长期驻扎在这里不走，当有细菌或病毒入侵身体时，淋巴结就会进行对抗，表现为反应性增生。

典型病例二：

心内科患者的疾病比较复杂，检查也比较多，有的时候，患者会问为什么要做那么多检查，医生是这样解释的：假如心脏是一座房子，心电图主要是看这座房子的电路是不是正常，血脂主要是看这座房子水管里面的水有没有浑浊，心脏超声主要是看这座房子的结构和整体功能有没有出问题，冠状动脉 CT 和造影主要看房子的水管有没有堵塞。这么说，基本所有人都能明白。

典型病例三：

患者经完善相关检查后需做扁桃体切除，但犹豫不决，医生可以这样解释：扁桃体就像两个保安，正常情况下是守候大门的，但如果保安变坏了，变成了小偷，那你家的财产就不安全。患者遂接受手术切除。

典型病例四：

心内科很多的高血压患者，血压控制不好，但人没有感觉，所以好多人自行停药或者减量，因为大部分是农村的老年人，文化程度低，他们不明白专业的解释。可以这样告诉他们：现在你的血压高，心脏负担重，就像人每天扛着一麻袋粮食，干的活很累，血压越高，背的粮食越重，时间长了，心脏就承受不住了，所以你的血压应该控制到正常，规律服药，让心脏少干活。

典型病例五：

孩子发热治疗了几天都不退烧，家属着急，感觉是不是药用得不对路？医生：退热就像消防救援人员灭火一样，小火用一个灭火器就够了，大一点要用灭火器和大量的水才行，再大的火比如森林火灾，消防救援人员要几天才能完成任务，你能说他们用错了吗？另有一些有发热但体温在 39℃

以下的孩子,家长因担心就要求给孩子用退烧的药,医生就给家长说:"人病了发烧就是你家里来了强盗,你就要和他打架呀,我用退烧的药就像来一个人不让你们打,可是强盗还是在你家里呀!"有的家长会说:"那高烧怎么要用退烧的药啊?"医生:"那是你们打得太凶了,房子都要打垮了,你当然不能再打了,要跑了啊!"还有一些诊断很明确的疾病,有时治疗时间比较长,孩子家长就会抱怨:"我们在你这里治疗了好几天,也不见效果,可去了某大医院,才用了两天药,病就好了。是你们的药或治疗有问题吧?"医生可以这么说:"如果您吃一个馒头不饱,吃三个饱了,能说您前面吃的那两个馒头没用吗?"

典型病例六:

在基层医院检查乙肝,普遍只测试肝功能和两对半。但是在乙肝防治指南中已经明确要求需测试 HBV – DN,PCR 定量法测试。由于 PCR 的费用高,其临床意义不普及,患者普遍不接受,如何向患者及其家属解释 PCR 的意义和测试结果呢? 这么说吧,两对半是定性检测,只能分辨是男人还是女人;PCR 是定量检测,它除了能精确辨别出性别外,还能精确到年龄;肝功能是分辨乙肝病毒对肝脏有没有损伤;PCR 是分辨乙肝病毒在肝细胞里繁殖的速度和有多少病毒。

典型病例七:

糖尿病治疗需要制订个体化方案,有的患者治疗时血糖轻度升高,就可以较快降至正常;有的患者血糖升高明显,如果降糖过快会产生很大的不适,甚至诱发急性心脑血管病,还需逐渐降低。但有的患者不了解情况,就抱怨说:"别人住几天院,血糖就降到正常水平,我都住 10 多天了,血糖怎么还是高啊?"医生可以这样比喻:"降糖就像是乘坐电梯下楼一样,别人从 10 楼下去,您从 20 楼下去,您当然没有别人下得快,要是您比别人下得还快,那您能受得了吗?"

(6)态度真诚。面对患者的种种渴望,最重要的是以诚待人,医护人员对待患者要平等,要尊重其人格,不能说谎话或讥笑、鄙视患者,患者在患病的时候情绪难免不稳定,可能会出现情绪激动的情况,要允许患者表达情感,例如气愤、忧虑和悲伤。当患者告诉你他受了重伤或感到疼痛时,医生可以这样说,"你一定很痛,来,我扶你一把""我帮你找一部手推车"。医护人员通过眼神、手势等一些肢体语言传达积极的信息,患者自然会感到亲切。

(7)学会倾听。医生每次只看一个患者,不要同时看好几个患者,因为这样会使得患者认为自己不被重视,从而引起抵触心理,和患者交谈的时候要一心一意,不要三心二意,要表现得从容而有耐心,在倾听患者的陈述时,应主动参与,给予患者积极的反馈,要集中精神和注意力,克服干扰,注意观察患者的表情,体会患者的言外之意,不否定患者的真实感受,并随时用表情等肢体语言来表达对患者谈话的兴趣,如微笑、点头、目光的接触,轻轻触摸一下患者的手或肩膀等,或者说"还有呢"或"是的",来鼓励患者继续说下去。通过重复患者的某一句话,来示意患者对特别的话题做进一步的详细描述以促进医患双方的交流。

(8)提问与日常回答。在向患者提问时,要注意患者的表情和感受,特别是妇产科的患者,为了更加准确地了解患者病情,在询问患者的病情发展情况及相关症状表现时常常会涉及夫妻生活、生殖器及两性关系等诸多隐私,而农村地区的患者常常会由于文化水平不高、相关卫生保健知识较为缺乏、思想保守等因素,大量的妇产科患者常常会有"名声"上的顾虑,认为患上妇科疾病是一件不光彩的事情,而在面对医生询问或检查时常常会显得紧张羞怯,表达不清,尤其是所患疾病为性传播疾病时,患者常常会因为心理素质较差,对于病情状况过于焦虑恐惧,又害怕让他人知道后嘲笑、讽刺,不敢正视自身的病情,甚至是故意隐瞒实际情况不配合检查等情况的出现,造成对患者的诊断无法做到及时、准确。对此种情况,医生要尽量创造轻松愉快的交流气氛,要设法使患者感到所提问题与其健康密切相关,以吸引患者注意和回答问题。对于知识性问题或决策性问题,不要给患者似是而非、含糊不清的回答,不要答非所问,要先了解患者的意图,针对问题的实质给予解答。

(9)要有针对性。农民患者最关心的是费用和疗效,费用一定要公平、清楚,让患者放心,有些病诊断明确,疗效清楚,可以给予肯定回复,疗效不明确的要反复解释。

病例:患者因胃溃疡住院治疗,主治医师为其开了一种进口药物,但未将用药名称、用药意图以及是否能报销等事项告知患者。在吃药一段时间后,患者从护士口中了解此药的名称和性质,并得知这种药物不属于医保报销范围,当时也未提出不同意见,继续服用此药,并保持沉默。直到出院结账时,患者提出要检查住院期间的费用,对此种进口药物的费用不认可,说:"谁叫你给我吃进口药的? 我从来不吃进口药!"。

(10)急诊时的沟通。急诊科是医院的一个特殊部门,处于抢救生命的第一线,急诊患者在毫无思想准备的情况下突然患病或受伤入院,对医院的环境、抢救设备、抢救技术十分陌生,往往不知所措,正确分析评估急诊患者的心理特点和有效的医患沟通,对于提高急诊医疗质量,减少医患纠纷的发生,甚至避免医护人员的人身伤害有着重要的意义。

①主动积极地关心患者。患者入院后,应迅速接诊,热情询问患者情况,主动提供帮助。应做到态度和蔼可亲,动作有条不紊,技术娴熟敏捷。这样既可以及时得到患者患病的第一手资料,进行分诊和抢救;又可以给患者及家属以温暖舒适,留下良好的第一印象。

②尊重、保护患者隐私。患者急诊入院,承受着突发疾病或伤痛的打击,医务人员往往注重疾病治疗,忽视患者的人格、隐私。虽然急诊抢救的原则是先救命,后治病,但这与患者隐私保护并不矛盾。甚至有时患者的就诊原因就涉及隐私问题,如患者不愿意如实提供,直接影响诊断和治疗;如果患者担心隐私暴露,也可能拒绝治疗或操作,这些问题都会关系到抢救成功与否。在询问、诊治的操作时,要及时清理周围人群,避免围观,医务人员不单独为异性患者做隐私部位的操作。涉及与病情相关的隐私问题时,告知患者会为其保密,并请其家属及医务人员适当回避,以消除患者顾虑,让其积极配合治疗。医务人员应坚守职业道德,不私传、不谈论患者隐私,切实尊重和保护每一位患者的隐私。

典型病例:女,22岁,某日深夜忽感腹部剧痛,伴恶心呕吐,在父母的陪同下到某医院急诊就诊。首先由外科医生接诊，查体贫血、休克前期表现，腹部有压痛、反跳痛，但肌紧张不明显。医生为了排除异位妊娠的可能，询问患者近期是否有过性行为？该女因父母在场便矢口否认。医生嘱患者留在急诊观察。随后患者腹痛加剧，并有休克症状，医生立即给予抗休克治疗，剖腹探查术确诊为输卵管异位妊娠合并内出血。患者出院后以"医院误诊、致使没有得到积极的救治"为由，将医疗机构诉至法院。

③耐心解释引导患者。患者都希望自身的伤痛在入院的第一时间得到缓解，常常不理解常规化验、检查的意义，对排队等候更没有耐心，甚至认为是医务人员的怠慢和故意刁难。首先，要告知患者及家属急诊就诊流程；减少不确定感，根据患者病情的轻重缓急安排就诊顺序，积极引导患者，加快就诊流程；其次，在操作检查前对患者及家属进行宣教，让患者及家属了解各项检查和治疗的作用和意义，特别是急腹症的患者，应告知其单纯镇痛可能掩盖病情，延误诊断和治疗，鼓励患者适当忍耐，配合检查。对危重患者，要安排人员全程陪护，避免医疗事故发生，增进患者及家属的安全感和信任度。通过一系列耐心的引导、通俗易懂的解释，使患者及家属大概了解自身的病情，充分理解等待的必要性，积极配合各项检查治疗。例如：经常有急诊的患者问检查结果为什么要等半个小时才能出来："你们就不能快点吗？"医生："这就好比种庄稼，一定要等庄稼都成熟了才能收割，不能拔苗助长；又像是煮饭，明明要半个小时才能煮熟，你如果强行在15 min 就把电源给拔了，那肯定是一锅夹生饭。所以我们一定要按时间精确操作，这样出来的检查结果才真实、可靠。"

④积极开展心理护理。急诊患者基于个体差异，对突发疾病的心理反应也不相同。应该留意患者的疾病情况或受伤原因，有针对性地进行心理护理，有的患者对疼痛耐受力较强，遵从医嘱，应侧重于加强病情观察；对于心理脆弱，烦躁不安的患者，在急救的同时，要了解患者的性格、受教育程度，针对性地进行心理疏导和精神安慰，尽量减轻心理负担；面对危重患者，医生护士要沉着冷静、忙而不乱、密切配合，给患者淡定自如的印象，避免加重其恐惧心理。口服农药中毒患者也是急诊接诊的重要组成部分，他

们往往对生活丧失了信心,悲观绝望,不愿意与人沟通,拒绝接受治疗。接待患者时,要努力表现出同情关心,耐心开导,积极鼓励患者克服心理障碍,正确面对困难,树立自强自爱的生活信念,必要时强制洗胃,使患者脱离生命危险再进行心理疏导。随时把握患者的情绪变化,劝导家属不要指责患者的过失,避免不良刺激,以防再度自杀。

⑤必要时避让,保护自身安全。随着日益突出的医患矛盾,医务人员受伤害事件屡见不鲜。急诊科的特定环境,急诊患者的特殊性是形成医患冲突的基础。在这种复杂、不稳定的环境中工作,应该掌握避让技巧,以保障自身安全。要提升自己的综合素质,在接诊过程中,用换位思考的理念服务患者,切实做到"急患者所急,想患者所想",可有效提高患者满意度。遇到歪曲事实、情绪激动的患者及家属,注意克制自己的情绪,保持冷静,努力理解宽容对方。在做好承受工作压力准备的前提下,增强防范意识,注意识别一些可能发生伤害的信号,如对方出现语速加快、情绪激动、肢体靠近等个体激惹表现,应及时远离潜在的致伤者,避免给对方可乘之机。

基层医院医疗条件有限,对有些急诊难以处理,如:眼睛外伤的出血、颌面外伤出血、重度烧伤等,待生命体征平稳后,即转上级医院或请上级医院医生参加抢救。此时的谈话重点应以人为本,生命为重。

良好的医患沟通,对构建和谐医疗关系,减少医疗纠纷起着非常重要的作用。在日常工作中,基层医护人员要不断加强自身素质的提高,通过有效的沟通,与患者及其家属建立起平等、信任、协作关系,营造良好的医疗环境,可以使患者在心理上和情绪上产生相对的稳定性,使患者能更加主动配合医生进行治疗,从而达到临床治疗目的,提高疾病的治愈率。

(余春梅)

第六章
民营医院的医患沟通

导语

民营医院是指由各界(力量)出资兴办的卫生机构,以营利性机构为主,也有少数为非营利机构,享受政府补助。它们的医疗服务价格放开,依法自主经营,照章纳税。中国的民营医院从 1995 年至 2000 年是一个朝阳产业。2001 年前后是民营医院发展高峰期,截至 2020 年 4 月全国有医院3.5 万家,民营医院约有 2.3 万家。民营医院的蓬勃发展,在医疗体制改革中占据了很大的分量。民营医院的兴办,为缓解就医难起了一定的作用。民营医院的医患纠纷与公立医院一样时有发生,不同的是其解决方式大都是协商解决。究其发生原因,医患沟通不到位有一半以上。无论是预防医疗纠纷,无论是民营医院的竞争,还是开拓市场、品质的锻造、品牌的宣传,医患沟通都应该是民营医院每一个医护人员的一项基本功,是前进中需要掌握的一门技巧。

第一节　民营医院的特点

民营医院和公立医院的机制不同,以下几个不同点就是它们的特点。

资金来源不同:民营医院的资金来自投资方,公立医院则为国家或地方有关部门。

管理体制不同:民营医院实行企业化管理,上至院长、下至员工均为聘用合同制,从管理体制上确保人员配置合理化、潜能发挥最大化、社会效益最佳化。

经营方式不同:民营医院可根据患者需求和医疗市场的变化,及时调整服务项目和服务价格,让患者得到更好的服务和更多的实惠。"特色专科医院"成为许多民营医院的市场选择。在诸多的民营医院中,特色专科医院占了很大的比重。"走特色专科医院之路"其实是民营医院无奈的选择。因为民营医院和公立医院不在同一条起跑线上。

20世纪80年代初,民营医院开始在中国医疗行业中出现。我国对医院一直是实行国有管理,公立医院由当地卫生部门直接管理,民营医院的诞生,要经当地卫生部门审核批准。但卫生部门出于对公立医院的保护,在审批时对民营医院较严。虽然政策没有限制民营医院的建立,但审批周期长,条件严,民营医院发展缓慢。到2001年9月,医疗市场开放,鼓励发展民营医疗机构,民营医院开始大量出现。2003年,对民营医院实行3年免税制度。民营医院的发展进入了最好的时期。经过近20年的发展,民营医院已成为国家医疗卫生事业的重要补充力量。目前,有资料表明,我国民营医院数量已占到医院总数量的40%以上,但资产比例却不到10%,大多数民营医院规模小、等级低,其中专科医院占到了80%以上。中华医院管理学会民营医院分会的调查显示,民营医院日门诊量在100人次以下的占一半以上,年手术量大多在100~1000台。民营医院资产两头小中间大,资产在100万~500万元的最多,资产在3000万元以上的仅占7%左右。民营医院床位基本在50~300张,大于500张的只占1.6%。

民营医院面临以下竞争对手:

(1)主要是国有公立医院,次要是国家政策的支持,如财政补贴,设备投资等。这是我国的医疗主体,在区域卫生规划上具有优势。

(2)人才。一般说来,公立医院不存在资金瓶颈问题,体制内编制,高端人才自然选择公立医院,优秀的大学毕业生都愿意到公立医院工作。民营医院一般只能引进退休的老专家、老教授,年轻人才难以储备。年轻医生流动性强,哪家医院提存比例高,就医患者多,年轻医生就往哪家医院走。

(3)医保。看病要花钱,在看病贵的当下,持有社保卡的城市居民必然是去社保定点医疗单位就医,可以享受补贴。公立医院几乎都是社保定点医疗单位,被指定为社保定点医疗单位的民营医院却很少。民营医院只能接受完全自费的患者。加之民营医院的建立时间较短,其技术水平和信任度还未被广大患者及其家属所接受,病源少是正常的。

(4)国有企业的破产或改革使其医疗机构从企业内部剥离出来并进入社会化发展。部队一些医院的社会化,让公立医院更有优势。

(5)跨行业资金的加盟指多元化扩张的企业集团加盟。民营医院崛起后将在跨行业资金加盟中加剧竞争。国家已经承诺允许外资综合性医院进入国内的医疗服务。

面对这样激烈的竞争,民营医院只有靠自己修炼"内功","沟通"就是"内功"的一种,其贯穿在整个竞争过程中。

竞争的第一要素是管理。一个好的民营医院有着严谨的管理制度。管理制度是医院的灵魂,医院靠管理制度来指挥、协调医院的正常运转。制度管人,流程管事。责任制是医院制度的重要内容,责任明确,分工具体,任务落实。确保医院正常运行。

与公立医院截然不同的是,每家民营医院都有自己独特的企业文化。表现在激励机制的完美体现。

"以顾客为中心"的观念,"患者至上"的观念,"服务制胜"的观念,始终贯通在沟通中,要让患者理解、信任,最后的目的是接受治疗。

民营医院的医患沟通不仅仅是医院诊所,不仅仅是医护人员,还设有市场部、渠道部、网络部、咨询部(即使小诊所也有护士兼任咨询工作)。他们的任务就是一个:与患者进行有效沟通。

民营医院最初接诊患者的是咨询部的工作人员,除了亲切的微笑外,最主要的是问清患者来本院的目的,以及把医院及医院的医生推荐给患者,让患者自行选择。当然有些患者是有备而来,知道这家民营医院的特色科室或专家。

咨询的主要任务是:

(1)让患者了解本院及本院的医生。

(2)让患者了解本院及本院医生的专长与特色。

(3)让患者了解本院的设备,以及服务水平和服务态度。甚至可以带患者或家属到医院的消毒间看一看材料,让他们感到安心、放心。

(4)不要让肢体语言机械化,肢体语言的互动可以让患者和家属感受到医护人员的亲切与关怀,让陌生环境带给患者及家属一种家的归属感。

回访是医院持续性服务的一种方式,是指患者咨询病情后,医务人员主动对患者进行电话回访,直接与患者接触、沟通、询问治疗后的效果、服务满意度,以达到信任度的提高,带动他们的亲朋好友来医院就医。回访也是一种营销活动。回访的作用有:

(1)通过与患者的双向沟通交流,了解病情,知道存在的问题,进一步改进工作。可以为制订营销策略及方案作参考,也可据此改进医院诊疗方案,更好地满足患者的需求。

(2)有发现问题、收集建议、传播口碑的作用,能促使患者继续治疗或带动周围的病友来院治疗。

(3)如果患者有意见、有抱怨,当事医生在必要时可以道歉、解释以加强患者的信任。提高医院形象,树立好的口碑。

回访服务内容:

(1)主动与患者联系,询问治疗效果,对患者的疑问及时回答并解释。

(2)对患者的建议记录在册,对产生的抱怨进行安抚,必要时致歉。

(3)把握患者心理变化,进行市场调研,反馈市场信息,提供决策依据。

(4)告知对方自己的联系方式。

要注意沟通的语言与语速:

例如:您好,请问您是某某先生(女士,爷爷,奶奶,大妈)吗?

对不起,打扰您了。我是医院的咨询师,我想问问,您治疗后症状改善了吗?

您对我们服务工作有什么意见与建议？您还需要我们做些什么?

我们一定尽力满足您的要求。

我的电话号码是……您有需要或不适时给我电话或信息。我会尽最大努力,为您解决。

回访时要语言亲切,语速缓慢,表达出尊重与关爱。

(伍加鹏)

第二节　医患沟通中民营医院的优劣势

1.医患沟通中民营医院的优势

(1)经营机制相对灵活。只要符合政策,民营医院任何决策都可以很快地制订和执行。定位和策略转换的速度快,能及时适应市场。

公立医院承担着许多社会职责,担负着维持社会稳定,保证人民群众基本健康的公益责任,附带有很多的社会角色。其设立相对全面,诊疗科目和床位规模相对稳定,没有过多、过大的随意性。从经济效益上看,有的科室不赚钱,甚至亏本但要存在,要担起百姓健康的保障作用,必须设立。民营医院通过市场调研,把握患者需求,科室可增可减,哪个病种有市场需求可以很快设立,方便患者。

民营医院在吸引人才、设备采购、绩效考核、服务定价等多个方面都有自主权,经营方式比较灵活,有很大的自主性。其自主管理模式可以根据自身的特点和市场需求,自主决定。在机构设置上可以更加灵活,设置最适合自身发展的机构系统,做到机构精简、效率优先。在人员使用上,可以实行更彻底的聘用制,既可低职高聘也可高职低聘,双向选择,灵活多样。在分配制度上,实行岗位工资制,以岗定薪,以薪促岗,薪随岗动,最大限度地发挥人的主观能动性。

在整体运营方面,由于自身体制灵活,民营医院可以利用一切有效的渠道争取办医资金。可以采取社会筹集、合作办医、合资办医等多种形式，广泛地筹集社会资金，扩大服务规模。实力强的民营医院，要进行标准化、专业化、集团化、连锁化运营，更容易整合医疗资源。医疗品质、服务价格诸方面规范、程序、标准，竞争力自然会上升。当前，已有一部分民营医院有外资进入，其管理水平基本上能够与国际接轨，更能赢得患者的信任，获益能力较强。

（2）特别注重服务质量。民营医院比公营性医院更具人性化，更多"微笑"，比公立医院更具亲和力。

当今富裕的群体越来越重视品质生活和服务质量，民营医院完全可以按照他们的需要，提高服务环境，提高服务档次，导医导诊，聘请专家，定时预约，全程式陪同就医等。这些都是在服务上比传统公立医院人性化的地方。

民营医院建立较好的服务体系，服务更加精细化、人性化，注重服务细节，没有公立医院存在的挂号排队长、诊疗等候时间长、划价付费时间长、看病时间短、来回往返次数多的现象。服务意识、服务水平、服务质量的提高有利于获得更多患者的青睐。

（3）充分发挥高效率。相对于公立医疗机构，就医过程简便快捷，民营医疗机构规模一般相对较小，缴费、取药、就诊一般不需要患者跑来跑去，还会有专门的导诊人员，整个就诊过程较为方便，等候时间也较少。

（4）诊疗费用相对较低。民营医院大多数为营利性机构，由于国家对营利性医院实行市场调节，医院可根据实际服务成本和市场供求情况自主定价。因此，这类医院在一些高新医疗技术项目和特需服务方面可以灵活自主地定价，市场化程度高，价格灵活，总体上低于非营利性医院。有专家做过大数据统计：无论是门诊患者人均医药费还是入院患者人均医药费，民营医院均低于公立医院。

（5）民营医疗行业采用各种渠道回访的优势。与患者直接对话，微信、电话均是最好的回访方式。并有专门负责的工作人员。

2. 医患沟通中民营医院的劣势

（1）以追逐利益为发展目标。医疗机构实行分类管理后，民营医院不享受国家的财政补助,而且在经营活动中还要承担纳税的义务。因此,在财政方面有很大的压力。投资回报压力比较大。为了短期的投资回报,就会做出些"杀鸡取卵"的害群行为。

比如信任透支、虚假广告,过度检查过度治疗,乱收费。为避免与公立医院在竞争中正面交锋,许多民营医院都走上了专科之路。而有些民营医院摸准了患者"有病乱投医"的心理,甚至号称专治癌症、肾病、不孕不育等疑难病,欺骗消费者,以牟取暴利。为了吸引患者,个别不良民营医院还从别的方面大动脑筋。目前由于体制原因,医务人员的流动还不是很活跃,相当一部分民营医院人才匮乏,缺乏能吸引患者的名医。因此,少数急功近利的民营医院就使出了对医生进行"包装"的招数。于是,一些根本没有什么水平的医生成了主任医师;一些来自小医院的医生被宣传成长期供职于某著名医院;一些医生的头衔极多,其中多数是假的,等等。民营医院的形象因此被人诟病:患者认为民营医院就是唯利是图,收费比公立医院高,或者认为民营医院的技术、质量、服务不可靠。患者的不信任,严重影响了民营医院与患者的沟通。

(2)虚假广告诱发诚信危机。民营医院在社会上普遍知名度不高,缺乏竞争力。为了吸引患者,很多民营医院纷纷投入巨资大做广告,有一些民营医院为了尽快打开市场,负债做广告。当广告成为民营医院扩大自身知名度和影响力的重要战略手段时,引发了社会和公众的质疑。因为一些医院逐利心切,广告严重失实,误导了消费者,使得民营医院的名声大损,甚至还失去了生存权。虚假广告现象导致了民营医院的"诚信危机"。

(3)国家政策带来公立医疗资源与民营医疗资源之间的失衡。全国80%的医疗资源集中在大城市,其中的30%又集中在大医院,公立与民营的竞争是不对等的。根据国家的政策,民营医院属于营利性医疗机构,得不到国家的财政补助,还要承担纳税的义务,优势医疗资源集中在公立医院,特别是公立三甲医院,他们有更多的历史积淀。医学是靠主技术立院,民营医院专家一般是退休的医生,小部分是高薪聘任,即使是高级职称,也是高龄医生。年富力强的专家,职称没有上去是不会离职的。一旦离开公立医院,职称晋升就会十分艰难。这对医师的流动是很大的限制。所以,民营医院的行医项目多为整形美容、男科、妇产科、口腔科、皮肤性病科等专科。胸外科、脑外科、肝胆外科等大科不敢染指。民营医院属于新兴事物,在观念上还没有被患者完全接受,这需要时间巩固。再加上长期以来,我国形成了卫生行政部门"办医院"的格局,虽然国家一再提出卫生行政部门要由"办医院"向"管医院"转变,但这毕竟需要一个过程。卫生行政部门在执行政策上可能对公立医院相对宽松甚至是照顾一些。"医保""人才"是两大利器,"医保"的大门在逐渐打开,取决于民营医院的信任度与提高质量。有一位博士生曾准备到民营医院就业,却连去卫生局注册这一简单的问题都难以理顺,只能作罢。

(4)缺乏系统的人才。在民营医院,很多科室都只有一两个学术骨干,医院的效益也直接来源于这类关键人才,没有形成人才梯队,一旦这些关键人才离开,医院的人才补给就会脱节。另外,民营医院医生人数少,工作任务重,医生都普遍感到没有时间从事科研活动,很多本领域的学术会议也因为医疗业务繁忙而无法参加,与学术界交流得少,使其在学术界的影响力也减弱。与公立医院还承担医科院校的临床教学不同,民营医院大多不是教学医院,而教学又是培养医生的一种重要方式。在技术职称评聘上,民营医院也没有建立相应的制度,有些医生离开原来的公立医院后,职称评定就几乎停滞,医生感到工作成绩没有得到肯定,职业发展受到阻滞。民营医院尽管发展迅速,但仍存在许多缺陷,需要进一步完善,否则势必影响其长远发展。医患沟通中如何把握好民营医院的优劣势是沟通的技巧。

(肖梁　梅浩)

第三节　民营医院医患关系沟通的心理特点

患者往民营医院寻求诊疗服务时,心理常常会出现与在公立医院就诊时截然不同的心理,主要表现为信任度降低,担心质量不高;害怕乱收费,挨宰;部分知识分子还担心消毒不严。不用担心的是服务态度、服务环境。

一旦取得患者信任的民营医院,患者前往的心理是不用排队,随到就医;微笑服务,心情愉快;咨询顺心,百问百答;环境幽雅,饮茶看手机;逢年过节就搞活动,价格优惠。一些有十年以上历史的民营医院建立了自己的品牌,患者非常信任。一些刚开办的民营医院或诊所,举步艰难,只有在医疗活动中有效地沟通,用质量与价格证明自己的可信度。这个证明存在于患者就诊的过程中。

1. 面对民营医院的患者实际有三种类型

(1)富起来的部分患者,他们不愿意到拥挤的公立医院去就诊,一部分高档次的民营医院正是迎合他们建立起来。价格对他们是小意思,他们需要的是高质量的体面的服务。例如:一位重庆患者清晨乘飞机到上海一家民营医院就医,晚上乘机返回。这家民营医院聘请了国内一流的专家。专家的名字就是最响亮的广告,是与患者沟通成功的保票。

(2)一部分"小资"患者对已有的一些品牌的民营医院产生了信任,这是一部分中档的民营医院。它让患者信任的原因是质量、时间和高水准的服务。与"小资"患者沟通难度会减低,他们有文化有素养,只是经济上不算富裕,心理上又不愿意在公立医院久久等待。中档的民营医院也请了省内专家定期坐诊,解决疑难问题。专家加年轻骨干医生与本医院的特色,深受患者欢迎。

(3)第三类民营医院处在下游,设备简陋,没有专家,价格面议,面对的是底层的患者。

这三类医院服务对象不一样,患者心理不一样,沟通方式与语言也会不一样。患者不管来就诊的患者,地位如何,穿着如何,或官员富商,或基层百姓,或残障人士,都不能有歧视态度,要本着几个根本的沟通基本原则对待每一位患者或来访者。

2. 民营医院医患沟通的原则

(1)尊重。尊重的第一要素是微笑。这是服务者最基本的表达:医护工作者以真诚的笑容来迎接每一位患者;微笑会让患者感觉亲切、和善、友好,不拘束。最重要的是在情感上把患者当亲人,当朋友,与他们同欢喜,共忧伤,成为患者的知心人,让患者感受到医务工作者的真诚,感受到自己的选择是最正确的。第二要素是倾听。尊重患者就应该听患者把话讲完,或讲述清楚。这是民营医院的优势,公立医院的段子是:排队 3 h,看病 3 min。患者多,医生也无奈。民营医院完全可以听患者多说几句话;在接待患者或家属的过程中,认真倾听,耐心倾听,把对方的诉求搞清楚,当然也会碰到比较啰唆或者很心急又解释不清的患者,这个时候医生需要有耐心引导他讲述这次就医的目的,同时医生把他的意思总结好,用简洁的语言复述给患者。言简意赅,既表达了尊重,又帮患者捋清了就医头绪,这样的复述会达到事半功倍的沟通效果。

(2)诚信。沟通的方法是介绍。介绍医院的实力,介绍自己的能力。有些医生不是很喜欢对患者介绍或解释,这种封闭治疗缺乏沟通,既不能让患者了解自己,也不利于开拓医院市场,往往还会给患者留下不信任的印象。真实的介绍,谦虚的表达会增加患者信任度,扩大病友群。在接诊过程中,恰到好处地介绍真情实况,会赢得患者的尊重与信任。一些年轻医生这样进行沟通,患者迅速增多,业绩也会上升;有些医生业绩平平淡淡,甚至下滑,不愿或不会推销自己是原因之一。

(3)质量。医疗质量的好与坏,是患者来就诊的选择依据。医疗服务质量在医疗服务的有效性与舒适性在其中着决定性的作用。在沟通中掌握患者的心理、病情、治疗情况和检查结果,及花去费用,是在诊疗过程当中最基本最重要的环节,如果连患者的病情和治疗情况都没有认真地去了解,怎样会有好的治疗结果?弄不好会导致治疗失败,失去患者的信任或发生医疗纠纷。治疗过程中,不能停止沟通,要时刻掌握患者的心理状况与情绪状态;留意患者受教育程度及沟通时的感受;留意患者对病情的认知程度和对交流的期望值;留意患者有无会自我控制能力。案例:皮肤医院为一个女性患者做了病理活检,患者得知是皮肤癌后,拒绝治疗,跳楼自杀。当然,其家属照顾不周是主因,如果医生告知她这皮肤癌的恶性程度不高、花费不多,就可以保住生命,有可能避免发生悲剧。一个人的心理状态能反映家庭经济状况与价值观,特别是对于社会底层百姓,要多一些关心关注,把握好患者心理状态会减少或避免这类事情发生。对一些基层患者,即使是"小资"患者,在整个治疗过程中要告知费用的使用进度与消费的量。患者的消费能力各个层次都有,医生应密切关注患者的医疗费用,真心做到用最少的费用来达到最好的治疗效果。

(4)情感。看一个患者交一个朋友。对待患者如亲人。很多民营医院的咨询人员与医生配合默契,深受老患者欢迎。一家民营口腔医院请来省里专家,开设了专为老年治疗牙病专科。患者全是老人,从进门称呼开始,咨询师迎上热情叫:"爷爷来啦。"扶他就座候诊,屈身递上茶:"爷爷,边喝茶边等候哈。"又扶进诊室,守护在其身边,抚摸着他的手,间断问:"痛吗?治疗快结束了。"又慢慢地扶出诊室,交给家属。离医院时,医护人员又会出现在老人身边,直到离开视野。医院不是对一个患者,而是每个老年患者都如此;不是一天这样,而是天天这样。就冲这样的服务,一天一个上午多达 25 位老患者排队就诊,专家忙到近两点吃饭,这是语言加体语沟通的力量。其本质是情感服务,而不是机器人一样的模式化的服务。在沟通中,要避免强求患者立马接受事实;避免使用易刺激患者情绪的词语和语气;避免过多使用患者不易听懂的专业词汇;避免刻意改变患者的观点;避免压抑患者的情绪,尤其是老年患者。

(5)灵活。所谓的灵活是指变化的沟通方式。

在医疗活动过程中,一对一的沟通是常规。如果有例外的事件发生,并发现可能出现医疗纠纷或医疗差错的苗头,要请求加上一负责人重点沟通,交谈沟通中探寻他就医的目的,并从他的不满或怨言中寻找原因,寻找解决问题的方法。在合理的前提下,尽力满足。例如在晨间交班中,要把昨天工作中发现的患者不满意的苗头作为常规内容进行交班,使全体工作人员有的放矢地做好沟通工作。这叫预防为主的针对性沟通方式,根据患者怨言与不满随时启动。在某一个医生与患者沟通进入困境时,可以改换另一位医生或上级医生与患方沟通;当这位患者不愿意继续沟通时,可以跟患者的家属或同行的朋友沟通,寻找解决问题的办法,这叫交换对象的沟通。对患有同种疾病的患者,医院可召集患者,以举办培训班的形式进

103

行沟通,讲解疾病的起因、治疗及预防知识。集体沟通的沟通方式,不但节约时间,还可促进患者间的相互理解,使患者成为义务宣传员,减少医务人员的工作压力。例如针对高血压患者,可以举办高血压知识讲座。例如,儿童龋齿,可以在寒暑假,举办儿童牙病预防知识讲座。为了弥补语言沟通的不足,民营医院最常见的是实行书面沟通,把一些常规问题印到书面上,便于患者翻阅了解。这样,既介绍了疾病知识,又推出了医院的品牌。

(刘炳华)

第四节　民营医院医患沟通典型病例解析

长时间以来,民营医院一直因虚假广告宣传、过度医疗、质量不高等问题广受患者质疑。一些正规民营医院的生存环境也比较恶劣,形成了恶性循环,硬件软件都失去了,加剧了沟通的难度。

早期,部分民营医疗机构过分追求利益,存在不合理的医疗现象,损害了民营医院的整体形象。对于名气不大的民营医院,患者首次就诊的信任度不高。随着人们健康意识、维权意识的不断提高,部分媒体为博眼球进行不实宣传,社会整体的医患关系日趋紧张,伤医事件层出不穷,给民营医院医患沟通带来了更大挑战。民营医院更需通过沟通展示自身的诊治质量,展现自身的医疗实力。

1. 优质治疗是民营医院品牌传播的翅膀

典型病例:

男,退休干部。饭前因牙痛难忍来到一家三甲医院看急诊,因口腔科没有急诊,所以需要挂普通门诊,又去排队,告知专家号已满,请挂普通号,结果他一看普通号排长队不知道何时,忍无可忍,就去了一家口碑很好的民营医院。在民营医院果然不一样,医生见他愁眉苦脸、痛苦不堪,便又上去询问,只了几句,就了解他痛苦的来源。于是医生立马就告诉他可以立即解决疼痛,并且告知治疗计划。总共不到 30 min,人就立即轻松,他神情愉悦地告诉医生,自己痛了那么长时间,没想到这么快就解决了。咨询师立马送去一杯热茶。进一步介绍说:我们每周周日都会有一位省里"三甲"医院的知名专家来坐诊,可以为您进行口腔全面检查,做出专业诊断及提供建议和治疗方案,为您的口腔健康保驾护航。您可以在网上查一下,他是省里知名专家,去省里挂号很难,我可以为您进行预约,到时候来,可以给您做完整的检查。他信了。周日他到这家医院来的时候,咨询师特地让他第一个就诊。专家给他开了一张全景片检查,只花了60元,他发现自己的牙齿几乎全部不在颌骨里,牙根直插在牙龈里,即使是行牙周治疗,效果也不佳。专家告诉他,这就是牙齿松动的原因。还有几个龋齿,就是俗话说的"虫牙",上次牙痛就是龋齿所致。松动的牙没有保留的意义了,可以一次性给你拔除。"那多难看哪!缺牙期间我可以吃饭吗?"他问。都为你想好了。今天给你取模型,一周后"假牙"制作好了,在排除禁忌证后,拔除所有松动的牙齿。他似信非信地接受了这个方案。一周后,一次性拔除大半口牙,为了防止出血过多,医生进行了连续缝合,术后立即给他戴上了假牙。他很满意,开心地说:"好像比我自己的牙齿还要舒适美观。最近刚好要去外地开会,这样会减少很多不必要的尴尬。"

因为这家民营医院服务态度好,治疗质量高,专业技术硬,他主动介绍自己的家人、朋友等来这里看牙。他成了医院一位宣传员与"营销员"。

专家点评:看一个患者交一个朋友,是完全可能的。用行话说:全员营销;用诗意的话说:优质治疗是民营医院品牌传播的翅膀。

2. 松动牙的拔除与问诊

典型病例:

女,52岁。因牙痛到一家民营口腔诊所就诊,患者要求拔牙。医生检查发现左下5牙齿松动度为Ⅱ-Ⅲ度。于是予以拔除,患者回家了。到晚上口内伤口出血,于是又匆匆忙忙来到一家三甲医院口腔科看急诊。医生简单询问后知道上午拔牙后在流血,值班医生拿了几个棉球行简单的压迫止血处理后,再仔细地问家属和患者,才知道患者半年前得了食管癌,20天前还在进行化疗,全身健康状态不怎么好。值班医生立即为患者查了血常规。白细胞、红细胞、血小板均减少。值班医生立即清理、用碘仿纱条压迫创口,缝合固定止血。万幸的是,患者出血终于止住了,创口也未感染。

专家点评:这类错误在民营医院比较常见,因为医院不想失去每一位患者,也因为医生以为局部治疗很简单,不知道全身疾病的复杂,并有致命的危险。

在某省,这类因拔松动牙致死的惨剧及医疗纠纷有一年发生近十例。现举两例:

(1)患者,老年人,要求拔牙。查体:右下 6 松动Ⅲ度。医生没有对他做任何体检,施局部麻醉下拔除患牙,患者走出诊所不到 200 m 就叫心痛,死在路上,这家诊所被责令停办。

(2)患者,女性。拔牙后,晚上死于睡眠之中,口角流血。经尸检,死于脑出血,患者有高血压史,医生术前术中术后均未测血压,只听见患者说服了降压药。又见牙齿松动,认为很简单,叮嘱拔牙后回家立刻口服降压药。病历上没有记载,也未见测血压的记载。

专家点评:这类事件时有发生。原因有二:①不愿放弃患病就医者。②没有和患者详细沟通,存有侥幸心理,认为举手之劳,不会出事,不愿失去一次盈利的机会。治疗后,又没有检查及告知患者,让患者做到心中有数。血的教训是:医学水平要提高、提高、再提高! 只有懂得系统疾病与局部疾病的相关性,医生才会警惕这类事的发生。

3.口腔治疗与颞下颌关节病

典型病例一:

根管治疗后致双颞部疼痛及关节病,张口过大及张口时间过长都会致颞肌痉挛。医生因自己经验不足,在治疗过程中,没有与患者进行沟通,没有普及这方面的知识。不停地叫患者把嘴张大、张大、再张大。其带来的副作用就是咀嚼肌痉挛,张口疼痛,反射到头疼,不能张口,甚至于影响睡眠,患者状告医生。

典型病例二:

阻生牙拔除。因为用力不当,致颞下颌关节脱位,患者对本次就医极为不满,尽管医生对其进行了复位,患者仍然进行了投诉。

患者病例三:

种植牙手术。一位患者在诊所进行种植牙手术,共植入了 9 枚种植体,医生对牙合关系的知识欠佳,在做冠修复时,致患者颞下颌关节损伤,不能咀嚼,髁突后移致耳痛。经过协调,由外院专家完成后续治疗,矛盾得以化解。

专家点评:种植牙越来越"火",但不是每个种植医生对牙合关系了解透彻,医生自身专业水平的提高是沟通能力的基础,对治疗一种疾病,能引发其他的并发症全然不知,自然无法沟通,提高业务水平是沟通的前提。

这类病例还有很多。例如补牙致颈椎病,甚至颈椎骨折。本质原因是医生自身业务及技术的提高。

患者病例四:

患者因牙齿缺失在某民营口腔医院种牙,当天术后面部肿痛,致电工作人员,电话接通后无人接听,也未及时回复。遂产生不满情绪,后期装好牙冠,使用不久脱落。患者质疑医生的技术,投诉,叫来记者曝光。后经调解,请来院外专家解释,重新装好牙冠。

专家点评:这样的患者应留下电话号码,没接电话是诱发因素,如果在电话中进行沟通,患者的怨言可能会减少。牙冠有技术问题,也要检查材料的问题,可以通过复诊检查后解释。遗憾的是这家民营诊所未能做到。

患者病例五:

患者男,要求拔智齿。口腔医院一位老医生看完片子后,拍胸脯说10 min拔出来,结果过了10 min后还没有拔出来,一着急将患者下颌智齿拔断根了,并且将断根推入咽旁间隙去了,术后3天患者吞咽困难,给予积极抗感染治疗好转后,患者不满意。后来请省级专家会诊将断根取出,事情虽然解决了,但医院在人力、物力、财力上均有损失。

专家点评:医生在进行相关治疗之前,不能说大话,应该将相关后果如实告知患者,征得患者同意并签字后,才能进行治疗。治疗过程中应谨慎操作,尽可能避免不良反应的发生。

（刘炳华 张鹏）

第七章
医患双方的权利与义务

第一节　医方的权利和义务

导语

　　我们是法治社会,处理医患关系都离不开法律。从法律关系的内容看,医院有义务向患者提供法律规定、合同约定的医疗服务,患者有义务向医院支付医疗费用。医院的权利、义务与患者的权利、义务存在一定的对等关系。这种权利、义务关系完全符合公平原则与等价交换原则,医患双方互相负有义务,互相享有权利。医患关系与普通民事关系的内容具有一致性,属于民事法律关系,应当受民事法律的调整。当然,医患法律关系又有其特殊性,具体表现在医患合同涉及医疗技术的复杂性、医疗活动的公益性、医患双方的信息不对称性等。因此,医患的权利义务关系又有自身的特点。

　　医师是在医患合同中,通过对患者诊治来履行合同义务的医方代表,是具有独立人格的自然人,享有其他自然人应当享有的一切权利和义务,并且为保证医疗职责的实施,在患者的诊疗过程中,医师还拥有依法从事医疗活动的权利与义务。

1. 医师的权利

作为医师这一特殊主体有关的权利主要来源于《中华人民共和国宪法》(以下简称《宪法》),《中华人民共和国民法典》(以下简称《民法典》),《中华人民共和国侵权责任法》(以下简称《侵权责任法》),《中华人民共和国劳动法》(以下简称《劳动法》),《中华人民共和国医师法》(以下简称《医师法》)等。

《医师法》第242条明确规定:医师在执业活动中享有下列权利:

(1)在注册的执业范围内,按照有关规范进行医学诊查、疾病调查、医学处置、出具相应的医学证明文件,选择合理的医疗、预防、保健方案。

(2)获取劳动报酬,享受国家规定的福利待遇,按照规定参加社会保险并享受相应待遇。

(3)获得符合国家规定标准的执业基本条件和职业防护装备。

(4)从事医学教育、研究、学术交流。

(5)参加专业培训,接受继续医学教育。

(6)对所在医疗卫生机构和卫生健康主管部门的工作提出意见和建议,依法参与所在机构的民主管理。

(7)法律、法规规定的其他权利。

通过《医师法》的规定,可将医师的权利理解为三个方面:①公民的基本人权,医师是具有独立人格的自然人,是国家的公民,享有公民应当享有的一切权利;②劳动者的权利,医师作为劳动者,享有劳动者在劳动关系中的各项权利;③医师的职业权利,在患者的诊疗过程中,医师享有与执业活动相关的权利。

2. 公民的基本人权

医师这一特殊主体的基本人权主要有:生命权、健康权、身体权以及肖像权、名誉权和荣誉权等。

(1)生命健康权。《民法典》第1002条规定:"自然人享有生命权"。第1003条规定:"自然人享有身体权"。第1004条规定:"自然人享有健康权"。

生命权是以自然人的性命维持和安全利益为内容的人格权,主要表现为人身不受伤害和杀害或得到保护以免遭伤害和杀害,以及取得维持生命和最低限度的健康保护的物质必需的权利。

健康权是自然人以其身体外部组织的完整和身体内部生理机能的健全,使肌体生理机能正常运作和功能完善发挥,以维持人体生命活动为内容的人格权,主要表现为保持自己健康的权利,以及健康利益维护权即当健康受到不法侵害时,受害者享有司法保护请求权。

身体权是自然人保持其身体组织完整并支配其肢体、器官和其他身体组织并保护自己的身体不受他人违法侵犯的权利,以及损害赔偿请求权。

近年来杀医事件频发,这既是因为患方对医务工作不理解、不重视、不尊重,也是由于医方对辱医行为、医闹分子和医暴分子太容忍。据中国医师协会 2014 年调查显示:59.8% 医务人员受到过语言暴力,13.1% 的医务人员遭受过身体伤害。2014 年全国法院共审结暴力杀医、伤医等犯罪案件 155 起,平均每月审结 13 起,且近年来医师遭受暴力伤害的案件明显增多,医务人员的生命健康权无法得到维护。2016 年 7 月,最高检与国家卫生健康委员会、中央综治办、公安部等 9 部门联合印发《关于严厉打击涉医违法犯罪专项行动方案》,其中强调"严厉打击、依法严惩各类伤害医务人员人身安全、扰乱医疗秩序等涉医违法犯罪行为,始终保持打击的高压态势,坚决打击犯罪分子的嚣张气焰。"

(2)名誉权。《民法典》第 1024 条明确规定:"民事主体享有名誉权。任何组织或者个人不得以侮辱、诽谤等方式侵害他人的名誉权。"

名誉权是公民对自己在社会生活中所获得的社会评价即自己的名誉,依法所享有的不可侵犯的权利和禁止他人用侮辱、诽谤等方式损害其名誉的权利。

(3)正常工作权。为打击严重扰乱正常医疗秩序的违法行为,杜绝职业"医闹"现象,国家卫健委、公安部联合发出《关于维护医疗机构秩序的通告》,明确警方将依据《中华人民共和国治安管理处罚法》,对医闹、号贩等扰乱医院正常秩序的七种行为予以处罚,乃至追究刑责。这则通告提出,禁止任何单位和个人以任何理由、手段扰乱医疗机构的正常诊疗秩序,侵害患者合法权益,危害医务人员人身安全,损坏医疗机构财产。任何单位和个人在医疗机构焚烧纸钱、摆设灵堂、摆放花圈、违规停尸、聚众滋事的,在医疗机构内寻衅滋事的,非法携带易燃、易爆危险物品和管制器具进入医疗机构的,侮辱、威胁、恐吓、故意伤害医务人员或者非法限制医务人员人身自由的,在医疗机构内故意损毁或者盗窃、抢夺公私财物的,倒卖医疗机构挂号凭证的,以及其他扰乱医疗机构正常秩序的行为,由公安机关依据《中华人民共和国治安管理处罚法》予以处罚;构成犯罪的,依法追究刑事责任。

2015 年 11 月 1 日起,《刑法修正案(九)》正式施行,将刑法第 290 条第 1 款修改为:"聚众扰乱社会秩序,情节严重,致使工作、生产、营业和教学、科研、医疗无法进行,造成严重损失的,对首要分子,处三年以上七年以下有期徒刑;对其他积极参加者,处三年以下有期徒刑、拘役、管制或者剥夺政治权利。"

3. 劳动者的权利

在执业活动中,医师作为劳动者,根据我国劳动法,应享有取得休息休假的权利、劳动报酬的权利、获得劳动安全卫生保护的权利、接受职业技能培训的权利、享受社会保险和福利的权利、提请劳动争议处理的权利以及法律规定的其他劳动权利。

(1)享有休息休假的权利。我国宪法规定,劳动者有休息的权利,国家发展劳动者休息和休养的设施,规定职工的工作时间和休假制度。劳动法规定"实行劳动者每日工作时间不超过八小时、平均每周工作时间不超过四十四小时的工时制度。"国务院令第 514 号文件《职工带薪年休假条例》第三条规定:"职工累计工作已满 1 年不满 10 年的,年休假 5 天;已满 10 年不满 20 年的,年休假 10 天;已满 20 年的,年休假 15 天。"医务人员作为事业单位职工,可以根据本人意愿,以及单位生产、工作的具体情况,统筹安排带薪年休假。但国家相关的法规和制度中要求医院做到 7×24 h 服务,非正常上班和节假日必设有值班医师。因此,医师这一群体的工作时间普遍超过这一标准。据著名医学网站丁香园对 2402 名战友就医生超负荷工作情况做了一项调查,调查结果显示:69.2% 的医生每周工作时间超过 50 h,医生的工作模式为白天出诊、做手术,晚上挑灯写论文,补充医学知识。大多数医生的工作强度偏大,无法做到充分地休息和调整。仅仅 2017 年百度网就搜索到 9 名医师过劳猝死,医务人员的这一权利需进一步得到维护。

(2)取得劳动报酬的权利。随着劳动制度的改革,劳动报酬成为劳动者与用人单位所签订的劳动合同的必备条款。医师付出劳动,依照合同及国家有关法律取得报酬,若用人单位未及时足额地向医师支付工资,医师有权依法要求有关部门追究其责任。2017 年开始全面科学调整医疗服务价格,着手建立符合医疗卫生行业特点的人事薪酬制度,进而充分体现医务人员的技术劳务价值,使医务人员的劳动报酬权利得到进一步保障。

(3)获得劳动安全卫生保护的权利。劳动安全卫生保护是保证医师在执业活动中生命安全和身体健康,是对医师切身利益最直接的保护,医务工作环境存在着传染性、化学性、物理性危害。其中,传染性危险有接触患者的血液、体液、分泌物、排泄物、呕吐物以及污染物等,化学性危害有甲醛、消毒剂、挥发性麻醉剂、抗肿瘤药物、废气等,物理性危害有 X 线、激光、核素等。因此,在国家法律、法规中要求医疗机构完善医务人员职业暴露防护措施。在《医疗卫生津贴试行办法》中要求医疗机构根据工作量大小、时间长短、条件好坏、防护难易以及危害身体健康程度等情况,发放一、二、三、四类医疗卫生津贴。

(4)接受职业技能培训的权利。我国宪法规定,公民有受教育的权利和义务,所谓受教育既包括受普通教育,也包括受职业教育。医师要保证医疗职责的实施,必须要获得一定的职业技能,因此越来越需要专门的职业培训。医师有权参加职业培训,接受医学继续教育。

(5)享有社会保险和福利的权利。《劳动法》规定劳动保险包括养老保险、医疗保险、工伤保险、失业保险、生育保险等。《中华人民共和国社会保障法》第 4 条规定:"中华人民共和国境内的用人单位和个人依法缴纳社会保险费,有权查询缴费记录、个人权益记录,要求社会保险经办机构提供社会保险咨询等相关服务。个人依法享受社会保险待遇,有权监督本单位为其缴费情况。"但目前我国的社会保险还存在一些问题,社会保险基金制度不健全,国家负担过重,社会保险的实施范围不广泛,发展不平衡,社会化程度低,影响医师的工作积极性,在一定程度上造成医师人才流失。新加坡等发达国家有一种特殊的保险,称其为医责险,一般由医院购买。投保后,一旦发生医疗事故或意外,医患双方可通过第三方鉴定机构或调解机构,厘清责任,经由理赔程序获得赔偿。

(6)提请劳动争议处理的权利。当医院与医师发生劳动争议,医师可以依法申请调解、仲裁、提起诉讼。具体包括以下内容:①争议处理方式选择权。《劳动法》第77条规定:"用人单位与劳动者发生劳动争议,当事人可以依法申请调解、仲裁、提起诉讼,也可以协商解决。"因此,医师在行使该项权利时,有权根据法律的规定和自己的意愿选择劳动争议处理方式或处理途径。②请求劳动争议处理机构依法受理争议的权利。当争议处理机构不予受理时,医师有权要求受理机构说明不予受理的理由和原因,并且受理机构必须做出答复。③控告权。《劳动法》第88条第2款规定:"任何组织和个人对于违反劳动法律、法规的行为有权检举和控告。"当医师的合法权益遭受侵害,劳动者行使请求争议处理权,而处理机构又不依法受理对,劳动者有权检举和控告。

(7)法律规定的其他权利。如依法参加和组织工会的权利,依法享有参与民主管理的权利,劳动者依法享有参加社会义务劳动的权利,从事科学研究、技术革新、发明创造的权利,依法解除劳动合同的权利,对用人单位管理人员违章指挥、强令冒险作业有拒绝执行的权利,对危害生命安全和身体健康的行为有权提出批评、举报和控告的权利,对违反劳动法的行为进行监督的权利等。

4.医师的执业权利

医师的执业权利是基于职业特权产生的相关权利。《医师法》第3条规定:"医师应当坚持人民至上、生命至上,发扬人道主义精神,弘扬敬佑生命、救死扶伤、甘于奉献、大爱无疆的崇高职业精神,恪守职业道德,遵守执业规范,提高执业水平,履行防病治病、保护人民健康的神圣职责。医师依法执业,受法律保护。医师的人格尊严、人身安全不受侵犯。"在医患关系中,医师的职业特权是以义务的形态存在,在法理上可分为行医权与证明权。行医权又可细分为获知病情权、诊疗方案决定权、处方权、强制缔约权、拒绝治疗权、证明权、病史资料使用权等。

(1)获知病情权。获知病情权包括医学诊查权和疾病调查权,执业医师为诊断和治疗患者的疾病,有权获得与患者病情有关的信息,包括症状、病史、既往病史、相关生活习惯等隐私资料,这些信息对疾病的成因和正确诊断有帮助,包括治疗过程中的症状和体征变化。而患方一般不得拒绝医师的提问,必须全面、正确地把真实的病情告诉医师。另外,医师的获知病情权还应包括有权获悉患者与疾病有关的"隐私"。医师在这里获悉"隐私"行为并不构成侵犯隐私权。

(2)诊疗方案决定权。执业医师在诊疗活动中,根据其专业知识具有对疾病诊断、治疗方案的决定权,不受其他组织或个人的非法干涉,并有权为患者提供医学意见或医学建议、出具医学证明文件等,但并不排斥患者对自身利益的自主意见,在一些手术、麻醉、有创操作、特殊治疗等情况下须征求患者及家属的意见。

患者个体病情的差异性和病情变化的复杂性,导致医生需要"随机应变",选择适当的诊疗方案并根据实际情况予以及时调整,因此赋予医生诊疗方案决定权,可使医方的工作环境相对宽松自由,使医方的诊疗方案选择范围相对拓宽,这既有利于患者病情的治疗,又有利于医学的发展进步。另外,在特殊情形下,当依据患方决定进行治疗不符合患者健康利益或公共利益时,医方可以进行医疗干涉,对患者自主权加以一定程度的制约。然而,这种特殊的医疗干涉权必须依法进行,如对严重精神病患者、传染病患者、吸毒患者的强制治疗有明文的法律规定。

(3)处方权。医师有根据病情选用药物的权利即处方权,但医师在取得执业医师资格后,必须在所执业的医疗机构进行处方权登记,才取得处方权,并且《医疗机构管理条例》第35条规定:"医疗机构必须按照有关药品管理的法律、法规,加强药品管理。"《医师法》第247条规定:"医师应当使用经国家有关部门批准使用的药品、消毒药剂和医疗器械。除正当诊断治疗外,不得使用麻醉药品、医疗用毒性药品、精神药品和放射性药品。"滥用或越权造成不良后果的,其过失行为不能豁免,而要承担相应的法律责任。《医疗质量管理办法》第17条强调"合理用药",第18条指出:"临床诊断、预防和治疗疾病用药应当遵循安全、有效、经济的合理用药原则,尊重患者对药品使用的知情权。"因此,医师的处方权是有特定条件和范围的。

5.强制缔约权

医疗合同中的强制缔约,首先表现为医方不得拒绝患方的就医要求,《医师法》第47条规定:"对急危患者,医师应当采取紧急措施进行诊治;不得拒绝急救处置。"其次表现为医方在特殊情况下可强制与患方缔约进行强制治疗与紧急治疗。

上述特殊情况主要是指患者系无行为能力或具有相应的行为能力但已陷入表意不能的困境或已陷入意识不清甚至无意识状态,又无法取得其他人知情同意,而患者生命、健康、身体面临危机迫切重大危险的情况。虽然强制治疗与紧急治疗在特殊情况下具有必要性和正当性,但具有适用范围,比如(1)急危病症抢救情况,《民法典》中第七编侵权责任第六章,医疗损害责任第1220条规定:"因抢救生命垂危的患者等紧急情况,不能取得患者或者其近亲属意见的,经医疗机构负责人或者授权的负责人批准,可以立即实施相应的医疗措施。";(2)涉及公众公益情况,《传染病防治法》第7条规定:"在中华人民共和国领域内的一切单位和个人,必须接受医疗保健机构、卫生防疫机构有关传染病的查询、检验、调查取证以及预防、控制措施,并有权检举、控告违反本法的行为。"

需要指出,虽然这种缔约方式是强制的,但仍然是为患者提供了医疗服务,患方不能拒绝付款。

6. 拒绝治疗权

医方在一定的条件限定下,具有拒绝治疗权。比如:①患者及家属违反院规又不听劝阻时,医方有权对患方违反院纪院规的行为加以劝阻或制止,当劝阻或制止无效时,为了不影响其他患者的休息和治疗,医方有权拒绝治疗,甚至责令其出院;②当患者不配合治疗时,美国和俄罗斯的医事法均明确规定:"当医生发现患者未遵守医嘱服药或者存在其他有违医嘱的行为时,医生有权拒绝继续为其治疗。"③医生人身权利遭受威胁或人格尊严遭受侮辱等情况;④患者欠费或拒付费用时;⑤当医生成为该患者的被告时。

医方是否行使拒绝治疗权,应根据对方的主观恶性程度和危害程度来决定。如遇到既有可以行使拒绝治疗权的情形,同时又有不得拒绝治疗的情形时,原则上不得拒绝治疗。如面对"不得拒绝救治"的患者,又面临自己的生命安全受到现实威胁时,拒绝治疗是医方的法律权利,而非法律义务。当发生有权拒绝治疗的情形时,应尽量理解并权衡利弊,慎重行使拒绝治疗权。

7. 证明权

《医疗机构管理条例》第3条规定:"未经医师(士)亲自诊查患者,医疗机构不得出具疾病诊断书、健康证明书或者死亡证明书等证明文件;未经医师(士)、助产人员亲自接产,医疗机构不得出具出生证明书或者死产报告书。"《医师法》第24条规定:"医师实施医疗、预防、保健措施,签署有关医学证明文件,必须亲自诊查、调查,并按照规定及时填写病历等医学文书,不得隐匿、伪造、篡改或者擅自销毁病历等医学文书及有关资料。医师不得出具虚假医学证明文件以及与自己执业范围无关或者与执业类别不相符的医学证明文件。"《医疗质量管理办法》第45条规定未经亲自诊查,出具检查结果和相关医学文书的,由县级以上地方卫生计生行政部门依据《医师法》《护士条例》等有关法律法规的规定进行处理;构成犯罪的,依法追究刑事责任;因此医师仅在注册的执业范围内,具有出具相应的医学证明文件的权利。

8. 病史资料使用权

医师在执业过程中获取的病史资料,有法定的保管权和法定范围内的使用权。《医疗机构病历管理规定》第 15 条规定:"除为患者提供诊疗服务的医务人员,以及经卫生计生行政部门、中医药管理部门或者医疗机构授权的负责病案管理、医疗管理的部门或者人员外,其他任何机构和个人不得擅自查阅患者病历。"病史资料只能是在执业过程中取得,其使用也只能是在医学界内部研究或交流。若向医学领域外泄露患者的隐私并造成了严重后果的,就要承担相应的民事责任、行政责任,甚至刑事责任。

9. 医疗费用支付请求权

《医师法》第 31 条规定:"医师不得利用职务之便,索取、非法收受患者财物或者牟取其他不正当利益。"医疗服务是有偿服务,医方在提供医疗服务后,有权要求患方支付相应合理的医疗费用。

10. 执业条件保障权

根据国务院颁布的《医疗机构管理条例》和卫健委制订的有关标准,医师在各级医疗卫生机构执业,有权获得与其执业活动相当的医疗设备基本条件,以保证医师执业技能的充分发挥。

11. 过失豁免权

医疗行业是一种高风险的行业,根据风险合理分配原则,这种风险应由医患双方共同承担,因而,医师对自己行医中的一般过失依情形享有部分或全部豁免的权利。但是,这里的过失仅指一般的过失,对重大过失或故意行为时,医师要承担相应责任,但在刑法中,我国与世界其他国家一样没有医疗事故罪。

医疗案件中确定责任的过失就应属于重大过失,医师要承担民事法律责任。在一般过失情况下医师虽不负民事法律责任,但仍有可能要受到来自行政方面的处理,如低聘、影响晋升或扣除奖金等。

医师与医院的关系是一种基于医疗机构对医师的信任而产生的职务委托关系,被委托人(医师)在受委托的范围内相对独立地进行诊疗活动,根据民法理论,其不良后果也当然是由委托人(医疗机构)来承担的,医师只在重大过失或故意,给医疗机构造成损失的情况下才承担责任,在一般过失情况下免于追究责任。这种过失的认定应适应过错推定原则。

由于医学发展的局限性、患者的个体差异,以及医生的思维方式、技术水平不同,允许误诊,《传染病防治法》第31条规定:"发现传染病患者或者疑似传染病患者时,应当及时向附近的疾病预防控制机构或者医疗机构报告。"即疑似传染病患者时应当及时报告,即使日后该患者被排除患传染病,也不应当鉴定为医疗事故。

1. 医师的义务

医师的义务可分为法律义务与道德义务。法律义务(最低要求)是必须遵守、必须履行的,否则应承担相应的法律责任,受到法律的制裁。道德义务(最高要求)在一般情况下也必须履行,但有时也可凭借自己的良心和喜恶、能力来决定是否履行,违反道德义务时一般不受法律制裁,但有过失并对患者造成损害后果的也应承担相应法律责任。

(1)法定义务。医院法定的义务大多来自法律法规的明确规定,医患双方法律关系具备民事法律关系、合同法律关系(《民法典》)、消费关系(《消费者权益保护法》),以及《医师法》《药品管理法》到《医疗事故处理条例》《医疗机构管理条例》《医院工作制度》《处方管理办法》等承诺的内容。以上法律规定的承诺是医方法定义务的来源。

依据合同法律关系将医方法定义务大致可以归纳为主给付义务、从给付义务和附随义务。

(2)主给付义务。主给付义务指决定合同类型的当事人的基本义务,是合同订立时自始确定的。诊疗护理服务是医方根据患方的要约,运用医学知识和技术手段,诊断患者的病因,制订治疗方案并实施。

(3)从给付义务。从给付义务指不具有独立的意义,仅具有补助主要义务的功能,其存在的目的不在于决定合同的类型,而在于确保债权人的利益能得到最大满足的义务。也是合同义务中不能忽视的部分。医方在履行合同义务时,还要履行相关的从给付义务,具体包括:制作和保管病历的义务、与患者沟通的义务、转诊的义务。

（4）附随义务。附随义务是由于合同关系的发展情形,合同一依方承担的根据诚实信用原则所产生的为保障合同对方实现其合同利益的义务。医患关系中医方的附随义务是医方为促进实现诊疗护理义务,使患者权益获得最大满足和保护而应当履行的义务。附随义务具体包括保护义务、疗养指导的说明义务、保护患者隐私的义务。

《医师法》第22条明确规定医师在执业活动中履行哪些义务：

①树立敬业精神,恪守职业道德,履行医师职责,尽职尽责救治患者,执行疫情防控等公共卫生措施；

②遵循临床诊疗指南,遵守临床技术操作规范和医学伦理规范等；

③尊重、关心、爱护患者,依法保护患者隐私和个人信息；

④努力钻研业务,更新知识,提高医学专业技术能力和水平,提升医疗卫生服务质量；

⑤宣传推广与岗位相适应的健康科普知识,对患者及公众进行健康教育和健康指导；

⑥法律、法规规定的其他义务。

（5）依法执业的义务。医师作为公民除应当遵守国家法律外,还必须遵守医疗卫生管理相关的法规和各种规章制度,医疗服务有严格而详细的标准,如各种疾病的诊断标准、治疗标准、诊疗技术操作常规等,医师应严格遵守有关卫生标准和医疗卫生技术操作规范,履行医师职责提供医疗服务。《医疗机构管理条例》第24条规定："医疗机构执业,必须遵守有关法律、法规和医疗技术规范。"

（6）诊疗义务。诊疗义务是指医师根据患者的要求,运用医学知识和技能,正确地诊断患者所患疾患,并施以适当的治疗。诊断包括初步诊断是医师在经过对患者的问诊、检查后,对患者的健康状况作出的医学专业判断。因此,在这项义务的履行中,应做到：

①根据自己的专业能力和患者疾病的疑难程度,做出会诊或转诊的判断。

②根据患者的检查结果,独自做出初步诊断和治疗方案。

③根据本院的治疗能力和患者疾病的疑难程度,作出转院的判断,并在转院前和转院过程中坚持对症治疗。

实施治疗措施是帮助患者恢复健康状态或维持健康的主要手段。但实施治疗措施并不是医务人员可以单方面决定或实施的,必须征得患者的同意才能生效。因此,实施治疗措施包括以下几方面内容:

①针对患者的病情,制订治疗方案,或诊断性治疗方案。

②实施治疗方案。在实施方案前应充分向患者解释治疗方案药物、手术的选择与利弊特点,以及患者必须高度注意的问题。在获取患者同意后,交护理人员执行并叮嘱注意事项。

③随时调整治疗方案。根据患者实施治疗出现的特殊情况与治疗效果,及时调整方案,将医疗损害降至最低程度。

医师提供医疗服务应履行解除痛苦的义务,不仅要用药物、手术等医疗手段努力控制患者躯体上的痛苦,而且还要以同情之心,理解、体贴、关心患者,做好心理疏导工作,解除患者心理上的痛苦。还应履行医疗服务的诚信义务,医方对患者问诊、检查、诊断并实施治疗方案时不能欺骗患者。如医师不能向患者提供医疗服务的虚假宣传;不能为创收让患者支付不必要的诊疗;不得对患者出具各种虚假医疗证明材料等。

(7)注意义务。民法上的"注意义务"简单地说,就是行为人在做出某种行为时,应能预见到自己的行为有可能产生的某种损害后果,并且做好防范措施,避免损害后果的发生。医疗注意义务是指医师在实行医疗行为过程中,依据法律、规章和诊疗护理常规,保持足够的小心谨慎,以预见医疗行为结果和避免损害结果发生的义务。它要求医师在医疗行为的实施过程中对患者生命与健康利益具有高度责任心,在对患者人格尊重、对医疗工作敬业忠诚和技能上追求精益求精的同时,应对每一环节的医疗行为所具有的危险性加以注意。

医师的注意义务包括结果预见义务和结果避免义务两种。一项完整的医疗活动由不同的具体医疗行为组成,结果预见义务内容按具体的医疗行为可分为一般的注意义务和特殊的注意义务。一般的注意义务指在医疗过程中,医师必须履行依相关的法律和规章所规定的具体医疗行为的操作规程和医疗惯例。它包括诊断、治疗、手术、注射、麻醉、输血、用药、护理过程,在医院内的感染等方面的结果预见义务,为了避免诊疗行为所带来的损害,医师在治疗之前必须对一切可能发生的损害后果有所认识,并且采取措施防止损害的发生。特殊的注意义务指从一般的注意义务中分化出来并在内容上、名称上具有一定特殊性的几项独立的注意义务,主要包括说明义务、转医义务、问诊义务以及充分注意患者特异体质的义务。

在医疗行为实行过程中并不是采取一切措施就能排除危险的发生,因此,结果避免义务对已预见的危险的存在采取适当地避免结果发生的措施就显得相当重要。结果避免义务要求医师在保持应有谨慎的情况下而为的法律所要求的一定的作为或不作为。还应有善意注意义务、安全注意义务是指医务人员在医疗服务过程中对患者的高度责任心,提示语提醒患者应注意的问题,如医院地板、卫生间、楼梯的安全措施等。

(8)安全保障义务。安全保障义务是指经营者在经营场所对消费者、潜在的消费者或者其他进入服务场所的人身、财产安全依法承担的安全保障义务。医院作为医疗服务场所的提供者和管理者,应当在合理限度内对患者及医疗服务的其他参与者尽到安全保障的义务,在合理范围内保障其人身和财产安全。为此,医疗机构应尽到如下义务:医疗机构应保证其所提供的医疗设施性能良好,不存在妨碍患者安全的因素;医疗机构负有维护其建筑物处于安全状态的义务;医疗机构应建立院内感染控制,避免患者感染其他疾病;医疗机构应加强安全保卫工作,避免患者遭受第三人的不法侵害。《民法典》侵权责任部分第三章责任主体的特殊规定中第1198条规定:"宾馆、商场、银行、车站、娱乐场所等公共场所的管理人或者群众性活动的组织者,未尽到安全保障义务,造成他人损害的,应当承担侵权责任。"

(9)告知义务。《医疗机构管理条例实施细则》第62条规定:"医疗机构应当尊重患者对自己的病情、诊断、治疗的知情权利。在实施手术、特殊检查、特殊治疗时,应当向患者作必要的解释。因实施保护性医疗措施不宜向患者说明情况的,应当将有关情况通知患者家属。"

《医疗机构管理条例实施细则》第 88 条规定:"特殊检查、特殊治疗是指具有下列情形之一的诊断、治疗活动":

①有一定危险性,可能产生不良后果的检查和治疗;

②由于患者体质特殊或者病情危笃,可能对患者产生不良后果和危险的检查和治疗;

③临床试验性检查和治疗;

④使用有危险的治疗和药物(如剧毒药、麻醉药物、化疗药物、激素等);

⑤收费可能对患者造成较大经济负担的检查和治疗(高值耗材、贵重药品等)。医务人员在诊疗活动中应当向患者说明病情和医疗措施,除此以外如果需要实施手术、特殊检查、特殊治疗的,还应当及时向患者说明医疗风险、替代医疗方案等情况,并取得其书面同意。要告知拟实施的方案与替代方案的优缺点,上述说明如果不宜向患者说明,如将会造成患者悲观、恐惧、心理负担沉重,不利于治疗,医务人员应当向患者的近亲属说明,并取得其书面同意。医务人员未尽到前款义务,造成患者损害的,医疗机构应当承担赔偿责任;特殊情况除外,参考强制缔约权。

医师的医疗行为虽然存在某种侵袭性,具有侵害患者的抽象危险性,但有的危险通常被认为是适当的、允许的,称为容许性危险。容许性危险一方面针对的是常规性医疗的固有危险,但如感冒药有嗜睡作用,消炎药有刺激肠胃的作用等,虽不必告知患者但应让患者知晓;一方面则是患方可以抽象认识的,例如由于患者的特异体质无法预测的病情变化,或者不能控制的意外情形所导致的各种危害后果,当如实告知病情会对患者产生不利后果时,医务人员可隐瞒病情。容许性危险是医疗行为适法性的理论基础之一,因其难以预料,难以防范,难以避免的特点,所以不必事先告知患方,损害只要属于容许性危险之列,医生应该免责。

(10)会诊义务。会诊是指出于诊疗需要,由本科室以外,或本机构以外的医务人员协助提出诊疗意见,或提供诊疗服务的活动。《医疗质量安全核心制度要点释义第二版——会诊制度》规定遇如下情况需及时申请会诊:如果患者所患疾病属于执业范围之外,应通过会诊转至相关科室开展诊疗;患者罹患本科疾病的基础上并伴随有执业范围外的疾病需要同时治疗,应在积极治疗本专业范围疾病的基础上,请求会诊协助诊疗或严格按照该疾病的诊疗规范实施诊疗;当患者罹患疾病超出了本科室诊疗范围和处置能力,且经评估可能随时危及生命,需要院内其他科室医师立刻协助诊疗、参与抢救,此种情形可以发出急会诊申请,并要求受邀科室医师 10 min 内到达;需要涉及跨部门/科室、跨专业领域的活动,应由医疗管理部门负责组织多学科会诊。

《关于推进和规范医师多点执业的若干意见》指出,医师多点执业是指医师于有效注册期内在两个或两个以上医疗机构定期从事执业活动的行为。医师参加慈善或公益性巡回医疗、义诊、突发事件或灾害事故医疗救援工作,参与实施基本和重大公共卫生服务项目,不属于本意见规定的医师多点执业。医师外出会诊按照《医师外出会诊管理暂行规定》等有关规定执行。《医师外出会诊管理暂行规定》第 2 条规定:"医师外出会诊是指医师经所在医疗机构批准,为其他医疗机构特定的患者开展执业范围内的诊疗活动。医师未经所在医疗机构批准,不得擅自外出会诊。"

(11)转诊义务。转诊是根据病情需要而进行的上下级医院间、专科医院间的转院诊治的过程。它有纵向转诊、横向转诊两种形式。纵向转诊包括正向转诊和逆向转诊,正向转诊是指下级医疗机构对于超出本院诊治范围的患者或在本院确诊,治疗有困难的患者转至上级医院就医;逆向转诊是指上级医院对病情得到控制后相对稳定的患者,也可转至下级医院继续治疗。横向转诊,即综合医院可将患者转至同级专科医院治疗,专科医院也可以将出现其他症状的患者转至同级综合医院处置。同样,不同的专科医院之间也可进行上述转诊活动。《国务院办公厅关于推进分级诊疗制度建设的指导意见》中提及双向转诊,"坚持科学就医、方便群众、提高效率,完善双向转诊程序,建立健全转诊指导目录,重点畅通慢性期、恢复期患者向下转诊渠道,逐步实现不同级别、不同类别医疗机构之间的有序转诊。"

医方在转诊活动中所担负的相应义务称为转诊义务。《医疗机构管理条例》第31条规定:"医疗机构对危重患者应当立即抢救。对限于设备或者技术条件不能诊治的患者,应当及时转诊。"但应注意:

①转诊只限在设备或技术条件不能诊治的情况下;

②必须做到及时;

③医疗机构只能建议转诊,患者具有自主决定权;

④对危急患者必须要先进行急救处置;

⑤转诊程序合法。《关于公立医院支援社区卫生服务工作意见》规定:"各地要根据本地实际情况,探索建立医院与社区卫生服务机构定点协作关系和有效的双向转诊信息沟通渠道。医院应为社区卫生服务机构转诊提供便利条件,并及时将适宜在社区治疗和康复的患者转诊至社区卫生服务机构。"

转诊义务具体包括转诊说明义务和转诊运送义务。转诊说明义务是指在诊疗过程中,根据诚实信用原则的要求,医生在治疗条件不具备或者治疗效果不理想的情况下,有义务劝导患方转诊、转院。转诊义务是医方的法定义务,但对于医方转诊建议的接受与否属于患者的权利。转诊运送义务是在医方进行转诊说明并患者同意转诊后,医方将患者及其相关病历资料安全、及时地转运到有条件给予治疗的医疗预防机构,在转诊转运过程中,医方应为患者提供合理的医疗护理。

(12)制作与保存病历的义务。病历是指医务人员在医疗活动过程中形成的文字、符号、图表、影像、切片等资料的总和,是医务人员通过问诊、查体、辅助检查、诊断、治疗、护理等医疗活动获得有关资料,并进行归纳、分析、整理形成医疗活动记录,包括门(急)诊和住院病历,书写应当客观、真实、准确、及时、完整、规范。《医疗事故处理条例》第9条和第58条规定:"严禁涂改、伪造、隐匿、销毁或者抢夺病历资料。对涂改、伪造、隐匿、销毁或者抢夺病历资料行为作出了处罚规定,医疗机构或者其他有关机构由卫生行政部门责令改正,给予警告;对负有责任的主管人员和其他直接责任人员依法给予行政处分或者纪律处分;情节严重的,由原发证部门吊销其执业证书或者资格证书。"《病历书写基本规范病历》的每一项内容均有规定的时限性,但抢救记录《医疗事故处理条例》第 8 条进一步作了规定:"医疗机构应当按照国务院卫生行政部门规定的要求,书写并妥善保管病历资料。因抢救急危患者,未能及时书写病历的,有关医务人员应当在抢救结束后 6 h 内据实补记,并加以注明。"

门(急)诊病历在医师写完后一般由患者保管,但也有医疗机构保管,住院患者入院时,病历由医师或办公室护士保管,患者出院时,医师将整理好的病历交由病案科保管,《医疗机构病历管理规定》第 29 条规定:"门(急)诊病历由医疗机构保管的,保存时间自患者最后一次就诊之日起不少于 15 年;住院病历保存时间自患者最后一次住院出院之日起不少于30 年。"

制作与保存病历的义务是指医疗机构在对患者进行诊治时,应当按照相关规定就诊疗的情况予以记载,制作病历,并妥善保管,如发生诉讼时,医疗机构还应当应患方的申请或法院命令提出病历。《医疗事故处理条例》第 16、17 条规定病历和其他相关物品应当在医患双方共同在场的情况下予以封存和启封,并由医疗机构保管。

(13)保守秘密的义务。医疗保密工作一般包括两个方面,为患者保守秘密,对患者的隐私守口如瓶,由于医疗活动的特点,患者主动或被动地向医生介绍自己的病史、症状、体征、家族史以及个人的习惯、嗜好等隐私和秘密,这些个人的隐私和秘密应当受到保护。而且越来越多的人认为患者的病情、治疗方案也属于当事人的隐私,也应当受到保护;二是对患者保密,在特殊情况下,对某些患者的病情及预后需要保密。如有些患者的病情让本人知道会造成恶性刺激,加重病情恶化,则应该予以保密;B 超检查时,不能向孕妇透露胎儿的性别。

(14)卫生宣传义务。医师在执业活动中有向患者宣传卫生保健知识、进行健康教育的义务。随着社会发展和科技进步,人类对危害自身健康因素的认识逐渐加深,卫生事业的内涵也不断丰富扩大。影响人类健康的因素很多,其中生活环境、公共卫生,以及吸烟、酗酒等不良习惯对人体健康的影响,已经引起社会的广泛关注。对这些因素的控制和改善,单靠卫生部门的工作是不够的,要树立"大卫生"的观念,动员全社会、各部门、各方面都关心卫生与健康问题,在群众中广泛开展健康教育活动,通过普及医学卫生知识,教育和引导群众养成良好的卫生习惯,倡导文明健康的生活方式,提高健康意识和自我保健能力。

(15)报告义务。《医师法》第33条规定:"在执业活动中有下列情形之一的,医师应当按照有关规定及时向所在医疗卫生机构或者有关部门、机构报告:(一)发现传染病、突发不明原因疾病或者异常健康事件;(二)发生或者发现医疗事故;(三)发现可能与药品、医疗器械有关的不良反应或者不良事件;(四)发现假药或者劣药;(五)发现患者涉嫌伤害事件或者非正常死亡;(六)法律、法规规定的其他情形。"

《中华人民共和国传染病防治法》第30条规定:"疾病预防控制机构、医疗机构和采供血机构及其执行职务的人员发现本法规定的传染病疫情或者发现其他传染病暴发、流行以及突发原因不明的传染病时,应当遵循疫情报告属地管理原则,按照国务院规定的或者国务院卫生行政部门规定的内容、程序、方式和时限报告。"第69条对规定未按照规定报告传染病疫情,或者隐瞒、谎报、缓报传染病疫情的医疗机构及负有责任的主管人员和其他直接责任人员,依法给予处罚。

(16)遵从上级指令性任务的义务。《医师法》第32条规定:"遇有自然灾害、事故灾难、公共卫生事件和社会安全事件等严重威胁人民生命健康的突发事件时,县级以上人民政府卫生健康主管部门根据需要组织医师参与卫生应急处置和医疗救治,医师应当服从调遣。"

《医疗机构管理条例》第38条规定:"发生重大灾害、事故、疾病流行或者其他意外情况时,医疗机构及其卫生技术人员必须服从县级以上人民政府卫生行政部门的调遣。"

(17)恪守医德的义务。《医疗机构管理条例》第29条:"医疗机构应当加强对医务人员的医德教育。"医师在执业活动中,应当树立全心全意为人民服务的意识,坚持和发扬救死扶伤的人道主义原则,遵守职业道德,尽职尽责为患者服务。医师应在重视人的生命和尊重人格的情况下,维护患者的健康,减轻患者的痛苦。

(18)接受监督、考核义务。我国《医师法》第42条规定:"国家实行医师定期考核制度。县级以上人民政府卫生健康主管部门或者其委托的医疗卫生机构、行业组织应当按照医师执业标准,对医师的业务水平、工作业绩和职业道德状况进行考核,考核周期为三年。对具有较长年限执业经历、无不良行为记录的医师,可以简化考核程序。受委托的机构或者组织应当将医师考核结果报准予注册的卫生健康主管部门备案。对考核不合格的医师,县级以上人民政府卫生健康主管部门应当责令其暂停执业活动三个月至六个月,并接受相关专业培训。暂停执业活动期满,再次进行考核,对考核合格的,允许其继续执业。"

《医疗机构管理条例》第39条规定:"县级以上人民政府卫生行政部门行使下列监督管理职权:(一)负责医疗机构的设置审批、执业登记和校验;(二)对医疗机构的执业活动进行检查指导;(三)负责组织对医疗机构的评审;(四)对违反本条例的行为给予处罚。"

(19)勤勉义务。医师在执业活动中,要保证高质量的医疗服务水平,不仅要有良好的服务态度,还要具备扎实的业务知识和熟练的技能。这就要求医师在实践中不断接受医学继续教育,努力钻研业务,更新知识,提高专业技术水平。医师参加专业培训,接受医学继续教育,既是医师的权利,又是医师的义务。我国《医师法》第39条规定:"县级以上人民政府卫生健康主管部门和其他有关部门应当制订医师培训计划,采取多种形式对医师进行分级分类培训,为医师接受继续医学教育提供条件。县级以上人民政府应当采取有力措施,优先保障基层、欠发达地区和民族地区的医疗卫生人员接受继续医学教育。"第40条规定:"医疗卫生机构应当合理调配人力资源,按照规定和计划保证本机构医师接受继续医学教育。县级以上人民政府卫生健康主管部门应当有计划地组织协调县级以上医疗卫生机构对乡镇卫生院、村卫生室、社区卫生服务中心等基层医疗卫生机构中的医疗卫生人员开展培训,提高其医学专业技术能力和水平。有关行业组织应当为医师接受继续医学教育提供服务和创造条件,加强继续医学教育的组织、管理。"

(20)道德义务。医务人员的道德义务,即医务人员的职业道德规范和要求,是医务人员应具备的思想品质,是医务人员和患者、社会以及医务人员之间关系的总和。

道德义务具体包括:

①以救死扶伤为天职,无论何时何地只要遇上有需要用医学知识为其提供救助的病患时,医务人员均应向其伸出援助之手;

②对患者应不分种族、肤色、性别、老幼、是否有生理缺陷、阶级出身、政治地位与经济地位如何,有平等地为其提供医疗服务的义务;

③只要患者一息尚存,有不放弃救治的义务(患者及其家属主动放弃的除外);

④在履行医师职责时,对患者一切可能产生的不良后果有充分注意的义务;

⑤在告知患者的病情及风险时,有应该注意避免对其产生不良后果的义务;

⑥有宣传卫生保健知识,对患者进行健康教育的义务;

⑦有精益求精,不断更新知识,提高专业技术水平的义务。

第二节　患方的权利和义务

患方一般情况下指患者本人。但发生下列情况时,患者的权利可以由监护人或者代理人行使,但是这时医疗服务合同关系的主体仍旧是医院与患者:①患者为无民事行为能力的人或限制民事行为能力的人,患者的监护人应为合同的当事人。②患者处于昏迷状态丧失意识,其护前往就诊的配偶或亲友仅为合同代理人,由他们代为决定医疗合同的具体内容并垫付费用。这时医疗合同关系的一方主体仍是患者本人。

1.患者的权利

患者的权利是指患者患病后应享有的合法、合理的权利与利益。因此,患者的权利既适合法律所赋予的内容,也包含医护道德或伦理所赋予的内容。

(1)人格权。患者这一特殊主体的人格权主要有:生命权、健康权、身体权以及肖像权、名誉权和荣誉权等。患者人格应受到尊重,不得歧视、遗弃、侮辱等,尤其是对严重缺陷、残疾者以及性传播疾病、艾滋病患者,更应重视人格权的保护。

(2)平等医疗权。平等医疗权即任何人都有获得医疗保健的权利,任何医护人员和医疗机构都不得拒绝患者的求医要求。不论患者社会地位、教育程度、经济状况等有多大的差异,他们所享受的医疗、护理、保健和康复的权利应该是平等公正的,医护人员应为患者提供平等的医疗和护理服务,无权拒绝患者的就医要求。

(3)知情权。知情权是指公民应该享有与自己利益相关情况的权利。患者的知情权是指患者在治疗过程中有权获得必要信息的权利,包括医疗机构和医生的资质、治疗环境、仪器设备等方面的医疗背景信息,直接与患者的病症和治疗有关的具体信息,以及医疗费用情况。可以从两个层面理解,一方面为患者知情,无须同意,如《医疗机构管理条例》第25条规定:"医疗机构必须将《医疗机构执业许可证》、诊疗科目、诊疗时间和收费标准悬挂于明显处所";另一方面为患者知情,必须同意(参看医生的告知义务),如第32条规定"医疗机构施行手术、特殊检查或特殊治疗时,必须征得患者同意,并应当取得其家属或者关系人同意并签字,无法取得患者意见时,应当取得家属或关系人同意并签字,无法取得患者意见又无家属或者关系人在场,或者遇到其他特殊情况时,经治医师应当提出医疗处置方案,在取得医疗机构负责人或者补充授权负责人员的批准后实施。"《医师法》第25条规定:"医师在诊疗活动中应当向患者说明病情、医疗措施和其他需要告知的事项。需要实施手术、特殊检查、特殊治疗的,医师应当及时向患者具体说明医疗风险、替代医疗方案等情况,并取得其明确同意;不能或者不宜向患者说明的,应当向患者的近亲属说明,并取得其明确同意。"

(4)医疗自主权。医疗自主权是患者最基本的权利。医疗自主权是指患者就有关自己的医疗问题作出决定的权利,包括医疗选择权、医疗同意权。

①医疗选择权包括选择和拒绝医疗权,主要内容有患者自由选择或者变更为其治疗的医生、医院或者其他提供医疗保障服务的机构;在存在多种诊断、检验、治疗或药剂时,患者从中进行选择并决定的权利,但特殊情况下如患者生命危急、神志不清、18 岁以下未成年人、精神患者不能自主表达意见时可由患者家属决定;在不违反法律、法规的前提下,患者有出院及要求转院的权利;有权自主决定其遗体或器官如何使用。完全行为能力人应以本人意愿为准,当父母、配偶与患者意见不一致时,应尊重患者本人意愿。

②医疗同意权是指患者在充分知情的基础上,患者对医护人员的建议、方案、决定自愿赞成或默许,同意进行诊断、检查及治疗的权利。《医疗机构管理条例》第 32 条规定:"医疗机构施行手术、特殊检查或者特殊治疗时,必须征得患者同意。"《民法典》侵权责任部分第 6 章医疗损害责任规定中第 1219 条规定:"医务人员在诊疗活动中应当向患者说明病情和医疗措施。需要实施手术、特殊检查、特殊治疗的,医务人员应当及时向患者说明医疗风险、替代医疗方案等情况,并取得其书面同意;不宜向患者说明的,应当向患者的近亲属说明,并取得其书面同意。医务人员未尽到前款义务,造成患者损害的,医疗机构应当承担赔偿责任。"参考知情权。

(5)病案资料查阅、复印、封存与启封权。赋予患者查阅、复制、封存与启封病历的权利,有利于患者的知情权与自主权的行使。

当患者提出希望获得病历的要求时,无论是否发生医疗事故争议,医疗机构均应提供复印和复制服务。《医疗机构病历管理规定》第 17 条规定:"医疗机构应当受理下列人员和机构复制或者查阅病历资料的申请,并依规定提供病历复制或者查阅服务:(一)患者本人或者其委托代理人;(二)死亡患者法定继承人或者其代理人。"第 22 条规定:"医疗机构受理复制病历资料申请后,由指定部门或者专(兼)职人员通知病案管理部门或专(兼)职人员,在规定时间内将需要复制的病历资料送至指定地点,并在申请人在场的情况下复制;复制的病历资料经申请人和医疗机构双方确认无误后,加盖医疗机构证明印记。"

《医疗机构病历管理规定》第24条规定:"依法需要封存病历时,应当在医疗机构或者其委托代理人、患者或者其代理人在场的情况下,对病历共同进行确认,签封病历复制件。

医疗机构申请封存病历时,医疗机构应当告知患者或者其代理人共同实施病历封存;但患者或者其代理人拒绝或者放弃实施病历封存的,医疗机构可以在公证机构公证的情况下,对病历进行确认,由公证机构签封病历复制件。"第27条规定:"开启封存病历应当在签封各方在场的情况下实施。"

(6)隐私权。隐私权是指公民享有的个人不愿公开的有关私生活的事实不被公开的权利。如公民个人的身体健康状况、生理缺陷、恋爱婚姻、家庭状况、个人日记、生理缺陷、传染病、性传播疾病、家族性遗传病等。在患者治疗、护理过程中所涉及的患者个人的隐私和生理缺陷等,包括有关其病情资料、治疗内容和记录,患者有权要求医护人员为其保密。

(7)医院场所硬件安全权。医患双方是医疗消费关系,《消费者权利保护法》第7条规定:"消费者在购买、使用商品和接受服务时享有人身、财产安全不受损害的权利。消费者有权要求经营者提供的商品和服务,符合保障人身、财产安全的要求。"为保障患者的生命财产安全,医疗机构必须保证其向患者提供的医疗场所具有安全性。

(8)监督权。赋予患者监督权,有利于维护医疗秩序、提高医疗护理质量、防止医疗事故差错。患者有权监督医院的医疗工作和了解有关信息,具体表现为:对医疗机构的规章制度实施、落实的情况监督;对医院收费标准的监督;对医疗纠纷处理的监督;对医疗服务及保护患者权益工作进行监督。患者有权检举、控告侵害患者权益的行为和国家机关及其工作人员在保护患者权益工作中的违法失职行为。

（9）免除一定社会责任权。患者在患病后可以根据疾病的性质、病情发展的进程等，在获得医疗机构的证明书后，有权暂时或长期、主动或被动地免除患病前的社会义务，免除或减轻一定的社会责任，有权获得休息和享受有关的福利。

（10）获得赔偿权。因医务人员的过错导致医疗事故发生的，患者及其家属有权提出损害赔偿的要求。《医疗事故处理条例》明确规定了医疗事故的赔偿项目和标准"医疗事故赔偿，应当考虑下列因素，确定具体赔偿数额：（一）医疗事故等级；（二）医疗过失行为在医疗事故损害后果中的责任程度；（三）医疗事故损害后果与患者原有疾病状况之间的关系。"

2. 患者的义务

患者的义务是指患者在医疗活动中应尽的责任，权利和义务是相对的，患者在享有正当的权利同时，也应负起应尽的义务，对自身健康和社会负责。

（1）尊重医务人员的劳动及人格尊严的义务。医患之间都应互相尊重。医院的工作、医务人员的人格和患者自身人格均应受到尊重和保护。尊重医务人员，其实就是尊重患者本身，发生投诉、纠纷后应通过合法方式维权，不能影响医方正常医疗行为的开展，不得打骂、侮辱医务人员，侵犯其人身安全的行为。医务人员的合法权益受法律保护。

（2）自觉遵守医院规章制度义务。医院的各项规章制度如就诊须知、入院须知、探视制度等都是为了保障医院正常的诊疗秩序，患者和家属应自觉遵守及维护医院秩序，如就诊程序安排、禁止吸烟、保持环境卫生、探视时间规定、进入特殊场所的消毒措施、不损坏医院财产等等，服从医方的管理。

（3）及时寻求和积极配合诊疗的义务。患者生病后有义务及时寻求专业性帮助，一旦选择就医，就有积极配合各种治疗的义务。如医师在询问病史时，患者应如实提供现病史、既往病史、用药病史、生活习惯等资料，若提供不真实的病史或故意隐瞒一些难以启齿的重要信息，可能导致诊疗错误或延误治疗；在医疗过程中，患者自身的病情变化情况也需要及时向医生报告,方便医方掌握其病情,对其诊疗方式及时调整。

疾病的治愈需要医患双方在协作的基础上共同努力,患者在同意治疗方案后,要遵循医嘱:①患方应配合医方的治疗方案,接受各项医学检查和诊疗;②医方对患者饮食的限制、行动的限制等日常行为的要求,如糖尿病患者应根据病情控制饮食;③疾病好转出院后也应按要求定时复诊,尽早恢复健康,减少疾病复发,以达到治疗的预期效果。如果患者不服从医护人员所提供的治疗护理计划,其后果将由患者本人承担。

(4)接受强制性治疗的义务。接受强制性治疗的义务分为一般性的强制治疗义务和特殊性的强制治疗义务,接受强制性治疗的患者包括:

①精神患者是指犯罪的精神患者和重型精神疾病患者;刑法第18条规定:"精神患者在不能辨认或者不能控制自己行为的时候造成危害结果,经法定程序鉴定确认的,不负刑事责任,但是应当责令他的家属或者监护人严加看管和医疗;在必要的时候,由政府强制医疗。"

②传染患者包括甲类传染病患者、病原携带者和乙类传染病中传染性非典型肺炎、炭疽中的肺炭疽、人感染高致病性禽流感患者。《中华人民共和国传染病防治法》第24条第1项规定:"对甲类传染病患者和病原携带者,乙类传染病中的艾滋病患者、炭疽中的肺炭疽患者,予以隔离治疗。隔离期限根据医学检查结果确定。拒绝隔离治疗或者隔离期未满擅自脱离隔离治疗的,可以由公安部门协助治疗单位采取强制隔离治疗措施。"

③吸毒人员是指注射药品成瘾人员。强制戒毒是指对吸食、注射毒品成瘾人员,在一定时期内通过行政措施对其强制进行药物治疗、心理治疗和法治教育、道德教育、使其戒除毒瘾。其接受强制性治疗患者的义务有:①接受隔离的义务,此项义务要求患者应限定在特定的空间生活及接受治疗,其行为和自由受到一定时间的限制。从表面上看,是对患者的人身自由的限制和短时剥夺,但从社会长远利益看,履行该义务可从根本上维护社会公共利益,维护更多人的生命健康权和其他利益。②疾病不扩散不传播给他人的义务,接受强制性治疗患者因其疾病的特殊性,易产生传播扩散风险,从而对公共安全造成威胁,因此法律要求此类患者必须承担不扩

散不传播的义务。

（5）保持、恢复、促进健康义务。医务人员有责任帮助患者恢复健康和保持健康,但对个人的健康保持需要患者积极参与。患者有责任选择合理的生活方式,养成良好的生活习惯,发挥自身在保持和恢复健康、预防疾病、增进健康中的能动作用,掌握自身健康的主动权。

（6）支持医学科学发展的义务。医学科学发展需要患者的支持和协助,如一些疑难杂症患者死前未能明确诊断,需要死后进行尸体解剖才能明确诊断;一些新药物使用、新疗法人体实验的推广,需要得到患者的配合。当然,患者的支持和配合是建立在知情自愿的前提下,医疗科学的发展离不开患者的实际行动支持,反过来,医疗科学的发展又为患者的康复带来福祉。

（7）按时、按数支付医疗费用及其他服务费用的义务。目前国家经济条件有限,不可能全部承担每个公民的医药费用。医患之间成立医疗服务合同,医生对患者提供妥当的医疗服务,患者则负有给付医疗费用的法律义务。医疗服务合同中,医生所负担是过程债务或手段债务,而非结果债务,即便患者的疾病未能痊愈,只要医生提供的医疗服务是妥当合理的,患者就必须支付医药费用。

（杨旭丽）

第三节　医患双方民事诉讼的权利和义务

1. 当事人的诉讼权利

一方当事人享有的诉讼权利包括:①原告有提起诉讼的权利。②原告有提出变更、放弃诉讼请求和撤回诉讼的权利。③被告有承认或者反驳原告的诉讼请求和提起反诉的权利。④胜诉一方有申请执行的权利。

双方当事人共同享有的诉讼权利包括:①委托诉讼代理人的权利。②申请回避的权利。③收集、提供证据的权利。④进行辩论的权利。⑤请求调解的权利。⑥自行和解的权利。⑦提起上诉和申请撤回上诉的权利。

⑧申请再审的权利。⑨查阅并复制本案有关材料和法律文书的权利。⑩要求重新调查、鉴定和勘验的权利。⑪对法庭笔录有遗漏或者差错，有申请补退的权利。⑫使用本民族语言文字进行诉讼的权利。

2. 当事人的诉讼义务

当事人的诉讼义务包括：①必须正确行使诉讼权利，不得滥用诉权。②必须遵守诉讼秩序，按照法定程序和法庭纪律进行诉讼活动，服从审判人员的指挥，尊重对方当事人的诉讼权利。③必须履行人民法院已经发生法律效力的判决、裁定和调解书。

附录：两例典型病例

1. 侵犯患者知情权、医疗自主权案例

男，70 岁，因"头痛伴胸痛 12 h"于 2019 年 6 月某日入某医院某科治疗。入院诊断：急性冠脉综合征，原发性高血压病，脑梗死。决定于 2019 年 6 月某日行回旋支 PCI，于回旋支病变处置入雅培 2.75 某 23 mm 药物洗脱支架 1 枚。患者于 2019 年 6 月某日 15 时 26 分突发意识丧失，立即予以持续胸外按压等抢救措施，16:05 患者入介入室行 X 线透视见心脏压塞，16:30 患者死亡。死亡诊断：急性心肌梗死后心脏破裂，急性紧急梗死，冠心病，高血压Ⅲ期，肺部感染，脑梗死。

当年 8 月患者家属向法院提起诉讼，法院委托司法鉴定中心进行鉴定，鉴定意见：医方未履行冠状动脉支架植入术的书面告知义务，未书面告知保守治疗或者动脉搭桥术等替代方案，承担轻微—次要责任。最终法院依据《中华人民共和国侵权责任法》第五十四条，最高人民法院《关于审理人身损害赔偿案件使用法律若干问题的解释》第十七条等，《中华人民共和国民事诉讼法》第七十八条、第七十九条的规定，判决如下：被告于本判决生效后十日内赔偿原告人民币 19 万余元。

该案例是一起医院侵犯患者知情权、医疗自主权典型病例，医务人员在诊疗过程中未充分向患者告知诊疗操作，也未将可替代的治疗方案向家属交代清楚，使家属丧失了选择医疗方式的权利。

2. 侵犯医务人员人身自由权、正常工作权

女,66岁,无明显诱因出现发热,于2017年4月某日第一次至某医院某科住院,入院诊断:①噬血细胞综合征;②肺部感染;③慢性阻塞性肺病。患者于2017年5月某日好转出院。5月某日再次住院。痰真菌涂片提示检见真菌孢子及菌丝;血培养室培养出白念珠菌;肺部CT提示仍有感染。诊断:1感染性噬血细胞综合征2肺部感染3慢性阻塞性肺病。入院后给予抗感染、支持治疗。6月某日患者体温最高38℃。第二日10点半以后,患者家属陪同患者走回病房。立即向患者家属告知病情危重,患者家属拒绝签病危通知书。下午急查血生化结果提示:转氨酶、肌酐尿素氮升高,凝血功能异常,立即请感染科、肾内科、ICU急会诊,考虑存在噬血细胞综合征本病进展导致脏器功能损害,在抗感染治疗基础上积极给予护肝,维生素K_1,患者家属拒绝输新鲜冰冻血浆及血小板。6月某日,经科室及院内扩大会诊后转ICU治疗,下午患者出现神志不清,生命体征不稳定,经积极抢救后于2017年6月某日20:55时死亡。

纠纷发生后,患者家属多次在医院闹事,限制医务人员人身自由,威胁、恐吓医务人员、多次跟踪前往医务人员家中阻拦威胁医生,让医生难以忍受患者家属的行为。患者家属很长一段时间拒绝通过正当途径来解决纠纷,而是通过违法手段,侵犯医生权利,使医生人身自由权,正常工作权受到严重侵害。

该纠纷2018年通过法院审理判决医院赔偿患者家属人民币10万余元。

（徐小丽）

第八章
医患沟通案例解析与纠纷防范要点

导语

　　医患关系紧张成为医疗行业面临的主要困境之一。医患纠纷不仅给医院带来信任度下降，也影响到医护人员执业心态的稳定和工作的积极性，影响医疗质量，医学发展。形势的变化给医护人员提出了高要求。在临床工作当中，只有通过不断提升医患沟通技巧，掌握必要的法律知识以及风险防范意识和技巧，医患纠纷才能有效避免与减少，医患关系才能得以改进与提高。

　　本章列举了一些常见的因医患沟通失当引起的纠纷案例，提供简明解析和实用的防范要点，使医护人员通过简单的方法以最快的速度把握关键环节，在临床工作当中提高风险防范的意识和技巧，让医患纠纷防患于未然、把纠纷事件控制在萌芽状态，有效避免纠纷发生。

　　典型病例一：患者执意出院病情加重，医生因未加劝阻担责

　　(1)基本案情。某县某镇村民刘某在家中因一氧化碳中毒昏迷，次日被送到县某医院抢救。在医务人员的救治下，刘某于当日上午11时苏醒，病情得到好转，脱离危险。当晚9时，刘某已经可以暂时停药、停氧。看到刘某已完全清醒，刘某亲属主动要求出院。医生同意出院，但当时未与刘某及其亲属办理相关手续，并未告知有关注意事项。

次日,刘某出现反应迟钝、头痛等症状,先后到宜昌市中心人民医院、重庆市三峡中心医院等地治疗,诊断为中毒性脑病。刘某被法医鉴定为伤残一级。刘某亲属一纸诉状将某县某医院告上法庭,要求该院赔偿33万余元。

一审法院审理后认为,医院提交的病历,记录了要求原告刘某住院治疗的内容,原告无充足的证据加以推翻。遂驳回刘某的诉讼请求。刘某不服,开始申诉。某县法院再审此案。在进行多方面分析后判决该医院因未尽到告知义务,承担一半的责任,赔偿患者4万元。

(2)解析。尽管家属强行要求未痊愈的患者回家,拖延了后续治疗,与造成患者伤残的严重后果有直接因果关系,家属应承担相应民事责任。但是院方也有不可推卸的责任。根据相关规定,对不宜出院的病员,应进行劝阻;坚持要出院的,应履行相关报批手续,并告知患者病情的危害性。该医院仅以病历记录举证,证据不能证明其履行了告知义务,应承担过错责任。

(3)防范要点。①医务人员应做好病历记录,详细记载患者住院治疗的内容。②与患者加强沟通,告知提前出院的危险性。对于不宜出院的患者,应强力劝阻,了解具体原因,多为患者做思想工作。③如患者坚持要出院,应履行相关报批手续,并告知病情危害性以及出院后要注意的事项,嘱咐患者定期回医院进行检查。最好获得患者及家属对告知内容的书面确认。

典型病例二:女患者照胸透被迫脱光,医生陷被控告侵犯隐私权的尴尬

(1)基本案情。女,24岁的田某因感冒发烧,在家属的陪伴下到朝阳某医院看病。医生让她做一个X光检查。做胸透时,在医生(男)的要求下脱光上衣(态度不好)。田某以前没拍过X光片,不知道到底怎么个查法,紧张得脑子都蒙了,只能机械地脱下胸罩。

等候在外的家属感觉医生的态度很粗暴,冲进去气愤地质问大夫:"为什么让她脱光上衣?"医生回答说是工作需要,医院就是这么规定的,可也拿不出什么书面文件来。事后,田某得知拍X光片检查不用脱光衣服,感到自己的隐私和尊严被严重侵犯。田某将朝阳某医院告到法院,请求法院

判决被告在媒体上公开赔礼道歉,赔偿经济损失及精神损失2万元。

(2)解析。对于医院拍摄X光片是否脱衣,暂时没有硬性的规定,个别医院要求脱光上衣是因为患者的内衣中有很多东西如金属搭扣、钢托等,会造成"伪影",这可能影响到医生最终看片诊断的精准。而患者却认为,即使是这样也应该提前告诉患者,在具体做法上、态度上应多替患者想想。该案例主要问题是医生没有与患者进行有效的沟通,涉及是否侵犯患者个人隐私的问题。这一现象提醒广大医务工作者,医疗服务必须充分考虑社会、宗教、民族的伦理和价值观,充分尊重患者的人格权和隐私权并保护患者的合法权益。

(3)防范要点。

①尊重患者隐私权,检查前应以不同方式提前告知患者,征得患者同意。

②从人性化的角度改善就医流程。多为患者着想,加以各种防范措施,避免患者的不满。如安排同性医生进行检查,减少患者的尴尬;设置更衣室或屏风,为患者脱换衣物提供便利等。

③医务人员应注意服务态度,避免不必要的医患纠纷。

典型病例三:患者的肖像权不容侵犯

(1)基本案情。某年6月,王某向法院起诉,控告曾为她治好"重症肌无力症"(眼睑不能上翻)的刘医生。因刘医生在给某科技报撰文介绍治疗此病的文章时,给报社提供了十几张典型病症照片,编辑从中选登了王某的两张(治愈前后各1张),并公开了王某的姓名。王某看到登出的文章及照片,认为这侵犯了她的肖像权,与报社交涉,可刘医生认为他是为科研而使用的,他有这个权利。王某遂诉讼到法院。一审判决原告胜诉,医生侵权成立。二审(终审)判决医生侵权不成立,原告败诉,但今后使用患者照片,须经患者同意。

(2)解析。①这是著名的全国首例患者诉讼医生侵犯肖像权案件。从伦理道德的角度看,这反映了人们在医患关系认识上的冲突。在一些医生看来,自己有恩于患者,用几张照片算得了什么?此观点是建立在医患关系不平等的基础上的,但其在人格上和法律上仍然是平等的。②在一定意义上,疾病也是一种隐私。刘医生和报社在未与王某商量的情况下,把她的相片和姓名在报纸上刊登,将其疾病公之于世,这显然超出了医生的权利,违背了医患关系平等的道德原则。③尽管从法律意义上来看,刘医生没有侵权,因为他不是为"营利目的"而是为科学研究才使用患者照片的,但从道德的角度看,他却应更贴心地为患者考虑。(可以模糊处理患者的一些部位,并不写明患者姓名等)。

(3)防范要点。①医生有为患者保密的义务,患者也有保守个人隐私的权利。患者在治病过程中,允许医生拍摄、使用自己的病症相片,但不是无条件的,这只能限定在医生留作资料保存或不公开前提下的研究使用范围内。②关系到患者权益时,医务人员应事先与之商定,必要时应履行相关手续。

医护人员不应仅仅把这一案例看成是个别事件,而应把它看成是法律对新型医患关系的保护和支持。

典型病例四:死胎处理不当,引来官司

(1)基本案情。2005年3月4日凌晨2点10分,原告焦某因腹中胎儿胎动消失5天,腹痛14 h,由旧宫医院转入被告北京某医院。入院时查体:血压180/140 mmHg,胎心0次/分,腹部浮肿(+++)。诊断为"先兆子宫破裂,相对头盆不称,重度妊娠高血压综合征,孕4产3孕40+2周临产,巨大儿,胎死宫内"。该医院急诊行剖宫产术。3月4日3点18分,手术娩出一男死婴全身高度浮肿,呈青紫色,似唐氏儿外貌。3月4日上午9点该医院向原告及其丈夫交代了病情,并建议其对死胎进行尸检,原告之夫彩某签字表示不同意尸检。3月7日该医院将死胎按照医疗废物自行处理。3月9日原告得知医院已对死胎按医疗废物处理完毕,即与医院发生争议。

(2)解析。①法院经审理认为,原告在被告医院剖宫产娩出死胎后,虽表示不同意尸检,但未表示同意由医院处理死胎。医院在原告表示不同意尸检时,未明确告知原告,医院按医疗废物处理该死胎(未提供充足证据佐证)。因此,本案争诉的焦点问题是,医院在未经原告同意的情况下,有无权利处置原告娩出的死胎。②死胎应归娩出死胎的产妇所有,产妇享有对死胎的合法处理权。医院未经原告同意,按照医疗废物自行处理死胎,侵犯了原告的知情权,并给原告造成一定的精神痛苦,故医院应承担侵权责任。考虑到医疗机构管理部门对死胎的处理尚无明确规定,故法院对医院赔偿原告精神抚慰金的数额予以适当酌定。

(3)防范要点。对患者知情同意权的侵犯是医患权益性纠纷中最常见的一种,是患者基本权利之一。

①医院或医护人员要保证患者或患者家属的知情权。

②一般情况下患者死亡,医院应及时将死亡通知书送达其家属,并要求其在存根上签字。医院与患者一方不能确定死因或者对死因有异议的,医院应告知患者一方在患者死后48 h内进行尸检,同时应告知患者一方如果拒绝签字或拖延尸检,超过规定时间,影响死因判定的,应该承担责任。尸检应当经死者亲属同意并签字。

典型病例五:从来不吃进口药

(1)基本案情。患者李某因胃溃疡住院治疗。主治医师唐某为其开了一种进口药物,但唐某未将用药名称、用药意图以及是否报销等事项告知李某。在吃药一个阶段后,李某从护士口中了解了此药的名称和性质,并得知这种药物不属公费医疗报销范围,当时也未提出不同意见,继续服用此药,并保持沉默。到出院结账时,李某提出要检查住院期间的费用,对此种进口药物的费用不认可,说:"谁叫你给我吃进口药的? 我从来不吃进口药!"

(2)解析。本案例中医生唐某侵犯了患者的治疗药物知情权,医患双方在知情同意权上发生了矛盾。在给李某使用不属于公费报销范围的进口药物前,应当事先向患者说明,征求患者的意见。然而,从患者李某方面讲,在从护士口中得知所服进口药物的有关情况以后,不提出异议保持沉默,闷声不响地继续服用,到最后出院时才拒付医药费,有一定的蓄谋意图。因此,对李某来说已经经历了事实告知—知情—同意(沉默)的过程。因此,应视为李某的行为认可,当由李某本人履行缴纳费用的义务。

（3）防范要点。①保证患者的知情同意权。为患者提供治疗药物时，如有进口药（或不属于公费报销药物）应提前告知并征得患者同意。②如有同类国产药物或可替代药物，应向患者说明不同药物的价格、疗效、疗程、副作用等情况，让患者自行选择。如患者病情需要，必须使用进口药，应做重要说明。③患者不同意接受进口药物（或不属于公费报销药物）时，医护人员应为其进行调整。

典型病例六：不能说的更年期

（1）基本案情。女，42岁，因"不明原因停经数月"，慕名前来某省级医院求治，挂了知名妇产科专家符教授的号，经过2个多小时的耐心等候，终于轮到她就诊。符教授询问病史，经过妇检后给予相应的处理。此时，因时间不早了，患者不想再去内科挂号候诊，故要求符教授将其泌尿道感染一并处理，但符教授认为已有肾内科医师的医嘱，且此病不属于她的专科范畴，故拒绝写处方给药，两人为此产生了争论。因候诊患者较多，符教授急于接诊其他患者。在诊室门大开的情况下，符教授一时性急，大声说："你是更年期引起的停经，我已经帮你调节内分泌，又帮你通经，你还要我怎么样？治疗泌尿道感染是内科医师的事！"患者认为在公众场合，符教授的语言侵犯了自己的隐私权，故提出正式投诉，要求对方道歉。

（2）解析。①经过深入了解得知，患者比其丈夫年长10岁，年龄差异一直是她的心病。符教授在众人面前（其丈夫也在门外等候）大声说她是"更年期"，令其自尊心受到伤害。②从医学的角度讲，患者也许的确是更年期引起的闭经，但出于她那种特殊的婚姻状态，其敏感和脆弱都是可以理解的。"怕老"是她的死穴，符教授却偏偏"哪壶不开提哪壶"，矛盾就在所难免了。符教授作为本专业的翘楚，技术水平毋庸置疑，但在语言沟通技巧和透视患者心理方面尚需加强学习，在不方便"实话实说"的场合就应该讲究语言的艺术。

（3）防范要点。①医生与患者沟通过程中，应特别注意说话的场合，要充分考虑患者心理，也就是医患沟通的"语言环境"。②对于患者提出的不合理要求，能够耐心解释。③涉及患者隐私问题，应委婉告知，禁忌大声。条件允许的情况下,最好避免外人在场。

典型病例七:医师言语失误,农家女跳楼自杀

(1)基本案情。女,36岁,农民,因发热一周待查入院。入院后给予相关检查,并进行对症治疗,体温仍不退,诊断不明。入院一周左右,一位副主任医师带领下级医师查房,看完该患者后,在病床边针对该患者的病情向下级医师们进行病因分析:"这位女患者,体温不退,不能排除白血病可能,应进一步检查……"患者听后,以为自己患了白血病,感到十分绝望,于当晚跳楼自杀,致颈椎骨折伴截瘫。后根据相关检查结果,诊断为伤寒。为此,患方提起诉讼,要求医院承担法律责任。

(2)解析。该患者是农民,文化知识相对较少,对医学常识缺乏了解。医师平时没有对患者宣传相关的医学信息和知识,缺乏必要的通俗易懂的信息沟通。患者发热不退,身体不适,在这样的情况下,情绪低落,十分多疑,对医生突如其来的专业分析没有足够的思想准备,医生与同行的讨论和分析,虽不是对患者讲,却是在其床边,医师主观上没有回避患者的意识,患者听到分析后,不能正确理解相关语言信息,出现误解而导致悲剧发生。医生应承担一定的责任。

(3)防范要点。①医护人员应根据不同的患者群进行有针对性的信息沟通。对语言信息接收、理解能力差的患者应避免使用专业性强的语言,防止患者理解产生偏差,发生悲剧。②没有确诊的病,医护人员不要擅下结论,避免在患者和家属面前对病情进行主观臆断和分析。对于重症患者应委婉地告知本人或家属病情,并给予治疗的信心。

典型病例八:配偶不同意患者丢命

(1)基本案情。某产妇,因足月临产入院。该产妇身材矮小,骨盆狭窄,经试产无法顺利分娩。产妇请求医师为其采用剖宫产手术,医生也认为行剖宫产手术是较为理想的方法。于是医生将有关情况告诉了产妇的丈夫。其丈夫担心妻子生个女儿,故意躲着医师不肯签字。产妇再三请求医师尽快为其做剖宫产手术,而医师却因无其丈夫的签字迟迟不敢实施手术,结果导致产妇子宫破裂。这时,医师才将产妇送进手术室抢救,实施子

宫全切术,但为时已晚,产妇胎儿双亡。

(2)解析。当患者的生命受到威胁时,医务人员应首先考虑到治病救人。本例中产妇自然分娩可能出现的危险后果是显而易见的,医务人员一味等待患者亲属的同意,延迟了对产妇生命的救治,是极其错误的。对剖宫产手术到底应当由谁承诺,这是不难分清的问题。本例中,产妇为正常人,头脑清醒,完全具有手术选择的能力。而令人遗憾的是,在产妇本人再三要求医师为其实施剖宫产时,涉事医师却把关系产妇母子生命的决定权交给了产妇的丈夫。

(3)防范要点。患者一方包括患者本人及其亲属。在患者本人具有自主意识和选择能力的情况下,这种沟通并签字的顺序应先是患者本人,然后才是患者亲属。只有在患者意识丧失,或精神不正常,不能做出理智判断,或年龄不足 16 周岁时,才需要征求患者亲属或其代理人的意见。由此可见,同意手术与否首先应考虑的是本人的意见。

典型病例九:"救星"当被告

(1)基本案情。年近 70 岁的韩老太到某家医院看望住院的亲友,顺便在该院就诊,想了解一下自己十多年来的心脏病病情。韩老太来到了该院的胸外科专家门诊。接诊医师对该患者进行检查后认为有手术指征,并建议患者手术治疗。当韩老太问及手术危险性时,该医师回答说:"现在科学技术非常先进,类似手术已不算大手术了,而且术后 10 天即可出院。"韩老太回家与家人商量后一致认为,既然手术无风险且医师如此有把握,决定接受手术治疗。

三天后,韩老太住进了医院。术前,韩老太亲属再次向该医师询问有关病情及手术方面的问题,该医师说:"你这种情况如不动手术,生活能力只有普通人的 30%,而经过手术治疗后能恢复到普通人的 80%。"患者家属听后倍感欣慰,因为老太太生病十几年,如此有把握的话还是头一次听到,患者和家属都认为找到"救星"了。

然而,出乎意料的是,当天上午 7 时 30 分,满怀希望的韩老太被推进手术室后,直至下午 4 时 30 分,家属却接到了患者的病危通知。晚上 7 时

30 分,该医师找家属谈话,告知患者因心脏衰竭已无生还的希望。面对突然降临的噩耗,家属无法接受这从"希望"到"绝望"的巨大的心理落差。结果,医师成了"被告"。

(2)解析。本案例中的医师向患方介绍病情不充分,对手术的风险预估不足,对手术的成功率过于自信。特别是在与患者及家属的沟通中未能如实反映情况,而一味地"报喜不报忧",使患者及家属期望值过高,心理准备不足。当病情突然发生变化时,当事医师无法向患方解释,患者家属则难以接受眼前的事实,从而导致医患之间的矛盾和纠纷。

(3)防范要点。①正确评估。手术之前,应该对手术患者的情况有全面的了解,尤其是对患者手术的耐受程度、术中及术后可能发生的意外必须有所把握,做好预案,切忌过分自信。②医师一定要履行充分告知义务。术前,施术医师应与患者和家属充分沟通,从科学的角度客观地分析患者的情况,并如实地告知。主要让患者及家属充分了解:一是手术的必要性;二是手术所带来的风险。从而便于患方进行理智的思考和选择,同时在手术过程的不同阶段,还应将有关信息及时、客观地向家属传递,使家属知情,逐步提高心理承受能力。③任何手术均有风险,特别是心脏手术。作为高风险职业的心脏外科医师,更应该具有严谨的科学态度,并与患者家属签订手术协议书。

典型病例十:知情权与医疗保护冲突引发纠纷

(1)基本案情。一位 18 岁的女青年因右下腹疼痛被医院门诊诊断为慢性阑尾炎急性发作收住院,入院后确诊为右侧卵巢囊肿扭转行手术治疗。医生发现扭转的囊肿已坏死,便将其切除。探查左侧卵巢组织发现为畸胎瘤,且无法分离出正常的卵巢组织。手术医生请家属代表进入手术室说明情况,告知双侧卵巢切除的必要性,以及切除后对患者的影响。征得家属口头同意后,将左侧卵巢畸胎瘤也行手术切除。患者出院时,为防止双侧卵巢切除对患者的心理及日后的社会生活产生不利影响,医务人员遵照保护性医疗制度,对患者严格保密,并在患者的出院病历记录中,将双侧卵巢囊肿切除术记载为阑尾切除术。术后 5 个月左右,这位女青年在医院药房购买一种叫作"尼尔雌醇"的女性激素替代药物时,一位不了解真相的医务人员询问了她的情况,并查对了出院病历记录,认定是医生在做阑尾炎手术时误切了患者的卵巢。此消息又被记者截获,未加证实便抢先报道,因而酿成一起轰动性的医疗纠纷和法律诉讼。后经卫生行政部门认真调查证明,宣判医院无任何过失,患方败诉。

(2)解析。引起这起医疗纠纷主要在于医务人员对保护性医疗制度运用不当,没有处理好保护性医疗制度与患者知情权的关系。在处理两者的关系上应具体分析,权衡利弊,分清主次与轻重缓急,保护好医患双方的合法权益。

(3)防范要点。①医疗行为的目的是治疗患者的疾病,但是在特殊情况下(如患者承受能力差、患恶性肿瘤等)将病情如实告知患者可能使其丧失治疗的信心,为了避免这一不利后果,对患者隐瞒病情非常必要。医务人员应优先采用保护性医疗措施。②由于知情同意权是患者的基础权利,为了避免医务人员侵犯患者的合法权益,在实施保护性医疗制度时,医师应向患者家属说明情况并征得其书面同意。

(唐光波)

中 编

外科的医患沟通

有人提出这样一个问题:一个人一生中做什么事最辛酸

回答:一个人去看病最辛酸。

这是真的吗?

医院本是一个救死扶伤、传递温暖与希望的地方。这里有新生命诞生的欢笑,有健康恢复的欣喜,也有悲凄的离别。一些不可抗拒的因素,医院也是每天都在上演着生离死别的舞台。英年早逝,白发送黑发,让人辛酸。这是笑声与哭声纠缠不休的地方。对于许多来就诊的患者来讲,看到这一切,会感到人生无常。一个人去医院真的有些辛酸——要忍受躯体上的不适,还要承受心理上的无助与孤寂。如果一场生离死别发生在眼前,更是别有一番悲怆。不禁想起:年轻时用健康透支换取金钱;年老时用金钱延长生命。自卑自怜,自卑自恋。任何年龄段的人走进医院多多少少都会发出一些怨言。独自就医的"单身"患者来医院就医感受更深,负面情绪满满。如果医院的每一个医护人员对每个患者都是笑脸相迎,每位患者都能感受到医院的温暖,当医院有了温暖,辛酸会不会被淡忘?

笑脸接诊,积极治疗是每个医护人员的责任。沟通是医患的桥梁,是医护工作者必修的功课。

第一章
急诊科的医患沟通

导语

急诊科是所有急诊患者入院治疗的必经之路,门诊、急诊都是医院的窗口,而急诊是医院中重症患者最集中、病种最多、抢救和管理任务最重的科室,"急危重症""求医心切""突发事件"等较为常见。医患之间沟通尤为的重要,沟通不畅或沟通不到位,会影响抢救时间,而"时间就是生命"。除此之外,提高医护人员的综合素质,增强急救意识,提高服务技能,加强沟通技巧,也是急诊科提升医患沟通效果的"前奏"。

第一节 急诊科的病情与患者的心理特点

1. 病情特征

(1)病情急危重。急诊科患者是指各种突发事故及自然灾害造成的严重的外伤患者、各系统急危重症患者、多脏器功能衰竭患者及其他急危急症患者。这类患者往往病情复杂、发病急骤、进展迅猛。这要求医护人员必须在最短的时间内正确判断病情,给出最佳的治疗方案,否则患者随时可能有生命危险。第一时间的诊断正确率至关重要。

(2)病情变化快。急诊科患者病情发展变化快,尤其是急性呼吸衰竭、心力衰竭、脑出血、严重毒物中毒等患者病情极不稳定,随时可能发生变化,甚至危及生命,需要医护人员有较高的专业性能力和专科技术水平。急诊科的每一位医护人员必须掌握心肺复苏技术,重视第一时间的抢救成功率。

(3)流动性大。急诊科是一个流动的通道,有着医院的大分诊台。急诊科控制着生命的第一时段,为后方科室序贯治疗提供有可能性并创造最佳条件,患者经抢救后可随时分流至各专科病房,随时收治新的患者。

(4)工作量大。据统计,2018年全年某医院急诊科患者总数达17万余人次,其中抢救人次1.4万,留观人次0.8万余,急诊输液人次10万余,转送住院人次约1.7万。这些患者自理能力差、病情重,大大增加了急诊科的工作量。

(5)沟通困难。大部分进入急诊科的患者所患疾病的系统性复杂性是患者和家属完全不能理解的。经过抢救治疗后,最后的结果可能还是不尽如人意,甚至导致残疾、死亡等严重后果时,由于医患双方对疾病认知的差异,对产生后果、原因各抒己见,使沟通的难度进一步加大。因此,要经常向家属交代病情,随时洞察家属反应,随时与家属沟通,随时了解家属的要求与意向,而不是等问题闹大了再解决。牢记"随时"二字,才能了解患者病情变化。

2. 患者的心理特点

由于急诊患者具有发病急、病情重、求医心切的特点,易产生恐惧、焦虑等情绪,故患者的心理状态直接影响着疾病的发展或治愈。了解患者的这些心理状况,能够对患者的心理状态做出准确预估,这对于抢救工作十分重要。良好的心理指导能够提高患者的安全感和信任度,使其更积极地配合治疗。专业的心理护理在医疗救护中起着举足轻重的作用,可以使急诊患者消除心理障碍、减轻焦虑情绪,从而有助于患者脱离危险。

(1)紧张恐惧。是人在某种压力环境的作用下所产生的一种适应环境的情绪反应。此种心理最多见于创伤、慢性病急性发作和急症患者。原因在于瞬时袭来的意外疾病突然发作或慢性疾病病情急剧加重等,超常的紧张刺激可以摧毁一个人的自我应对机制,导致心理异常。例如,创伤多数是遭受天灾人祸后,患者对创伤所致疼痛、伤残等缺乏思想准备。加之医院环境陌生,表现为恐惧万分、紧张过度;急腹症患者发病急,疼痛剧烈、难忍,产生焦虑、紧张不安的心理,迫切要求止痛治疗。患者在遭受意外伤害时缺乏思想准备,多表现为惊慌失措。因缺乏必要的医疗常识,患者不了解自身当前状况,往往处于惊恐的情绪中,在就医后迫切希望得到最佳的治疗和护理。医院陌生环境的影响,加剧了患者的紧张感和恐惧感,入院后的各项检查过程中一些异常的生理指标导致患者不良情绪进一步加深。患者无法预测自身病情,这种未知感是造成患者恐慌的主要原因,尤其是对于心脑血管类疾病的中老年患者而言,对死亡的畏惧会加深患者的紧张或恐惧情绪。

(2)急躁愤怒。此种心理最多见于酗酒和打架斗殴的患者,原因是这类患者对当时受到的创伤难以承受,患者在疼痛影响下承受能力下降,出现急躁心理,遇到不顺心的事情就会陡增怨气,对于治疗配合度极差。他们承受能力下降,易产生急躁心理,随时稍有不顺,就会怨气很多、脾气暴躁,甚至对医护人员采取攻击态度。例如,酗酒的患者往往失去理智,处于极度兴奋状态并伴有创伤,不待简要了解受伤过程就大怒,总认为未及时处理,常常借机寻找泄愤对象和机会,因而出现暴躁行为,甚至辱骂、殴打医护人员等过激行为,无法配合治疗。此外一些自杀患者、后天致残患者以及久治不愈的患者,由于对生活失去信心或不能承受病痛折磨而出现抗拒治疗,抵制医护人员的行为。部分家庭经济较差的患者无力支付治疗费用而单纯认为医院收费过高,出现暴躁、愤怒的情绪。在就医过程中因为医疗程序繁琐、护理服务不热情等因素影响情绪,加上病痛折磨而出现过激言行的患者也属此类。

(3)抑郁绝望。这类患者多发生于慢性疾病时间长,病情反复迁延,长期受疾病的折磨和医疗费用的困扰,对生活失去信心,产生悲观、失落、绝望的心理,从而产生服药轻生的行为。还有一群年轻患者,由于学习、工作、感情受到挫折处于不能和不愿意接受改变人生状态,从而产生消极、悲观心理,瞬间产生绝望轻生行为。患者多表现为表情冷漠,情绪低落,沉默寡言,对于周围环境的刺激不作出反应,不愿被别人所打扰。此类患者的治疗和护理依从性较差,甚至会抗拒治疗,给治疗工作的开展造成很大障碍。此情绪多见于经济条件差、文化程度低或长期被慢性病所困扰的患者。此外还有包括以下几种患者:突发疾病或意外伤害,病情进展严重迅速,导致患者自我感觉极差,丧失治疗信心;长期被慢性病困扰,病情迁延不愈,久治不见好转;患病同时遭受其他心理打击,处于不敢或不愿接受现实的状态;理想主义者,遭受现实打击而出现悲观情绪。以后列举患者如果不能得到及时开导,容易绝望甚至出现轻生行为。

(4)焦虑孤独。此种心理常见于慢性病急性发作期患者、创伤患者以及急性病症患者。外部创伤多由于天灾人祸,患者缺乏对疼痛或伤残等情况的思想准备,在事故发生的瞬间缺乏心理应对机制,有着强烈的求生欲望,在产生焦虑、不安心理的同时也希望得到医护人员的关注,迫切要求得到有效治疗。慢性病的突然加剧或急性病症的发作能够摧毁患者的自我应对机制,使得心理出现异常,加上医院特殊环境的影响,患者不能及时了解到自身病况,缺乏对医护人员的信任,出现紧张过度、焦虑等情绪。一些中青年外伤患者,往往处于家庭和事业的关键时期,在治疗时不能放下工作或家庭的负担,而导致患者显得顾虑重重、焦躁不安。此外,经济因素也是导致此类情绪的一个重要因素,患者在了解到医疗费用后发现与自身经济实力相差过大就会出现焦虑情绪。对于工作在外的患者而言,一旦发生急性疾病,亲属及朋友不能及时赶到医院陪伴,在抢救室、监护室这些远离周围熟悉人群的地方很容易使得患者产生孤独感。

第二节　心肺复苏患者沟通要点

心搏骤停是指各种原因引起的、在未能预计的情况和时间内心脏突然停止搏动,从而导致有效心泵功能和有效循环突然中止,引起全身组织细胞严重缺血、缺氧和代谢障碍,如不及时抢救即可立刻失去生命。心搏骤停不同于任何慢性病终末期的心脏停搏,若及时采取正确有效的复苏措施,患者有可能被挽救生命并得到康复。心搏骤停一旦发生,如得不到即刻及时抢救复苏,4~6 min 后会造成患者脑和其他人体重要器官组织的不可逆的损害。

心肺复苏是针对呼吸心跳停止的急症危重患者所采取的抢救关键措施,即胸外按压或其他方式形成暂时的人工循环并恢复心脏的自主搏动和循环,人体是靠心脏的跳动、血管的节律运动和肺的呼吸,将氧气和营养物质运送到人的各个部分,以供机体正常活动;心肺复苏最根本的目的在于,依靠机械或者人为的方法,使呼吸、心跳得到暂时性的恢复,为患者有效治疗争取更多时间,提高疾病治愈率,降低疾病死亡率,在心肺复苏的时候应注意以下沟通点:

1.医护人员要以娴熟的操作技巧和扎实的专业知识进行抢救

抢救室工作量大、突发事件多,首先要沉着冷静,具有较强的应急能力和组织能力,做到"忙"而不乱,快中求"稳"。在急救患者时,应以最快的速度、娴熟的技术做好抢救中的各项医护工作,熟悉各项抢救流程,迅速建立静脉通路,医护配合默契,对呼吸、心搏骤停者立即实施心肺复苏;掌握监护仪、呼吸机、除颤器的使用,争分夺秒进行抢救;严密观察病情变化并做好重症记录。抢救过程中,医护娴熟的操作和严谨的工作作风会增强患者家属对医护人员的信任感。

2.正确评估患者家属的应急能力

在以往的抢救工作中,医护人员往往只忙于抢救患者,认为自己的行动能起到安慰患者家属的作用,无暇顾及患者家属的心理反应。患者家属对于抢救的情况有着很强的探究欲,他们不了解患者现在的情况如何,是否会有生命危险。在抢救的同时应有一名护士负责患者家属的心理疏导工作。由于患者家属受患者患病的心理状态的影响,会引起情绪和行为的改变,护士在沟通的同时应密切观察这一变化。

3.理解患者家属的情绪是急诊医护人员能否与其沟通的关键

当危重患者在抢救时,患者家属除焦虑心情以外,往往对医护人员的言谈举止、面目表情、技能高低有一种特殊的心理关注和衡量标准。他们不放过医护人员的细小动作，就连医护人员说话的声音，走路的急缓程度也能揣摩。因为患者家属的心理十分焦急，明知自己是外行，却不厌其烦地向医护人员询问病情，此时医护不能表现出不耐烦，应体谅家属的心情。家属反复询问是由他们的心理承受的压力程度所决定的，他们要从医护人员的举止行为中判断自己的亲人病情的发展程度和治疗效果。此时，患者家属把医护人员视为希望。医生在忙时，应有护士与患者家属的沟通并给他们安抚。面对猝死，急诊科医护人员较为多见，而对于患者家属来说，并不多见，所以不应对患者家属的反应视而不见，表情淡漠，无所谓的谈论的神态，必然刺激患者家属。医护人员要保持严肃庄重的同情之心，沉着冷静的心态，对死者要有敬畏之心。

4. 创造良好的抢救室环境

保持抢救室清洁整齐。急救药品、物品处于良好备用状态，以免在抢救过程中出现差错，延误抢救时间。禁止在抢救室内大声喧哗吵闹，保证安静舒适的抢救环境。

第三节　急诊留观输液的医患沟通要点

急诊留观室经常会遇到换药不及时的情况，患者或家属看到针内有回血，情绪会比较激动，"你们都在干嘛？按铃了这么久，才来换药，现在管子里都是血。"护士一直在忙，急忙赶过来换药，边换药家属还在不停地在指责。

遇到这种情况时，可以在刚进入病房时，先使用"对不起""让您久等""刚刚处理了……"之类的道歉性用语，抚平患者及家属的急躁情绪。再根据患者的身份、年龄、职业、职务等具体情况，因人而异，准确适当尊称对方。例如对老年患者，不能直呼其名，最好按职业职务称呼，如老师，或以老张同志、先生、大伯、阿姨、叔叔、婶婶、大娘、大爷、大妈……运用"请""谢谢""您好，我马上帮您处理"等文明用语，正确识别患者身份后，及时告知患者及家属所输药物的作用及注意事项等,既做了药物的健康宣教又转移患者及家属的注意力。

在留观时间短、医患之间建立感情的时间不足的情况下,医护人员应在交接班时间进行自我介绍,可以说"某某老师,今天几点到几点我是您的主治医生或责任护士,有事您可以直接来找我",当患者表示感谢时,医护人员可以从既往说的"不用谢,这是医护人员应该做的"更改为:"能帮到您我很高兴"。这既能体现医护人员的专业能力,又能融洽医患关系。

急诊分诊过程的沟通典型病例一:

患者:护士,我现在发热,38℃,全身酸痛,很不舒服,我现在就要看急诊,急诊不用排队的吧?

分诊护士:好的,请您先在这边,我帮您测量体温和血压等,待我们分诊后,您挂好号,马上会安排您到诊室就诊。

患者:为什么不安排我马上就诊?为什么急诊还要排队?

分诊护士:我们是根据患者的病情轻重缓急来安排就诊顺序,不是谁先到谁先看,急危重症要抢救的进红区抢救室马上看,知道您不舒服才会来看急诊,但您属于四级急诊患者,请在绿区稍微等候一下,马上就轮到您了,少安毋躁。

专家点评:来急诊科就诊的患者往往就医心切,均认为自己是最应该区别对待的"急诊"患者,等待 1 min 会像等待了 1 h,医护人员切忌用不友善的交流方式,如:公事公办的、爱理不理的、冷漠的、恩赐的态度,机械的行为或寻找各种借口拒绝患者,我们可以寻找一些小的能得到好感的行为:如请求他到一个比较安静的环境,用一次性杯子给他一杯水,承认他的感受,说明你能理解他;鼓励他讲和耐心地听,集中注意力,让他知道你对他讲的事物感兴趣;遇到就诊患者多,可以先行测量好生命体征,告知患者目前的状况,需要等待时及时告知,及时巡视,让患者知晓对他的关心。

急诊分诊过程的沟通典型病例二:

夜班时,一对 40 多岁的夫妻火急火燎地到急诊分诊台,妻子是腹痛腹泻。护士给患者测量生命体征,生命体征正常,主诉腹部疼痛,有腹泻症状,将患者分诊到肠道门诊就诊。这时看到患者丈夫在一旁大汗淋漓,手按住胸口说有点闷痛,作为长期从事急诊工作的护士,对这种胸闷胸痛的患者,非常敏感,立即询问他这种症状多长时间,既往有无心脏病史。他说就因刚刚妻子痛得厉害跑得急了点,这种疼痛也就刚刚开始,大概5 min,原来也没怎么看过病。急诊护士以惯有的责任感对患者丈夫说:"你坐下来我帮你测个血压,带你做个心电图,看看有没有心脏的问题。"这位护士同时与急诊内科医生沟通,让妻子在就近的内科就诊,并联系患者的其他亲属,2 min后丈夫的心电图结果显示有"T波"高尖,一般是"心肌梗死超急性期心电图的表现";20 min后床旁TNI检查阴性,医生跟患者解释"不排除有心肌梗死的可能,心肌梗死是指心脏大血管堵塞,会导致心肌缺血缺氧,发现得晚的话有可能导致心跳停止,你幸好在医院发病,现在处于疾病的早期,心肌细胞损害还不严重,及早诊断,及早开通闭塞的血管,可以恢复健康",后面经过心内科专家会诊、急诊积极救治,患者安全转到CCU就诊。

专家点评:急诊分诊就诊人数多、病种复杂、应急情况多,要求急诊分诊护士有良好的沟通技巧,和患者、家属、医生进行有效沟通时,要求分诊护士做到以下几个几点:

(1)注意态度,尊重患者。换位思考,面对急诊患者要礼貌、主动迎接,站在患者的立场,了解患者诉求,急患者之所急;

(2)要善于询问与倾听。急诊就诊人数多,往往数个患者同时就诊,使用简单、清晰、通俗易懂的语言与患者沟通,学会倾听,迅速了解患者主诉及既往病史;

(3)急诊分诊护士要有良好的专业能力、敏锐的观察力、有迅速的应急反应能力,让患者、家属产生信任感,积极配合就诊、治疗。这位护士不但接诊了这位患者,还意外发现其丈夫的疾病,可以说是救了他一命。

急诊输液过程中的沟通典型病例一:

一位穿着很时髦的女士来到输液室治疗,一来就跟护士提要求,趾高气扬地说自己很怕痛,一定要用最小号的针头,必须"一针见血"等。年轻护士见状都不大愿意向前和她接触,这时护士小周和颜悦色地向这位女士答应着:"好的,好的,待会我一定选最小号的针头来为您输液,'一针见血'也是我们追求的目标,我们一定尽力而为,您先等会儿,我马上就来。"在治疗时,小周也不忘适当地夸奖她,"这么年轻漂亮,如何保养的呀",让她感觉既轻松又舒服。

专家点评:这类患者屡见不鲜,在治疗护理过程中,应及时鼓励患者参与到医疗安全行为中。适当的夸奖能让医患关系更为融洽,在沟通过程中,一定要学会保持放松的姿势并调整自己的位置,遇到情绪特别暴躁的患者,可用拖延战术,给他冷静下来的时间。如果患者的抱怨是真实的,可用这样的一些陈述句"你可能是对的""这是我的错",如果患者的批评是无理的,可问一些澄清性的问题提醒患者尊重事实和制怒。

急诊输液过程中的沟通典型病例二:

一名患者气冲冲地来到输液室,把手上所有的药品扔给护士,凶狠地说:"打针! 快点!"接药处的年轻护士没好气地回道:"把药扔这里干嘛? 拿单子来!"这名患者一听,更是暴跳如雷,冲上前指着护士的鼻子开口就骂"你们医院都是什么态度,排队等半天,输个液还要看你脸色是吧?"在治疗室配药的资深护士见状赶紧出来解围,一边拦着患者,一边安抚道:"这位大哥,您别急,我是今天的组长,有什么不满意的跟我说,我来批评她。"患者一听是组长,放下了对护士指指点点的手,气愤地说道:"你是组长正好,你看看你们医院,都是些什么样的人,我排了那么久的队,好不容易拿了药到这里,结果她还不给我打针!""哦,原来是这样,大哥你别生气,我一会儿一定狠狠批评她,然后去告诉护士长。排了这么久的队确实不容易,您别生气,来,我来帮你配药,优先给您安排,请把治疗单给我吧。"这时患者渐渐平静下来,将单子交给了这位资深护士,护士接过治疗单,将药品核对后,第一时间给患者输上了液。输液完毕,患者离开的时候,还对这位资深护士说了一句谢谢。

专家点评:当患者莫名生气抱怨指责自己的同伴时,另一名不要参与回答,而是主动承担,这是解决患者抱怨的最好办法。

急诊输液过程中的沟通典型病例三：

患者张某因腹痛在家属的陪同下前来输液室行输液治疗,在输注生理盐水 100 ml + 奥美拉唑 40 mg 的过程中突发晕厥、面色苍白,护士小刘立即关闭输液夹,协同家属将患者转移至平车平卧,更换生理盐水 500 ml 及输液器,测量生命体征后报告医生,患者平卧后面色转红润,生命体征平稳,小刘在确定患者安全后安抚患者及家属的情绪,但患者家属情绪激动地指责:"皮试都没做就给我们打针。"觉得是药物过敏导致患者晕厥。护士小刘耐心地解释:"这是护胃的药,一般不会过敏的,不像消炎药,不需要做皮试,现在我已经把药换下来了,这瓶药我们会保留下来,如果觉得有问题我们可以把药品封存然后去做鉴定,现在我们最重要的是先把患者照顾好,看看他还有哪里不舒服,我已经通知了医生,医生马上会过来。"家属听了解释,情绪稍微缓和一些。护士小刘又安抚了一下患者,然后详细地问了患者的病史,发现患者除了腹痛外,近两日都有突发晕厥的情况,但家属不知情。正好医生前来,护士向医生反映了情况,医生将患者转至密切观察区继续治疗。

专家点评:来到输液室输液的患者往往都是患者看病的最后一站,经过之前的排队挂号、等待就诊、医生看诊、排队取药等等环节,如若这些环节中患者已存在不满意的情绪,那么来到输液室后对输液室的护士要求就会更高,这时如果护士不能及时解决患者的问题或是说了不恰当的话,那么患者就会瞬间爆发,将之前所有的不满统统发泄,有的时候甚至会带动整个输液室的患者,将矛盾进一步激化。所以,急诊护士应具备良好的心理素质,营造良好的工作氛围,掌握较高的沟通技巧。

第四节　急诊科的特殊患者沟通典型病例

急性酒精中毒的患者沟通典型病例:

急诊科经常会遇到喝醉酒的患者就诊,经常都是一帮喝得半醉的所谓朋友送喝得神志不清的人过来。一位酒精中毒的患者情绪异常激动,一来就把抢救室一扇玻璃门给砸了,口里念念叨叨,说"老子有的是钱,想干嘛干嘛",遇到这种情况不要对激动的人批评或表现出不耐烦,也不要试图与威胁你的人争论,当对方情绪激动时不要试图告诉他关于很多技术和并发症的事情。评估病情后立即为患者输血上液体,给予镇静治疗,这边同时说:大哥,知道您有钱,我们给您用最好的药,做最好的检查,您好好配合治疗,好了好创造更多的价值……那边找到清醒的患者家属,和他们进行解释沟通,安置患者的同时,找来医院保安,谈判解决公共财产损害赔偿问题。

专家点评:在与这类酒精中毒的患者沟通中,"忍一时风平浪静,退一步海阔天空",切忌以怒制怒,也别试着和他们讲道理,要学会"察言观色",找到可以突破的口子,进行下一步的治疗和护理。

急诊留观患者的沟通典型病例:

夜班,同时来了三个急诊留观患者就诊,一个消化道出血的、一个慢性支气管炎急性发作的、一个发热的患者。当时有一张床正在消毒,根据病情,护士先安排了消化道出血的和慢性支气管炎急性发作的患者到达病室,并通知当班医生看诊患者。当护士回到护士站的时候,这位发热患者的家属很不高兴并说要投诉(其实过程就 2 min)。护士立即态度和蔼地对患者说:叔叔,不好意思,让您久等了,刚刚两位老爷爷病情较急,我得先通知医生看诊。您的床位马上消毒好,您坐到我旁边来,我先拿两块冰给您冰敷,先进行物理降温,正好我也需要向您了解病情和既往疾病史。在整个接诊和办理手续的过程中,护士了解到这位发热患者已经在门诊连续输液三天病情没有好转,他只有一个家属有时间陪同,所以他的家属很急,连续三天的各种排队导致他对医护人员有很大意见。护士问完病情后床位已经安排好了,护士热情地带领患者和家属到达病房,耐心并仔细交代患者病情相关注意事项,向其家属介绍病室环境和各种用物的使用,并介绍了医院周边的环境,还向其推荐了几家便宜健康的用餐场所。这时值班医生看诊完前两个患者,也过来了。这时患者家属态度明显好转,在以后的留观期间,对医护工作满口称赞。

专家点评:良好的行为可以消除患者的怒气。"良言一句三冬暖",护士接诊后,用平和、关爱的语气询问患者病情,医生到达前做相应的对症处理,护士对待患者就像对待自己的家人、亲人一样。患者及家属在护士专业的技术及柔声细语的宽慰声中慢慢平静了下来,也不再提投诉医院,投诉医生护士的话语,气氛也变得和谐了。

急诊抢救患者沟通典型病例一:

下午一名家属怒气冲冲跑进抢救室大声喊叫:"院长办公室在哪里? 我要投诉你们,你们把患者治得昏迷了,我要曝光你们,我要叫电视台的人来。"

护士连忙走到家属身边询问事情缘由,此时的家属心情激动,不依不饶,坚持说要投诉,根本不听护士问什么,一直反复说要投诉,要曝光医院,在交谈中还得知患者家属是某电视台退休领导,护士仍然耐心安抚患者家属说:"您先别生气,我相信您所说的都是对的,也相信您是个通情达理的人,您希望的也是我们能解决您的问题,让患者得到更好的治疗,如果您有哪里不满意,我们做得不好的地方可以和我们沟通,我们会改进,但我们现在最重要的是救治患者,患者现在在哪里呢?"

家属这才告诉护士,患者黄某因为考虑下肢静脉血栓,上午在门诊就诊后预约B超,但由于病情变化在等待过程中患者出现意识模糊,左侧肢体活动障碍。护士清楚患者情况后立即和家属前往查看患者,护士通过病情评估患者为急性脑梗死,立即将患者护送至抢救室,并启动卒中急救绿色通道,予卒中绿色通道牌,为患者吸氧,心电监护,测电脑血糖,抽血,护送患者行CT检查,CT确诊为急性脑梗,最后安全将患者护送入神经内科住院。护士的专业服务得到了家属的称赞。

专家点评:护士在接触患者家属的整个抢救治疗过程中能做到倾听患者家属的需求,与患者家属交谈,耐心解释,积极救治,尊重患者家属,用真诚的态度感化、促进和维护良好的护患关系,整个过程中仔细观察、细心发现、认真判断,患者家属由一开始的愤怒,到给予急诊护士肯定、表扬,护士的专业素养、耐心、细心起了关键性作用。一次成功的医患沟通,成功地救治了一名患者。

急诊抢救患者沟通典型病例二:

寒冷冬天的晚上,从"120"上推下一位年过半百的老爷子,身边的家属大叫"医生,医生在哪?我父亲喘不过气了",分诊护士接诊后,立即将患者推进了抢救室,立即给予吸氧、心电监护、输液等治疗,这时心电监护仪上显示血氧饱和度只有80%,于是立即遵医嘱给予面罩吸氧,0.5 h过后,老爷子的血氧指标仍未见上升趋势,而且动脉血气分析结果显示有二氧化碳潴留,当班医生跟家属沟通后,立即给患者行气管插管,并接呼吸机辅助通气,因为患者神志模糊,比较烦躁,护士担心患者因插管不适而发生拔管行为,于是和家属沟通后,给患者行保护性约束双上肢,并交代家属相关注意事项。

2 h过后,患者神志逐渐清楚,插在口中的管子让他觉得非常不舒服,于是他不停地用脚蹬被子,双手挣扎,想要拔除口中的管子,坐在身边照顾的家属看见患者十分痛苦的表情,便起了恻隐之心,想要给患者把双手松开,就在这时,床旁的护士发现后,立即走上前去,告知家属千万不可以松开双手,因为这是根救命的管子,如果拔掉,患者可能会再次出现昏迷,那又得重新插管,将再次给他再次带来痛苦和不适。家属却十分气愤地说:"这又不是你的家人,你当然无动于衷,我会在身边守着他,有什么事情也跟你没关系。"护士听后没有生气,反倒是走到患者病床前,低下头来对着患者的耳边,慢慢解释说道"老爷子,你刚才就是因为缺氧而导致神志不清,现在好不容易人清楚了,如果这时把管子拔掉,你将再次出现昏迷,而且又要重新插过,我们知道您很不舒服,可是没有办法,为了能让你尽快地好起来,只有先忍耐一下,而且你现在病情越来越平稳,待会儿我也会和医生商量下,看看是否可以尽快地帮您把管子拔掉,就请您再坚持一下,闭上眼睛睡会儿,等明天早上醒来,说不定就可以拔掉了。"患者听完后点点头,表示答应,也不再挣扎了。这时护士转过身对家属说道:"阿姨,我们知道你看见老爷子这样心里难受,和你一样,我们也是为人子女的,也想让他能够舒适,可现在这个时候,我们首先要考虑的是怎样能够让他病情好转起来,这样就可以尽早拔管了。"家属听完后,也表示认同并理解。

161

专家点评:护士面对家属训斥和责骂,没有生气,反而心平气和地做好解释工作,站在患者的角度去考虑,用专业的素养和真诚的态度,获得了患者和家属的信任。

急诊监护患者沟通典型病例一:

男,58岁。患者于1月份在医院行结肠癌切除术,术后给予抗感染血液净化营养等对症治疗,三日后神志转清并暂停血液净化,但仍无法脱离呼吸机辅助治疗;两个星期后因再度肺部感染加重,再行血液净化治疗。患者表现多次拔管,烦躁不安;连家属都不愿理会。这时,护士走到患者床边跟他谈话,患者开始都不看她一眼,但护士继续站在床边说:"做人要充满希望,不要气馁,您今天的面色比昨天好了很多,要保持开朗、开心,不要整天愁眉苦脸。否则,病情肯定有增无减。你自己要和自己比较,不要同其他病床比较。"患者慢慢地抬头望着护士,护士有了进一步做心理护理工作的机会。

专家点评:重症监护病房的特殊环境、特殊制度,以及治疗过程中的侵袭性操作、暴露隐私的机会较多等因素都会增加患者的心理压力,所以对危重患者要理解,并能谅解其过激行为,患者亲属的言行举止直接影响着患者的情绪,所以还要指导患者家属如何配合医疗护理工作,如何支持鼓励患者,对患者的合理要求,应尽量给予满足,以利康复。

急诊监护患者沟通典型病例二:

男,40岁,3月6日行一侧肾脏切除术,担心手术切除肾脏后会影响排尿,以致将来影响体力,而不能正常工作,担心将来生活,所以顾虑重重,而影响术后的康复。护士耐心对他说:"所切除的肾脏是有病变的,如果留在身上问题会更多;另一方面,人体是两个肾脏的,在切除病变的肾脏后,剩余另一个肾脏能维持正常的尿液生成,从而维持机体内环境相对稳定。"同时再以手术成功疗效好恢复佳的患者为例向他做解释工作,解除其思想负担。来一场"现身说法",能起良好的"榜样作用",患者往往会较快消除顾虑,积极配合医生治疗。

专家点评:护理人员体贴关怀的语言,能够减轻患者的心理压力,如对紧张焦虑的患者给予关怀的话语，患者会感到温暖，并放松地接受治疗；患者能够从中体验到关怀、鼓励、安慰，消除恐惧疑虑，调动积极性，勇于正视疾病，增强战胜疾病的信心。医护人员要注意患者自尊心的维护、自信心的增强，消除患者的紧张、恐惧心理，以最佳的心理状态配合治疗与护理。

急诊监护患者沟通典型病例三：

监护室收治来一名50多岁的误服工业碱的女性患者，气管插管接呼吸机辅助呼吸，患者神志转清后一直强烈要求拔除气管插管，多次解释无效，予身体约束，情绪激动。探视期间，患者与家属写下：医生护士不管我，绑手，想拔管，想出去，不想活之类的话。家属了解后情绪异常激动，责任护士立即与家属沟通，解释了身体约束原因，讲述了工作的环境及性质，明确表示会及时关注患者动态及时满足需要，在了解该患者中毒的原因是与家属闹矛盾之后，又对病患进行了健康教育，告知家属的关心。患者在责任护的开导下，重新树立战胜疾病的信心，积极配合治疗，没过几天就拔管转出监护室了。

专家点评：监护室是危重患者集中的场所，由于患者病情重，医疗费用高，家属心理和情绪也比较复杂，对护理工作的期望值较高，面对与患者的分隔，在一定程度上会对医护人员产生不信任感。这就要求护士不仅要有高度的责任心、丰富的护理经验，还要有良好的沟通能力，有效地做好患者家属的沟通，取得家属信任，建立良好的护患关系，从而使家属积极配合护理工作。

护士要根据不同的沟通对象选择有效沟通技巧：

（1）善于倾听。根据家属年龄、文化层次及性格不同进行沟通。

（2）态度和蔼，语气真诚。尊重家属，使用尊敬的称呼，了解家属思想动态，耐心解答家属，在不违背原则的前提下尽可能满足患者及家属的需求，增强患者及家属对护士的亲近和信任。

（3）体察患者心境，同情理解患者家属，使其感受到关爱和真诚，通过恰当的沟通拉近护患之间距离。

（4）适当使用肢体语言表达对患者的关爱，如患者发热时用手触摸额头,室温低时为患者掖一下被角,可以让家属感觉到安全和温暖。

对于使用气管插管或气管切开清醒的使用呼吸机患者的沟通:

(1)告知使用气管插管的目的,有不舒适是正常反应,跟随呼吸机呼吸。

(2)在使用呼吸机的过程中,告知约束目的,会定时观察约束部位血液循环情况。患者不能说话但可以使用病房教给您的手势或根据医护人员提出的问题做点头、摇头的动作进行交流。

(3)在使用呼吸机过程中,不要晃动头部,以免损伤气道黏膜及喉头,造成喉头水肿无法拔出气管插管。

(4)当有痰或者将要拔出气管插管前,护士都会用无菌吸痰管帮助把它吸出来。吸痰时有些难受,请忍耐配合,按照教给您的呼吸方式进行深呼吸。在吸痰的时候请头不要左右晃动,要尽量咳嗽,这样我们会吸得比较彻底还能减轻不能耐受吸痰的痛苦。

(5)在使用呼吸机过程中,会感到口渴,但由于留置气管插管是不能喝水的。护士会采取口腔护理、湿润口唇等方法来减轻口渴感。

急诊气管插管患者沟通典型病例一:

支气管扩张咯血的 60 岁的大爷,原本就有支气管扩张的病史,已经在抢救室住院三天了,病情并没有得到明显的好转,想要住院治疗,但一直都没办法约到呼吸科的住院床位。这天早晨起床吃完早晨后患者突然大咯血,引起呼吸道梗阻窒息。患者全身抽搐,颜面,口唇发绀,呼吸困难,医护人员立即进行抢救,吸痰,给氧,准备紧急气管插管,为利于操作,也是为防止患者拔管进行了身体约束。患者儿子见状,一边大叫道:"你们什么鬼医院,一个咯血都越治越严重,在某医院几天就出院了,现在还要把我爸绑成这样,如果我爸有什么三长两短,我一定不会放过你们的。"一边挤在患者床边握着患者的手叫着"爸,爸",给抢救工作带来一定的困难,在治疗室配药的资深护士小吴赶紧出来,看到这样的情况,立即拉着家属的手,边说:"大哥,别激动,你先出来,让我们先抢救你爸,你站在那我们都没办法做事了,你先出来,我跟你说。"小吴拉着家属到旁边的椅子上坐下,见家属害怕他爸有事哭了起来,赶紧递给他一张纸巾,安慰道"你先冷静下,我们正在积极抢救,你不要紧张,你爸可能是大咯血堵住了呼吸道,引起了窒息,现在我们在紧急做气管插管,吸出堵住气管的血块,畅通呼吸道给氧,你相信我们都是想治好你爸的病。""紧急情况下对你爸爸进行了身体上的约束,没有来得及告知你是我们的问题,我向你道歉,但是我们绝对没有恶意,现在我来告诉你为什么这么做,希望你能理解。"患者抢救清醒后,她立即来到患者床旁,安慰患者情绪,告诉患者他讲不了话是暂时的,指导他如何表达自己的意愿,如何配合治疗等。事后小吴了解到患者家属是个孝子,他父亲年纪大,体质差,又有多年的支气管扩张病史,一感冒就发作,反反复复,这次来省城原本是想得到更好的治疗。加上家庭经济条件本就不富裕,想着住院还可以报销一点,可是住在急诊抢救室几天了,一直都约不上呼吸科住院床位。小吴帮助患者家属向呼吸科医生说明情况积极联系床位,第二天,患者病情得到明显的控制,拔除了气管插管,转呼吸科住院治疗,患者和家庭出院前特意到抢救室感谢护士的耐心、爱心。

急诊气管插管患者沟通典型病例二:

某天晚上,一群喝了酒的年轻人,拖着一个不省人事的小伙子来到急诊,嘻嘻哈哈地跟分诊护士说:"我朋友喝多了,帮他洗个胃,醒酒。"护士查看了患者,发现患者呼叫不应,面色及手指末端发绀,立即摸脉搏,还有,口唇边留有食物残渣,血氧饱和度夹显示有明显缺氧,小黄考虑醉酒后呕吐引起食物进入气管导致误吸。而一群朋友都喝酒了,嘻嘻哈哈站立不稳,根本意识不到问题的严重性,还在说:"护士,快带他去洗胃呀,他喝多了都吐了。"护士一边说:"好,你们在这等,我们把他带去醒酒"。一边赶紧叫来医生保安一起,把患者抬进抢救室,立即吸痰,行紧急气管插管等抢救。这时患者的同伴冲进抢救室,看见患者难受的样子,要冲过去阻止抢救,说"你们干什么,他就是喝多了要醒酒,你们插什么管子,我朋友那么难受,快住手"!护士和保安赶紧劝患者的同伴说:"他吃的东西吐出来了,我们把它吸出来,要不然要呛到气管去了,你配合我们到抢救室外的椅子上等。"安置患者后,护士找到患者同伴中还可交流的人,询问病史及家属联系方式,积极寻找家属。家属到后,护士向其及时解释事件的经过,抢救的必要性及需要配合的注意事项,得到家属感谢。

专家点评:对于抢救时行紧急气管插管的患者,行动要迅速,技术要培训合格,团队分工明确,协调合作。由经验丰富、态度和善的医护人员与家属沟通,取得理解配合,同时要避免抢救时家属围观,对家属心理产生不良的影响,留下阴影。

急诊接诊环节沟通典型病例一:

患者男性,53岁,分别两次到某医院急诊就诊。患者第一次因"突发右侧腰背部疼痛"来急诊时,曾告诉分诊护士在外地某医院诊断为急性阑尾炎,但该院急诊病历无任何相关记载。接诊医生依据患者在该院血、尿常规检查,诊为腰痛待查、结石可能,给予抗炎、镇痛等药物对症治疗。接诊医生考虑由于急诊观察室已经无留观床位,结石可能性大,认为不会有太大事,遂建议患者门诊复查+碎石。次日,患者第二次到这家医院急诊就诊,却以"急性弥漫性腹膜炎、急性阑尾炎"收住入院。当日即行腹腔镜阑尾切除术,术中发现阑尾坏疽穿孔。患者及家属认为,医生的误诊,给患者造成巨大痛苦,要求医院赔偿。

专家点评:患者第一次来急诊时,曾告诉分诊护士在外地医院诊断为急性阑尾炎,但就诊医院急诊病历无任何相关记载,护士也未及时与医生沟通,医生没有时间询问病史,也没有认真查体与观察病情,忽视患者重要主诉和提供的外院初步诊断等重要信息,接诊医生按自己固有的临床思维行事,想尽快进行诊断,尽快确定医嘱并让患者依从、执行医嘱,致误诊。如果接诊医生耐心地询问病史,全面准确地获得临床资料,抓住患者的主要问题,就能避免误诊误治。

急诊每天都要接触各种各样的危急患者,由于住院部已满,许多应该住院治疗的患者滞留急诊科,医疗资源有限,影响了部分患者的进一步留观诊治。接诊医生应注意识别潜在危险,鼓励患者陈述;运用开放式提问方法;专心倾听;注意反馈,可采用针对性提问或选择性提问,澄清问题并构建时间框架,如症状时间、诱因、部位、性质、缓解方式等;注意观察和回应关于疾病和患病的言语及非语言线索。在履行告知义务、告知病情时留有余地,介绍病情时尽可能不用"没事""不可能""一定会"等不负责任或比较肯定的话。如果急诊医疗能力有限,应告知患者或家属急诊环境状况,由患者或家属决定去留,并进行书面签字确认。

急诊接诊环节沟通典型病例之二:

女性患者,体温 39.8℃,35 岁,伴有胡言乱语到急诊科就诊。护士把她分诊到抢救室,因患者高热伴神经系统症状,怀疑中枢神经系统感染,所以开了颅脑磁共振,常规血液等初步检查。

家属不理解,说:"这么重的病,为什么不马上到住院部住院? 在抢救室报销不了。"护士耐心地解释道:患者的确很重,可能是脑子里有细菌感染,脑膜炎或者病毒性脑炎,甚至脑出血等等其他病,这些病都应该住院,您说得对,但是住院部现在没有床位全省各地的患者都来某三甲医院,再说,目前也没有确诊到底是什么病,需要到哪一个科住院,胡乱住一个科室,容易耽误治疗,所以要检查血,看看白细胞高不高,高就是细菌性脑膜炎,要到传染科住院;低可能是病毒性脑膜炎,要到神经内科住院,做颅脑磁共振。有一些患者也可以诊断是什么病,比如脑出血,脑梗死。如果还不能确诊,就要做腰椎穿刺,抽大脑里的液体,脑脊液化验。家属听了之后,也就理解了,非常配合医护人员的工作,最后做了脑脊液检查,确定是病毒性脑炎,第二天转到了神经内科 ICU 住院。

专家点评:由于急诊科留观和门诊目前均为自费,患者希望马上住院好报销费用,但是由于医疗资源都是有限的,住院部经常床位紧张,需要预约;其次,医生也要站在患者的立场多去思考。医理和事理说清楚了,家属和患者一般都会理解,配合医生的工作。

相关法律法规:

《医疗事故处理条例》第十一条:"在医疗活动中,医疗机构及其医务人员应当将患者的病情、医疗措施、医疗风险等如实告知患者,及时解答其咨询;但是,应当避免对患者产生不利的后果。"

(吴姝玲)

第二章
围手术期的医患沟通

导语

患者习惯叫"开刀",医学术语称"手术"。这是外科系统治疗疾病的一种手段。手术方法在不断进步,从创伤到微创,从"手工"到"机器人",从"大手术"到"小手术"。无论手术大小、风险高低,无论施术者技术有多高超,患者都会因手术刀在肉体划开而出现恐惧、焦虑诸多心理反应。减少这种反应最好的办法就是帮助患者正确认识手术和稳定情绪,告知手术方法、效果、预后。术前或术后与患者或家属交谈沟通就是减少这种反应的有效方法。围手术期沟通包括术前、术中及术后。有些医院常指定助手交谈,其实最好是主刀亲自沟通。沟通到位是一副安慰剂,可提高患者对手术的认知和应对能力,减轻患者恐惧、焦虑的心理反应,树立患者必胜的信心,以最佳的精神状态配合手术,达到最佳的治疗效果。

第一节　术前医患沟通

1. 术前患者的心理特点

(1)恐惧。每个人都有生病可能,而每个人生病需要手术的可能不大,多数患者是一生中第一次遇到手术,因为是概率小,大多患者对手术充满了紧张恐惧的情绪。患者常常表现为对手术、麻醉、疼痛及死亡的恐惧，有些患者甚至因术前恐慌而拒绝手术，这就是异常心理了。

典型病例：

一名患先天性心脏病的小姑娘病情到了必须手术治疗才能缓解，小姑娘迟迟不肯住院手术，原因是听说有人死在手术台上。患者因道听途说而害怕拒绝手术，在家人陈述利害关系后，勉强同意住进心胸外科进行手术治疗。小姑娘心理仍恐惧，担心不能顺利度过手术，医生和护士轮流和患者进行反复沟通，最后小姑娘同意了手术，但在术前偷偷写下了遗书。患者术后痊愈出院，在整理物品时医护人员看见了这封遗书，小姑娘不好意思地笑了，对医生说："手术前，我没想自己能活下来，能够顺利度过手术，非常感谢你们。"这是医患沟通作用的显现。

（2）焦虑。术前患者普遍都会产生焦虑不安的心理。确定需做手术治疗后，患者对手术会产生种种猜测，或查看、打听有关手术的相关问题，害怕术中会发生意外，担心术中会有非常疼痛的感觉，担忧术后会身体出现残废或受到损害等。

典型病例：

一位胆囊结石的患者，看到网络上报道：有一例胆囊手术，医生术后发现掉落了一块结石在患者腹腔内。她因此惶恐不安，反复和医生强调，手术时千万不要把结石忘在她的肚子里。确定了手术时间后，她情绪更为紧张，吃不下饭，睡不好觉，即使在手术前的当晚服用安眠剂，仍难以安静入睡。刚被推进手术室，由于精神过度紧张，导致血压升高，心率加快，最后她要求更改手术日期，并要求出院。医生反复与患者沟通交流，3天后患者实施手术，并顺利康复出院。大量临床观察和研究均证明，患者术前的这种焦虑不安的情绪，将直接影响手术效果，如失血量大、愈合慢等。而且，这种恶劣的情绪状态还易于引发各种并发症，术前良好的沟通十分重要。

（3）抑郁。手术对患者来说，意味着脏器组织的破坏或丧失，一些疑难复杂的手术，更是生与死的严峻考验，因此引起负性情感的增强，如闷闷不乐、忧愁压抑情绪加重。由于每个人的个性及手术的部位和性质不同，可以产生轻重不等、表现不一的各种情绪变化。如有的仅为心情压抑，不开心，一般人并不能觉察出来；有的可强作笑颜，极力掩饰自己的不快，以免对家人造成压力，在表情上则有可能被人觉察出不自然；严重者可表现为情绪低沉，愁眉不展，唉声叹气，忧郁沮丧，悲观绝望，大有"度日如年""生不如死"之感，甚至流露出即将与亲人永别的悲伤情感。

典型病例：

患有乳腺癌的一名女患者，因为手术需要切除乳房，主观臆断自己不再是一个完整的女人，失去了女性特有的性别特征，害怕丈夫不再喜欢自己，担心丈夫寻找外遇，更怕因此遭到老公的厌弃，患者坚决拒绝手术治疗。医生与其多次进行沟通，了解到患者的心理后，更改了沟通的方式，让其丈夫与之交谈，告诉患者、手术后，她依然是他的妻子，永远是孩子的母亲，一直是他最爱的人。最后患者同意了手术，康复后进行了第二次的乳房假体填充术，夫妻感情非但没有受到影响，反而因此更加信任、依赖。

（4）猜疑。大手术可能使患者的生活、工作规律发生改变，由此可产生对任何事物异常敏感，而且将信将疑，甚至处于偏信和否定的矛盾状态之中。这是由于自我防卫和自我暗示作用。术前对别人的一言一行、一举一动均细心观察，听到别人低声细语就以为是在讲自己的病情严重或无法救治，对别人的安慰和关心，总认为是暗示自己将不久于人世。还有的担心误诊，怕手术部位搞错了，甚至否认自己患病。

典型病例：

一名疑似舌癌的患者，因为诊断不明确，医生与家属交谈，告知门诊手术做不了，需住院手术治疗，采用全麻方式，术中进行冰冻病理检查以确定手术方案。因医生与家属谈话的表情神秘，患者认为病情严重，怀疑自己患了"疑症"，导致情绪低落。这种沟通方式反而引起了患者的猜疑。医生改变了沟通的方式，与患者及家属公开交谈，患者表示愿意积极配合治疗。

（5）其他。除了上述心理反应外，等待手术的患者也会对自己和家庭的未来感到忧虑,产生悲观、绝望和内疚等情绪体验。有些患者还可能产生愤怒、愤恨和敌意,出现冲动行为。

典型病例:

曾有位大学三年级的男孩患有胃癌,前来看望的同学因开了句玩笑话,说生病了也有好处,都不用考试了。结果患者顺手操起床头柜上的水杯砸向同学。事后了解到,该患者曾患有焦虑症。这部分患者大多既往有焦虑障碍史、抑郁症,或者对麻醉、手术有病态恐惧。

2. 术前患者家属心理特点

手术对患者家属的心理冲击也是相当大,往往存在担忧急躁的心理。能不能不采取手术治疗,非马上手术不可吗?采取手术还有很多方法,采取哪一种手术方法好?管床的医生很多,主任医生是否会上手术台?手术能否顺利,会否人财两空?手术治疗的效果如何,是否会存在致残或致瘫?家属对于手术的期望值很高,总是希望一次手术能够一劳永逸,具有急于求成的心理。

3. 术前医患沟通要点

(1)得患者信任。术前患者和家属关心的无非是手术的具体方案、手术风险的大小、医生是否做过类似的手术、手术成功的把握性有多大、手术的预后如何、医生与患者和家属交谈时,应注重仪表和语言;当患者向医生反映病情时医生应当注视患者,认真倾听。患者及其家属可从中感受到医生对手术的重视,从而获得患者的信任。这样,可减少患者术前的恐惧焦虑情绪。采用通俗易懂的语言,真诚地、客观地讲述对患者的主要诊断过程及诊断结果,手术的目的、意义、方法及预后,可使患者心知肚明,并因此而感到踏实。介绍参加手术组医生护士的专业能力和,目的是让患者感觉到手术前医生对病情了解,对患者认真负责、诊断准确、准备到位、信心十足。

(2)解患者的心结。患者生病是"一身冰冷",进入手术室是"冰冷一身",而术前谈话是给患者提升温度的方式。一般情况下,患者及家属在手术前谈话、签字时,有两种心理状况:一种对手术的风险性非常恐惧;一种是认为这是医院的常规手续,甚至认为是医生吓唬患者,推卸责任,被动接受。对于前者一定要反复强调手术的必要性,可举出一些众所周知的事例,比如在大街上行走,有被汽车或被自行车撞伤的危险,有被石头绊倒的危险,但我们并不能因此不外出走路了。即使待在家里,也还有地震的危险。手术并发症如同走路摔倒一样,并不可怕,但也不能忽视,作为医生是不希望出现的,作为患者更不希望发生。医患双方要互相合作、互相信任,避免出现。对每一种风险,可以通过过去发生的概率和我们具备抵御风险的措施和能力来消除们的恐惧心理,增强患者战胜疾病的信心。否则,一些患者甚至会被吓坏,放弃手术治疗的机会。对于后者,外科医生在谈话前要特别强调谈话、签字并不是为了推卸责任,而是尊重患者及家属的知情同意权,患者及家属有对手术治疗的选择权利。重点要谈从目前医学现有的水平对有些手术风险的抵御能力是有限的,让患者和家属对手术可能出现的一些并发症和意外情况有一种心理准备或可否接受,希望得到他们的理解并同意手术。

典型病例:

医生给肺癌患者和家属进行术前谈话,谈及麻醉时,告知手术采用全麻的方式,术中可能出现麻醉意外导致死亡;谈及手术时,告知术中会有出血,如果出血量大,也可能因失血过多而死亡;谈及术后时,可能由于手术范围大、时间长、出血多及术后引流不畅等原因,发生呼吸道阻塞导致死亡……这位医生未说完,患者家属站起来一拳打过去,咆哮道:"你是医生,还是刽子手?这到底是医院,还是火葬场?"患者听后也露出绝望的表情。说道:"我是来治病,不是来送死,都是死,还做什么治疗?"上级医生看到后赶紧上前安抚家属解释道:"手术是采用全麻的方式,但术中出现麻醉意外的概率还是很小,就像出门被车撞,喝水被水呛,下雨被雷劈一样。手术中会有出血,但出血量大多在可控范围,这项手术我们医院开展有几十年,技术比较成熟,目前还未出现因术中出血过多导致死亡的;术后会出现一些并发症,但目前还没有出现死亡的先例,可以说,9000例手术可能出现一例,但我们医院在曾经治疗的患者中未出现一例。但这种情况还是应该告知你,你有知情权和选择权。"家属听完后回复道,如果刚才的医生像你怎么说,我也不会动手打人。患者脸色也明显好转,对手术充满了期望。

专家点评:两位医生同样是告知患者和家属手术的风险,前面的医生照着术前知情同意书的内容读,后面的医生,就目前医学现有的水平分析了手术风险的高低和概率,告知风险时有针对性,既没有夸大风险,也没有含糊其词。

(3)教患者应对。术前教患者学会配合手术、应对痛苦和不适的具体方法,并鼓励患者在适当的时候运用。这些方法包括肌肉松弛法、腹式呼吸法、翻身法、咳嗽、咳痰法、气功和瑜伽等。

第二节　术中医患沟通

1.术中患者的心理特点

患者进入手术室,由手术室环境引起的陌生感、对手术事件本身的迷茫、无助感、孤独感以及对进入手术室后可能发生的事情的焦虑、恐惧都会成为应激源,引起患者非特异性反应,如心率加快、血压上升、心肌耗氧量增加等负面影响,在一定程度上可加重病情。手术患者的负面情绪,主要源于他们对手术这一医疗手段的不了解,从心理需求上说,手术患者的问题主要集中在:需要了解麻醉情况、要求关心照顾、关心手术医生的情况、关心预后情况、担心手术室环境、担心经济问题、关心手术时间长短等。这些问题对于医护人员来说是司空见惯的,但是患者于不了解情况,容易惶恐不安。这样的心理状态对手术及麻醉十分不利,现代研究证明焦虑过重会使交感神经系统激活过度,引起一系列生理变化,干扰手术及麻醉,影响预后。

2.术中医患沟通的要点

患者进入手术室后,麻醉医生和巡回护士可向患者介绍手术相关知识和信息,使其了解手术室、布局、设备、仪器、手术间的温度调节,为患者适应手术环境做好心理准备。介绍施行麻醉、手术时的体位配合、手术大概所需时间,术中可能出现的感觉以及手术人员的相关信息等,以此减轻患者由于不可预见性而产生的焦虑情绪,提高其对手术的心理适应力。通过医患沟通,能够了解患者的基本精神状态,针对不同的心理需求、有的放矢地进行心理疏导,详细解答患者提出问题,使患者有充分的准备,积极主动配合手术。

典型病例:

先天性心脏病的患儿,进入手术室后哭闹不止,巡回护士和麻醉医生相互配合,巡回护士播放患儿喜欢的动画片,分散患儿的注意力,麻醉医生则给患儿缓慢注射异丙酚,很快患儿就进入了深度麻醉中。

专家点评:两名医护人员根据患儿的心理特点,给予针对性的安抚,减少了患儿对离开亲人,进入陌生环境的焦虑不安感,平稳地过渡到手术。

3. 术中改变手术方案的沟通要点

术中经常会碰上手术方案的改变,特别是剖腹探查,常见有两种。一是扩大手术切除范围,二是缩小手术切除范围。扩大手术的范围,往往是术中发现病情比预想严重,例如乳腺包块切除术,术中冰冻发现为恶性肿瘤,由包块切除术更改为乳腺癌根治术。缩小手术切除范围有两种情况,一是术前考虑为恶性肿瘤,实施手术后发现为良性;二是术中发生病情变化,恶性肿瘤大面积扩散,只能选择简单的手术方式,暂时缓解症状。如胆管癌患者,大面积腹腔转移,为缓解胆汁淤积的症状,选择做简单胆汁引流术。术中手术方案改变的谈话,因其受时间和患者治疗的影响,与患者及家属的沟通技巧显得尤为重要。除了让患者及家属了解更改手术方式的必要性,还要引导其为患者的生命健康着想,接受拟定的手术方案。

典型病例:

一位剖宫产的女性患者,术中发现宫缩不好,子宫内膜大出血,决定实施子宫切除术。医生与患者家属进行术中谈话,家属接受不了切除子宫。时间不等人,患者病情加重,医生一直在等候患者家属,患者和家属仍在犹豫,医生被动等待。与家属在反复沟通交流后,患者同意了切除子宫,这时因延误了最佳的抢救时间,患者抢救无效而死亡。事后病例讨论时还原了全过程:医生在与家属谈话时,完全按照常规的谈话方式,先阐述了患者子宫内膜大出血的现状,再告知可以选择填塞纱条、按摩子宫、注射缩宫素、子宫切除等方式进行止血,没有抓紧时间,仍然等待患者和家属的同意。这种情况医护人员应将患者的生命放在第一,及时进行抢救。

专家点评:设法让患者接受医生的手术方案,既体现知情同意和选择的权利,又要考虑到病情的危急,这不仅是技巧,而是一种对生命的敬畏。紧急情况下的术中谈话,应秉承实事求是的原则,以患者的生命健康为重点,简明扼要地阐述病情,既要用通俗易懂的语言,又要以果断的语言和语气,设身处地向患者及家属讲解清楚,科学地帮助家属做出选择。

第三节 术后的医患沟通

一般情况下,患者的术后心理反应程度取决于术前的心理干预及手术的顺利进行与否,但是肿瘤切除术尤其是肿瘤根治术对躯体创伤比一般手术严重,会给患者带来形体上的特定损害,如面部手术及乳腺根治手术会影响容貌和体形美,四肢骨肉瘤截肢后的肢体残缺等,这些均会给患者造成严重的心理压力,使患者术后仍存在严重的心理反应,有的甚至出现更为严重的精神异常。

1. 术后常见的心理问题如下

(1)依赖。患者手术过后,会面临无法翻身、行动不便、功能受限、疼痛难忍等情况,从而产生退化的心理和行为模式。部分患者会产生一种依赖心理,变得顺从、被动、情感脆弱,犹豫不决,行为变得幼稚,希望得到关心和支持,往往对恢复日常行为生活自理的信心不足,事事依赖别人去做等。一向独立、意志坚强的人也变得犹豫不决;一向自负好胜的人变得畏缩不前等。过度的依赖心理,不利于疾病康复过程中患者主观能动性的发挥。

(2)抑郁。术后抑郁最常见于结局不好的肿瘤手术后,如肿瘤无法切除、预后差;也常见于乳腺切除术、截肢手术、妇科或男性泌尿生殖系统手术等。术后疼痛控制不好也会给患者带来沉重的压力，另外，严重抑郁患者自杀企图并不少见，需要引起高度重视。

（3）失望。大多数外科疾病，手术治疗后，疗效明显，立竿见影。因此，多数患者及其家属，都有急于求成的心理，把对疾病康复的希望全部寄托在手术上，期望值过高。但是现实和期待之间往往是存在一定的差距，如果对康复的期待过高，可能会因为疾病恢复没有达到预期效果而感到更失望，进而采取消极态度，被动接受诊治或抵制诊治。

2. 术后的医患沟通

（1）细微关爱。医护人员应给予患者更多的关心照顾和尊重，告知患者或其家属手术后应该注意的事项。如出现疼痛怎么办，手术后体位有什么要求，饮食问题，什么时候可以开始活动，功能锻炼的方法，出现哪些状况要立即告诉医护人员等。同时，可采用安全有效的镇痛方法，并协助患者进行康复训练，如腹部手术患者如何进行胸式呼吸，全麻患者如何学习有效咳痰等。给患者讲述康复的案例，也可让同病区的已康复的患者亲身试教，患者感到关怀和温暖，可提高其战胜病魔的信心和勇气，促进其术后身体尽快康复。

典型病例：

一位人工肛门术后患者无法控制大便的排泄。医生查房时皱眉头，露出嫌弃的表情，甚至捂着鼻子，离开病房。患者看到医生的反应，产生强烈的抑郁自卑心理，认为连医生都嫌弃自己，不敢吃东西，害怕大便不受控制自行流出，甚至拒绝接受治疗。

专家点评：术后患者因疾病的影响，生活不能自理，功能受限、常有性格改变，表现为情感脆弱，对外来刺激非常敏感，自控能力下降。病例中医生的这种行为大大刺激了患者，导致患者心理负担过重，丧失生存的希望以及与疾病作斗争的信心。作为医护人员应对患者要表示理解和关心，可以指导患者先清理干净造瘘口，嘱咐患者饮食应清淡、易消化，保持造瘘口的清洁，告知患者通过训练是可以恢复部分排便意识的，增强患者的自信心，顺利度过术后的康复治疗期。

（2）善用语言。作为一个合格的医护工作者,要察言观色,善于运用语言技巧,通过有意识的询问,从术后患者的言语及音调,观察患者的心理状态。每个患者的年龄、社会地位、家庭环境、经济状况、知识水平不同,其心理特点与需求也不同,要解决患者的焦虑情绪,应根据每个患者术后的具体情况有针对性地进行心理疏导。如对青年人应用鼓励性赞扬性的语言,增强他们克服病痛、战胜疾病的信心。与老年患者谈话采取唠家常的形式,耐心倾听他们的诉说,逐步把话题引到治疗上来。同文化层次较高的患者交谈时可以用科学的名词,医学用语向他们做好解释说明工作,消除其顾虑。而对文化知识相对缺乏的患者在与其交谈时可以适当地掌握一些方言,语言通俗易懂增强亲切感,少用医学术语,这样可避免由于听不懂而造成患者的各种顾虑,减轻了他们的陌生感。大部分患者一般都愿意坦率诉说受疾病折磨的痛苦、对疾病康复的担心及对医护人员所抱的希望,医护人员应耐心倾听,给予同情和尊重,善于运用语言技巧。

典型病例:

食管癌的患者。术后不能言语,不能进食。患者家属询问什么时候可以进食、说话,医生回复道:食管癌术后是这样的,这才刚开始,后续还可能会出现反流性食管炎、胃排空障碍、呼吸道感染等症状。患者听了感觉康复无望,从而拒绝治疗,家属也觉得手术效果不好,还增加患者疼痛,认为"得了癌症做手术也白作"。

专家点评:病例中的医生简述了术后的常见并发症,却忽视了患者及家属的心理反应,如果能耐心细致地说明术后不能言语,不能进食,只是康复中的过程,并发症的发生率并不高,手术带来的痛苦是暂时的,术后再辅助化疗、免疫治疗可以治愈疾病从而鼓励他们,引导他们从疾病的阴影中解脱出来,并对他们给予同情、关心和尊重,患者也就会积极配合治疗。

（3）尊重敬畏。医护人员的着装与体态语言也常会显示对患者的尊重与对生命的敬畏,对患者的影响也是不容忽视的。医护人员要做到衣帽整洁、举止端庄、言谈文雅有度、礼仪规范,落落大方,充满自信,充满爱心地站在患者面前,让患者感到踏实、安全、放松。即使病情严重治疗效果难如愿,医护人员也要注意面部表情的表达,不可态度冰冷,不可嫌弃,言行中一样需要表达关爱,表达对尊重和对生命的敬畏,患者往往会从医护人员的表情上观察自己的病情变化。医护人员的表情变化影响着患者的心理情绪,所以医护人员不能将自己的情绪带到工作中,必须做到面容和蔼,服务态度热情,给患者创造一个心理愉快的环境。

典型病例一:

医生在给术后患者换药时,手机响了,于是停止操作,接听手机,与朋友聊天说笑,患者和家属当时就觉得医生做事不严谨,对患者不够重视,后来该患者出现了感染,于是将该医生告上了法庭。

专家点评:医生在工作中应该严谨认真,操作时,提高自身素质,加强医德修养,工作中时时刻刻以患者为中心,治疗操作时应避免干扰,完成操作后再接电话。在患者心中树立好形象,用高尚美好的语言和行为满足患者的护理要求,解除患者痛苦,增进人类健康。

围术期医患沟通应遵循一般的医患沟通原则,医护人员应该从提高自身素质出发,掌握沟通的基本方法和技巧,本着诚信、尊重、同情、耐心的原则与患者进行沟通。另外,外科医生应建立贯穿诊疗全程的沟通制度,并明确每阶段沟通的具体内容和要求。将沟通融于医疗过程的每一个环节,做到时时沟通,处处沟通,把对患者的尊重、理解和人文关怀体现在患者从入院到出院的医疗服务全过程。另外,沟通也不仅仅体现在谈话上,医护人员的语言、表情、动作姿态、行为方式,无一不在向患者及其家属传达着某种信息,传达着医者仁心的温暖。有时一个微笑的表情、几句关注的问候、几点从患者出发的考虑,都会让你的工作变得很自然、顺畅。

典型病例二:

男,85 岁,大学教授。经 CT、MRI 检查,被诊断为胰腺癌。患者患有"糖尿病,高血压",找的是一位外科专家。他认真地看完病例,就亲切地说,你比我年纪大,我叫你一声大哥,我建议你不要做手术,可以营养调理,情感调理,行为调理,定期到我这里复查,有症状我就给你对症治疗,其实手术不手术,生存时间都是半年左右,不手术,生活质量较好。教授相信了他,定期复查,按时服药,并请求教授互换电话号码经常联系。1 年后因骨头疼痛再检查,经核素显像发现有骨转移,专家告诉他可以进行放疗来减轻骨痛。患者严格地执行医嘱,定期放疗,疼痛明显减轻,每 1～3 个月至少一次来复查,适当做一些放松运动患者并与该专家成了好朋友,不时还会进行人文方面的探讨。1 年半后,教授骨痛加剧,他知道可能不久就要离开人世,特地来看望专家,请求共同合影,理由是:专家和他共同创造了一个"奇迹"。

（徐珍）

第三章
神经外科的医患沟通

导语

神经外科解剖结构居生命中枢人体指挥部，具有部分疾病发病机制不清、发展和转归不可预见等特点。神经外科主要收治范围包括：中枢神经系统的创伤性损伤、颅内和椎管内占位性病变、脑血管性疾病和脑功能特殊性疾病等。神经系统如脑、脊髓和周围神经系统，以及与之相关的附属机构如颅骨、头皮、脑血管脑膜等结构的损伤、炎症、肿瘤、畸形和某些遗传代谢障碍或功能紊乱疾病，是神经外科疾病高死亡率及高致残率的元凶。而神经外科的知识在医患之间"超级"失衡，小小的误解都可能引发较大的矛盾。在神经外科医生眼中再普通不过的日常专业知识，对于患者来说都可能是闻所未闻。让患者理解病情，做好医患之间的有效沟通至关重要。对此，入院沟通、术前谈话，术中跟进，术后随访，要贯穿整个治疗过程中，为了患者的康复训练，神经外科的医护人员的付出可能要比别人更多。

第一节　神经外科的特点

1. 神经外科急危重症疾病的特点

（1）病情急。在外科系统中属于病情危急的高风险学科,经外科临床急诊多,往往收治的患者病情严重且发病急剧变化迅速,这部分患者病情变化往往只有几分钟,医护人员甚至没有时间查看瞳孔变化,患者呼吸、心跳就已经停止,极短时间内对患者整体病情做出准确判断及适当的处置十分必要,否则随时可能危及患者的生命安全。这将对医护人员的专业性能力和专科技术水平提出了更高的要求,他们要在承担医疗风险过程中挽救生命。

（2）沟通急。当患者送入神经外科时,往往些需要紧急抢救或手术,这部分患者病情重、变化快,需要紧急抢救,沟通时间短,沟通工作得不到有效保证,加上此时患者及家属容易紧张、焦躁等,不能心平气和地思考,也会加大沟通的难度。患者所患的疾病或许是再普通不过的专业知识,对于没有接触过甚至没有听说过的患者来说却难以理解。相关资料显示,80％的护患纠纷是由于沟通不良或沟通障碍导致的,如果治疗结果不尽如人意,一旦产生残疾、死亡等严重后果,医患双方对致残和死亡的原因或责任各执己见,不能达成一致,沟通起来会更加困难。

（3）风险。神经外科通俗地讲是治疗关于脑和脊髓的疾病,脑和脊髓是人的中枢神经,是人体的总指挥部。脑和脊髓的功能非常强大,如:脑子是管人的理解、思维、认识这部分,髓是管运动功能,这两个部位的手术风险自然高,犹如山崖上的钢丝,丝断人亡。稍有异常,因难以理解,自然难免发生纠纷。2010—2014 年,仅在北京某鉴定中心受理的 500 件医疗纠纷鉴定中,神经外科在医疗纠纷中位排第五。

（4）高死亡。脑和脊髓功能损伤后常发生不可逆转的后果。据统计,颅脑损伤占各类创伤的 17％ ~ 22％,型颅脑损伤死亡率居创伤之首,为 30％ ~ 50％。就颅脑创伤而言,颅脑创伤是创伤外科常见病症,重者伤势急,情重,治疗过程中并发症多发,死亡速度快。颅脑损伤死亡有 2 个高峰期,第一个高峰期是院前急救阶段,全部死亡的占 60% ~ 0%;第二个高峰期是伤后 2~3 周内,全部死亡的占 20% ~ 0%。在经历第一个死亡高峰后,危重患者进入 ICU 监护治疗,预后效果依然不佳,后期往往伴有不同程度的并发症,预后较差。这是沟通中患者及家属最不愿意听到的结果,也是沟通中的忌词。患者家属会问生的希望有几成;若死有几成,必死,我就不救了。一旦不救,家属又会质问医生怎么见死不救。

(5)高致残。中枢神经系统是调节某一特定生理功能的神经元群,是各种反射弧的中枢部分,是人体神经系统的最主体部分,正因为脑和脊髓功能作用重要,所以损伤更容易致残。世界卫生组织某年报道:每年全球大约将有 11000 万遭受颅脑创伤,2020 年颅脑创伤将超越其他疾病成为人们致残的最主要原因。神经外科的手术实际上就是一个治疗颅脑外伤或者脊髓外伤的过程,对患者或多或少会有影响。由于每位患者的特异性,患者反应不同,可能会导致不同的后果,正是因为神经外科手术的风险相对较高和特定的功能结构,一旦由内在或外在因素导致损伤发生紊乱和病变,可造成人体内许多系统的功能障碍。并且神经系统疾患的症状往往是潜在性的,与其他常见病所表现临床症状相似,往往不能引起足够重视,不易辨认,一旦发病,治疗困难,加上神经系统的再生能力差,此神经系统疾患的致残率进一步扩大。在沟通时如何讲述这些知识和道理,是一门艺术、是一门技巧。

(6)高费用。手术高精尖,住院周期长,用药治疗持续性,导致神经外科患者费用居高不下。如何对待高消费也是沟通中的一道难题。一项关于我国 2018 年医疗数据统计分析报告显示,2017 年三级综合医院神经外科院患者平均住院费用 10707 元。另外,美国一项调查显示,2003 年至2006 年交通伤害患者的住院费用,其中非颅脑创伤患者的平均住院费用为 32 614 美元,而颅脑创伤患者的平均住院费用为46 441 美元,交通伤如合并有颅脑损伤将使患者的住院费用增加为原来的 1.35 倍。可见,由于颅脑创伤来住院的住院费用明显高于其他疾病,高费用给家庭及社会带来了巨大的经济负担。

2.患者的心理特点

神经外科急危重症患者的心理临床表现十分复杂,主要表现为:急躁易怒、抑郁疑虑、悲观失望、紧张抵触等。这时他应属于弱势群体,对于生存的最基本的需求更为强烈。主要因素有以下几个方面:一是部分患者对自身所患疾病认识不够深入,由此产生恐惧和焦虑心理;二是无法精确评估手术可能造成的风险,对手术效果存在疑虑;三是由于医护人员疏于与患者进行深入沟通交流,导致患者对医护人员不了解,对其专业医疗技能存在不信任和疑虑心理;四是患者家庭及家庭经济状况存在问题,对后续治疗不乐观。

受我国传统文化观念和患者对开颅手术认识局限性的影响,开颅手术的患者术前术后心理变化比其他手术更为明显,患者初入神经外科,往往心理出现十分明显的恐惧焦虑和睡眠障碍的反应状态,手术区域在大脑,患者往往情绪不稳定,焦虑抑郁,长期伴随患者,并难以抗衡。焦虑是个体对所面临的潜在性威胁而产生的一种复杂、消极的心理应激反应,这种反应不仅能引起个体的痛苦体验,还影响个体的生理平衡。未手术时担心手术风险,手术后又担心预后,这种反应不仅会影响手术、麻醉的顺利进行,还会影响患者术后康复。神经外科患者心理特点与其他科室患者存在共性、特性,主要表现在:

(1)担心脑部相关并发症。国外有大样本统计,手术后并发症发生率14.3%,其中颅脑手术术后并发症发生率为24%,脊髓手术术后并发症为11%。患者的病变位于颅脑内,患者大多数有头痛、头晕、恶心、偏瘫、视力减退、失语等症状,导致患者日常生活、工作等不能正常进行,从而引起患者出现焦虑、抑郁等症状。

(2)担心脑外手术导致失智。手术后患者可能会出现认知功能的障碍,特别会影响到记忆、注意力、语言、解题能力。严重时会无法分辨人、事、时、地、物。患者不能接受这种因脑部伤害或疾病所导致的渐进性认知功能退化性表现。

（3）担心失去生命。患者进入神经外科后，社会角色和社会行为能力的转变和减退，对整体环境的不熟悉，患者对自身疾病、手术和麻醉方式的不了解，以及中国传统观念中对颅脑手术的认知误区，加之有些患者为恶性颅脑肿瘤等原因，让患者对于疾病的治疗和以后的生活缺乏信心，对手术中存在的风险充满担忧，害怕在手术过程中或手术后变成植物人、失去生命，因此患者对周围一切均感觉压力，沉浸在焦虑不安和抑郁状态中。

（4）担心自身形象不佳。手术是治疗脑外科疾病最主要的方法，但脑外科一些疾病或手术在一定程度上会导致头部骨头的变形，破坏患者容貌，影响患者形象，导致患者的社交活动减少、人际沟通障碍等，影响患者的身心健康，从而延长患者回归家庭和社会的时间。另一方面，部分患者长期接受化疗放疗等辅助治疗，化疗会引起患者脱发，头发是身体外观的重要组成部分，脱发还会严重影响患者的自我形象，放射治疗也会使患者产生一些不良反应，如发生红斑、脱皮、溃疡等。

第二节　与患者沟通的难点

1. 抢救急与时间短的冲突

神经外科病情危急，患者随时都有可能出现生命危险，要确保有充裕的时间去做好解释工作，进行有效沟通。而车祸等意外伤害、脑肿瘤、脑血管意外等疾病的发生率都呈现上升趋势，送至医院的这部分患者常常需要立即对伤情评估并做出紧急处理，沟通时间大幅度缩短，沟通工作得不到有效保证。由于病情危急，变化迅速，需要立即抢救，而一个医院神经外科医生有限，工作负荷大幅增加，面对临床工作的现实压力，抢救与沟通的冲突加剧。

2. 医患双方认知差异的冲突

由于神经外科疾病的复杂性，未曾听说、不曾接触的疾病患者往往处于一种迷茫、有病乱投医的状态，由于对所患疾病的认知缺乏，盲目地相信一些偏方习俗，很多时候患者会被动地遵从他人的判断与决策；另一种情况是患者及家属对疾病一知半解，患者有高度的参与意识。当今信息通畅的网络工具、平台便于大众查询了解，但网络信息往往不统一、不均衡，在一些问题的解释上存在很大出入，往往在同一问题上有着截然不同的判断。患者发现医生诊治手段和网上所示方法不一，就会对医生持有怀疑态度。医学哲学家图姆斯说"大夫，你只是观察，而我在体验！"。医患双方角色的差异也造成了认知的不平衡，同时医患双方的沟通还会受教育水平、接触的环境、医患双方年龄、职称等因素的影响。

3. 对疾病预后预期值大于预后差的冲突

随着医疗水平的发展，病死率逐年减少，在这很长一段时间里，患者对医院的期望值越来越高，患者家属常会提出超出常规的治疗目标或要求，如要求将患者陈旧性器质性神经功能障碍治疗至完全正常等。但在实际情况中，整个医疗过程中虽然有详细且全面的术前医患沟通，术中严谨的专业技术操作，部分病例仍不可避免在术后出现无法预知的并发症甚至死亡，从而引发患者家属不满。每一个患者都希望医到病除，但是，由于医学科学发展水平的限制，目前还有许多患者或家属没有认识或没有完全认识的疾病，缺乏对所患疾病相关知识的了解，缺乏对疾病风险的认知评估，面对神经外科的一些急危重症，医护人员即使精心救治，也难以妙手回春。然而患者认识不到这点，动辄迁怒医方。尽管近些年来科学在进步，新技术在发展推进，因显微外科、内镜、介入、定向等技术的不断提升，患者的病死率和致残率在降低，但仍不能做到人人救活、个个健康。现实情况是神经外科疾病病情危重，所患疾病类型多、发病急剧、病情变化快、进展迅猛、并发症多、诊断复杂、手术风险高、治疗效果不明显和住院费用高，患者及家属的主观判断往往与客观存在一定落差，成为医患难以沟通的重要因素。

4. 医患失信与风险共担间的冲突

失信现象日益严重，整个社会诚信链条相当脆弱，医疗行业一样难以恢复互信互敬，怀疑一切成了常规常态。怀疑势必将影响患者对所告知信息的认知。有时医方心理因受社会大环境的影响，自卫心理观存在，在发生医患冲突后,医患双方不是积极地共同承担应对,而是一味地消极回避推卸责任,使得沟通的理念和效果出现一定程度偏离。

5. 就医体验与医疗费用背离的冲突

神经外科患者家属在消费巨大而又得到不能接受的结果时,心理落差突然加大,内心陡然产生愤怒等激烈的不良情绪。从千里以外来就医,带着浸满汗水的钞票走进医院,结果却人财两空,连回家的路费都没有,此情此景实在让人感到悲戚,这种现象在神经外科比较常见。

第三节 神经外科急症的沟通

典型病例:

男,78 岁。上楼梯时不慎摔下,当时出现昏迷,家属立即送入医院急诊,子女随后赶到。医生简单交代病情,告诉家属目前患者基本情况,要行紧急头颅 CT 检查,诊断为右侧额颞叶硬脑膜下血肿,右侧颞骨骨折,脑中线结构左移。报告结果出来后医生随即交代家属立即行急诊手术,并告知相关手术风险、相关并发症以及相关费用等,让患者妻子做好心理准备。子女虽有些迟疑,最终还是签署知情同意书,由于鉴于患者有高血压、冠心病史,手术时间较长。患者女儿情绪比较激动,术中医生多次交代手术室护士向家属告知相关手术进展,手术成功清除右侧血肿和去骨瓣减压。术后第 4 天,患者能听懂但不能活动;术后 6 天,能遵指令少量活动;术后 8 天再行头颅 CT 检查,显示颅内血肿清除、右侧颅骨缺如,右侧额颞叶仍存在少量水肿,但脑中线结构移位好转。随后,患者意识一度好转活动增多,家属情绪也逐渐好转,觉得很快就可以出院,做好出院的准备。在进行脱水、抗感染和支持等治疗 15 天后,病情突然转变。患者下肢水肿、发紫,紧急会诊血管外科诊断为血管栓塞,做抗凝治疗,可能发生"栓塞",严重下肢坏死,卧床又会大面积造成肺部感染,经过治疗与患者沟通以后,病情好转出院。

专家点评:颅脑损伤和脑出血是神经外科常见的危重症,其特点是起病急、病情重、病情变化快、并发症多,对生命造成极大威胁。颅脑损伤是神经外科常见病,发生率高达 $10\% \sim 20\%$,病死率高达 $30\% \sim 50\%$,残废率高达 34% ,硬脑膜下血肿是颅内血肿中发生率最高者,同时可为多发或与其他类型血肿伴发。由于患者发病突然,多有不同程度的意识障碍,对生命造成极大威胁。患者年龄大、并存症多:①肺部感染;②静脉栓塞;③脑梗;④脑出血。医生不要只看到这次疾病,要预见并存症与并发症的发展,做系统疾病治疗,考虑到引发全身系统疾病的变化,比如出现心搏骤停,继发性的脑出血,糖尿病导致的感染等。也许抢救本次外伤并不难,难的是诱发并发症和病情发展。一个医生在治疗或抢救的同时,一定要考虑到病程和并发症。良好的沟通是提高医疗质量和患者满意度的重要保障,也会对临床工作起到积极作用。

(1)快速评估程序化。首先要迅速评估患者病情的轻重缓急,询问清楚受伤时间、致伤物种类、经过及做过何种处理。准确系统地采集神经外科患者的病史是正确诊断疾病的首要条件;其次要评估当事人的文化程度和沟通内容的接受、理解能力等,由于是急危重症患者,所以情况往往比较严重,进行沟通时要注意确保所要表达的内容较大程度地被接收,针对不同患者及家属的文化程度和信仰背景用最通俗易懂简洁明了的话,被对方所接纳;另外还要快速评估当事人是否具有民事责任能力,是否能为患者作出具有法律效力的决定。

(2)沟通节奏紧迫化。沟通节奏要有紧迫感,病情危重患者,时间就是生死,必须分秒必争。但可能会因医护人员忙于抢救,医患沟通时间不够而引发医患矛盾冲突。因此在与这部分患者治疗时,不应仅仅重视对患者生命的抢救、病情的监测,还要对患者家属的需求和情绪变化等给予足够的重视。设身处地为患者家属着想,及时、主动地与患者家属进行实时沟通,尽可能让家属及时了解相关病情的详细情况,以取得患者及家属的信任和积极配合,提高治疗效果。不能一味地只认患者家属签字,抢救小组可采取兵分几路、分工合作的方法来争抢时间,让患者家属感知到医院、医护人员对待生命的态度。

(3)沟通语言通俗化。与患者的有效沟通要建立在信息被理解的基础上。据近年来的医患投诉和纠纷的原因统计的文献分析,医患沟通不畅引发投诉和纠纷占 26.9% ~ 70%。引起纠纷不满引发冲突的主要原因是由于沟通不够。因此为了使信息有效传递,医护人员在与患者的交流中要避免使用专业术语,尽量使用通俗易懂大众化的语言准确表达。如果使用医疗专业术语,不利于患者了解自身的疾病情况,容易造成患者的过度担心或焦虑,甚至由于信息理解错误影响治疗结果。患者及家属不理解也不要就此放弃解释,每个患者所处的环境和知识层面不同,理解自然存在差异性,医生要做到沟通内容简单具体,耐心引导,以保证对方能正确理解,并建立有效的信息反馈渠道。

(4)谈话语调果断化。在情况紧急下,既要抢救生命,又要保证患者及家属病情的接纳,谈话时避免使用刺激语言,进行沟通时要切中要害,要通过书面形式(知情同意书)与患者家属进行沟通。避免激发患者不良情绪,避免强求改变患方意见,要尊重患者的意愿及选择。告知事项既要被正确接收,又要迅速果断,既节约时间又提高工作效率,在这个过程中要做到忙中有序,为其提供及时的救助。这对患者来说是安慰,对医者来说是担当。谈话对象为老年人或听力不佳的人,说话时就要语调高一点;与正常的人交谈,语调适中,语气亲切诚恳;与小孩交流,要采用天真活泼的语调。沟通作为一项服务性工作,医护人员说话要尽量保持匀速、平和,避免粗、快、直,避免让患者误以为你不耐烦,由此导致医患纠纷。

(5)沟通方式共情化。共情即同理心,运用换位思维来沟通,准确把握理解并体谅患者的感受或困境,深入对方的内心去体验他的思维和情感,进入患者及家属的精神世界,理解和分担他们内心深处的各种压力负荷。通常情况下急症患者病情危急,性命危在旦夕,对医护人员抱有较高的期待,接受治疗的心情十分急迫,提出一些过分的要求也是情理之中,因此,要站在患者的角度思考问题,给予相应安慰,告知病情及治疗经过,减少患者的不安。急患者所急,想患者所想,使患者家属处于最佳的适应状态,明确表示认可患者的观点和感受。站在危重患者及家属角度看问题,换位思考,了解患者的内心变化,并将了解的内容再传达给患者,减轻患者的恐惧感,对疾病进行健康宣教,耐心沟通,稳定其不良的情绪,这有利于病情治疗。

(6)沟通内容反复化。时间就是生命,这是神经外科的特点。对于患者的病情要多次反复与患者家属沟通,直到达到接受救治的效果及预后,否则还要继续沟通,对于文化水平相对较低者,要采用通俗语言、方言。对于需要手术治疗的患者,要做好与家属的反复沟通,术前,术中、术后及时给患者家属反馈治疗进展情况,进行积极有效的沟通,抓住黄金时间,抢救生命。

(7)体语沟通全程化。神经外科患者往往内心比较激动、恐惧,当自己无能为力时,往往存在较强的无助感。一个人在感情脆弱的时候,一句温暖的话语,一个简单的动作,(如:每次查房时握握患者的手,为患者扣衣扣,擦掉患者口角的唾液等),对他来说也是莫大的宽慰。适当的体语有助于患者更好地配合治疗,加强医患沟通的作用。

第四节　神经外科择期手术的沟通

典型病例:

女,15 岁。因头颈部疼痛 3 个月,伴失写、记忆力减退、双眼视物模糊 1 个月入院。家属自述曾经带患者去当地眼科医院检查,未对孩子出现的情况给予重视,以为是孩子看电视过多,坐姿不正确、视力下降等所致。后患者病情加重,来就诊,体格检查:神志清楚,不能正确回答问题。头颅 MRI 示左侧颞枕叶巨大囊实性肿块影,边界欠清,形态不规则,大小约 9.0 cm × 7.3 cm,其内信号不均匀,病灶中心见团状短 T1、短 T2 信号,病灶外周见不规则囊状等 T1、长 T2 信号,增强扫描示病灶环形强化,内部不均匀强化,中线结构右移,左侧侧脑室受压变窄,告知患者家属患者所患间变性脑膜瘤合并胶质瘤,通知家属需择期全麻下行开颅手术治疗。家属未曾想到疾病的重要性,对此结果不能接受:怀疑医院对此病诊断错误,要求重新检查,针对患者家属心理,医生沟通后父母接受了患病的事实,但是对开颅手术还是担忧,由于家中贫困不愿意接受手术治疗。医生进一步沟通,鼓励家属孩子还年幼,还有未来,还答应帮他向社会求助,家属最终同意手术。术后,患者临床症状基本消失,记忆力大部分恢复,生活基本自理,恢复良好,好转出院。

专家点评:不少患者遇到重病或生死难测的疾病都是选择放弃治疗。他们渴望得到同情,心理承受能力较低,他们担心人财两空。他们的爱心是希望以自己的死,换来全家人的活着,这也是他们心里的闪光。这位医生不但动员手术,还为其筹款,技术和爱心非同一般。从患者入院到出院,只要把对患者的尊重、理解和人文关怀体现在患者从入院到出院的医疗服务全过程,融于医疗过程的每一个环节,时时沟通,处处沟通,沟通就能闪现出人性的关辉。

(1)入院后的沟通。开颅手术在神经外科比较常见,针对要进行择期手术的患者及家属,医护人员在与患者沟通时,应坚持实事求是的原则,把患者的病情、治疗方法、医院对患者疾病的诊治水平等如实告诉患者或患者家属,做到既不夸大也不隐瞒。要确保与开颅手术的患者及家属谈话的有效性,对入院后的患者及家属应分阶段、全方位、多层次地进行沟通和交流。了解患者的情况,主动了解家属及患者的担忧所在,想患者所想,尽力消除患者的困境以及稳定患者的情绪。

(2)术前耐心解释。对于术前这部分患者,沟通时应该考虑到受传统观念以及开颅手术的风险性的影响,患者及家属难以接受不良后果的现实。医护人员在与这部分患者进行沟通时,应该考虑到患者及家属最担心的是手术风险以及预后情况。应让患者知晓相关疾病的手术风险,一些患者或家属认为在手术前签署知情同意书等文件,是医院对术中所出现的危险不负责任的表现,签字前顾虑重重,更有甚者认为这是医院乘人之危签订的霸王合同或生死合同。对于这些误区,要向患者及家属说明:其一,这些文件是法律性质的文书,有必要从法律上予以明确;其二,患者身体的自主性,人的生命健康权是受法律严格保护的。应针对患者及家属已出现和可能出现的疑惑向其详细阐明,耐心解释疾病治疗、转归、预后及康复等问题,使他们对病情有更充分的认识,取得患者及家属的积极配合。

(3)术中客观具体告知。对于正在实施手术的患者,医护人员要随时与家属进行沟通,让患者家属知道患者所处的状态,感受到医者的努力,尽可能做好治疗和风险的告知,不能仅仅谈手术风险和死亡概率。谈话内容要更细化具体,要让患者感知到风险是具体的,是切实存在的,结局也是不确定的。要提出对疾病的专业应对预案。让患者及家属感觉到困难和风险客观存在的同时,了解医生所做的努力,可减轻患者对疾病的恐惧,从而使患者及其家属积极配合治疗。对患者的病情,医生要准确把握,说清楚讲明白,如若对方不明白,医生的解释又含糊不清、前后矛盾的话,就会产生适得其反的效果。由于角色认知的差异,难免术中进行沟通时存在疑惑,针对这类情况切勿将课本知识生搬硬套,应根据患者及其家属的受教育程度、对疾病的认知度和期望值以及个人感受等情况,准确、客观、耐心地和家属积极沟通。

(4)稳定情绪改善心理。每位患者所处的状况不同,表现也千差万别。对患者开展心理护理时,要围绕以人为本、因人而异、整体统一等特点进行护理。在面对疾病时,患者及家属会表现出消极、逃避、焦虑等负面情绪,医护人员在进行心理干预时,应根据患者实际情况,与其进行积极沟通交流,了解其当前心理状况,针对不同的心理状态选择不同的心理干预方式,让患者有一个接受现实的过程,从而度过心理缓冲期。当患者及家属因病情变化而出现烦躁、易怒的倾向时,容易因情绪不稳定对医护人员进行指责,这时就应该及时给予患者精神上的安慰,尽量以和蔼平缓的方式与患者沟通交流,认真耐心地劝导患者保持平静心情,并以沉着老练的工作作风消除其焦虑怀疑的心理。其次,反复进行沟通,引导其加强对自身病情的认知,慢慢树立起治疗信心,共同克服存在的困难,积极接受及配合治疗,进而达到改善手术及治疗效果、提升患者满意度的目的。

(5)特殊患者重点沟通与预防为主的沟通。沟通时根据病情的轻重、复杂程度及预后的好差,由不同级别的医护人员沟通。对已经发生纠纷或有发生纠纷苗头的要重点沟通,根据具体情况变换沟通者。对于普通疾病患者,应由住院医生在查房时与患者或家属进行沟通,解除误解;对于疑难、危重患者,由科主任、主治医生、住院医生和护士共同与家属进行沟通;对治疗风险较大、治疗效果不佳及考虑预后不良的患者,应由科主任提出,院内会诊,由科主任等共同与患者沟通,并将会诊意见及下一步治疗方案向患者或家属说明,征得患者及家属的同意,在沟通记录中请患者或家属签字确认。

在医疗活动过程中,如发现可能出现问题的患者,应立即将其作为重点沟通对象,向其他科室人员反映,提醒他人在与其进行沟通时,避免刺激惹怒患者及家属。除了有针对性地与其进行沟通,还应在交班时将此患者及其情况作为重要内容进行描述,使下一班医护人员做到心中有数、有的放矢地做好沟通与交流工作。

(6)住院、出院时的健康教育。对患者及家属进行专题健康教育,怀有同情心,并采用适当的方式向患者讲解手术的大致过程、术前准备、术中配合及术后康复知识,给予体位指导、预防感染指导、病情观察指导、知识指导、饮食指导等,告知可能出现的问题和处理措施,教给如何配合治疗等一些知识。鼓励患者提出疑问,医生可从中了解患者具体的纠结所在,有的放矢地给予耐心沟通解释安慰,减轻和消除患者的恐惧、紧张感,以利于手术的顺利进行及患者术后的康复。

态度消极的患者及家属展开针对性的健康教育。由于受文化背景和认知因素的影响,一些患者和家属往往对疾病的认识是肤浅的,对治疗、检查和用药,时常持有不合作、消极甚至是抵制的态度。健康教育是纠正患者和家属对疾病或医院服务的消极态度的一种行为,可以建立和培养患者正确的求医和康复心理,消除误解,化解矛盾。

在患者出院时,医护人员应该就患者的治疗、检查、用药、康复、休息与运动、饮食等注意事项向患者及家属提供仔细、正确、全面、个体化的指导。医护人员对出院患者的指导,能够增强患者及家属的信心。同时,医护人员还应提高患者回访率,定期复诊,加强医患沟通,促进互相理解。

第五节　神经外科限期手术的沟通

典型病例：

男,21 岁。鼻塞,反复流血性鼻涕一年余,到当地诊所按鼻炎治疗,症状时好时坏,未曾治愈,近一个月来鼻塞加重伴有头痛,脓性鼻涕较多,服用抗生素好转。入院前两个月,患者自述鼻出血,认为喝水少,鼻腔干燥,自行局部压迫止血,未给予重视。最近一周,因鼻塞伴头痛、视物模糊进行性加重入院检查,头颅 CT 扫描诊断鼻咽部肿瘤收住。入院后经头颅 MRI 诊断为鼻咽筛窦肿瘤,血供丰富,部分肿瘤侵入前颅底。拟行手术治疗。患者听到医生讲述手术的必要性、手术风险、并发症时表现沮丧,不能接受:"我还这么年轻,万一死在手术台上怎么办,医生又不是百分百能治好我的病,况且只是有点流鼻血、头晕,没多大事,医生说得这么严重,就是故意夸大事实来吹嘘他的技术。"医生郑重提醒他们:如不重视病情,可能再次造成出血,危及生命。患者因惧怕手术,又向父母陈述,强烈要求其家属办理出院手续自动出院。出院后突然鼻腔大量出血,约 900 ml,休克,急诊入院,入院诊断为:鼻咽部肿瘤合并出血,失血性休克。入院后给予输血、输液,鼻腔填塞止血等抗休克治疗,病情趋于稳定。第二天送放射科在麻醉下行脑血管造影术,术中见肿瘤血供丰富,主要供血来源于左侧颈外动脉的颌内动脉及咽升动脉分支,右侧颈外动脉的分支也参与供血,初步诊断:鼻咽筛窦及前颅底纤维血管瘤。遂行肿瘤术前栓塞术,肿瘤术前栓塞术后在全麻下,金额鼻筛眶入路,行肿瘤切除加前颅底缺损重建术。术后恢复顺利,MRI 和 X 线片显示全肿瘤切除,颅底重建良好,恢复良好,好转出院,随访三年,患者已恢复正常的生活。

专家点评:如何告知患者病情危重是一门学问,说重了患者会认为你是威胁,说轻了患者会置之不理,持无所谓的态度。本例小结就是这样,患者只有面临死亡的威胁,才来接受医治,其他科室的患者也是一样,原则上一定要做到尽快告知患者外科手术时间不宜过久延迟,急症手术和择期手术有一定的共同之处。在神经外科告知患者消息是每位医护人员日常工作必经的事项,好的消息大家都愿意听,坏的消息大家都难以接受,但告知坏消息是绝大多数医生都觉得很难开口,且同患者家属交流起来也很困难的事情。特别是告知一些突发的坏消息时,如果不掌握一定的技巧很难被患者家属接受。在住院期间医生真诚的微笑与温暖的语言是医生与患者互相信任的基础,良好的告知技巧也是向患者及家属传递关怀和温暖的方式,同时也是给予希望、建立信任的过程。

(1)沟通有计划。医护人员有计划地向患者做好解释工作,运用过渡性的陈述突出重点。当一个问题已经了解清楚时,有礼貌地进入下一个问题,从一个环节推进到另一个环节,及时引导患者,客气地把话题引导到正确的问题上,并且可为下一个环节做基本铺垫,使谈话的组织结构清晰,层次分明,便于理解。并且可根据患者的年龄、性别、性格、职业、经历、文化程度及所患疾病的特点等不同情况,有针对性地进行沟通工作,使患者大体上了解自己的病情,对下一步将做的检查、治疗及其必要性、可靠性、安全性等有一个大致的了解。重点要使患者了解虽然患了较重的疾病,但只要积极配合治疗,还是有治愈的希望。对于病情很重、感情脆弱、既往有抑郁心理的患者,交代病情需要慎重,尽量避免直率,同时应加强关心和劝慰工作。

(2)告知要选择合适的沟通对象。在神经外科急危重症患者中由于患者比较危重,病情发展迅速,生命安全随时可能受到威胁,在进行沟通时,沟通的对象不可能是患者本人。医护人员进行沟通的模式不是一对一,而是一对多。周围这么多家属告知谁最有效?医生要与在家中能做出决策且有威望的家属进行沟通,他能够协调家庭成员之间的关系。

(3)选择合适的沟通时机。医生应该根据患者的疾病情况选择合适的时机,并采用渐进的阶梯式告知方式,在判断疾病有恶化的趋势时应该给患者及家属一定的提示,以便患者及家属提前对疾病的危险程度有一定的理解,做好接受疾病恶化的心理准备。在随后的疾病变化过程中,若出现不利信息,随时和患者或家属沟通,让患者入家属了解病情,在治疗过程中,应清楚地向患者或家属解释病情、介绍可能的治疗方案。循序渐进地告知,减少不良信息对患者及家属的冲击。

(4)改善认知、消除不合理期望　当患者对疾病的发展和治疗无法理解、判断时,仅凭主观理解往往会对手术治疗存有偏见,既期望手术成功又担心出现并发症,这种对治疗的不合理期望,常会导致焦虑、烦躁及抑郁等心理应激反应。消除患者及家属的不合理的心理预期,提高患者对疾病的诊断、手术治疗及手术并发症等方面的认知和评价能力,有利于手术的顺利进行及术后的康复。

(5)生理—心理—社会支持　心理护理与生理护理密切相关,两者相互渗透,相互促进,人在躯体上患了疾病,心理上必有反应。神经外科与患者的心理特点决定了在与神经外科患者及家属沟通时还应充分结合疾病的特点,精准把握患者及家属的心理状态,运用切实有效的方法进行沟通。对于脑部进展缓慢、治疗滞后、治疗效果不佳、并发症多的患者,沟通时可以慢一点,谈话时要给患者一个接受的缓冲过渡阶段,要给患者及家属预留出足够的考虑时间和心理空间。部分疾病在进行外科手术治疗时,手术患者普遍存在紧张和不安情绪,手术医生要鼓励患者宣泄心中的恐惧与烦恼,帮患者转移注意力。医生不仅要尽心竭力地帮助患者解除身体上的痛苦,还应努力减轻他们心理上的负担,设身处地站在患者的立场去体验并理解患者的认知和情感,与患者同步,给患者及家属足够的精神支持。另外,医生还须充分发挥社会和家庭的支持作用,在生理—心理—社会沟通模式下大大减轻患者的精神压力,增强患者战胜疾病的信心。

(曹英　李彤)

第四章
普外科的医患沟通

导语

　　普外科全称叫做普通外科,但并不是普普通通的外科。普外科是医学外科领域里面包含疾病最多的科。其专业多,领域广,覆盖面大。腹部外科是普外科的主要内容。除此之外还有乳房、颈部、甲状腺、皮肤及浅表肿瘤等。普外科在基层医院称之为大外科。本章以普外科收治疾病为例,探讨医患沟通技巧。良好的医患沟通和临床知识与操作技能一样重要,是临床医生必须掌握的一项基本技能,是彰显人文关怀的主要组成部分。

第一节　普通外科疾病的特点

　　1.普通外科疾病的亚分科

　　(1)按病因不同分:

　　①损伤。损伤是指由暴力或其他致伤因子引起的人体组织破坏。例如内脏破裂,多需要手术或其他外科处理,以修复组织和恢复功能。

　　②感染。感染是指致病的微生物侵入人体,导致组织、器官的损害破坏,形成局限的感染病灶或脓肿,往往需要手术治疗,如化脓性阑尾炎、肝脓肿等。

③肿瘤。需注意的是绝大多数良性肿瘤,手术切除后可以达到根治性治疗的效果。对恶性肿瘤,手术能达到根治、延长生存时间或者缓解症状的效果。

④先天性畸形。先天性畸形,例如肛管直肠闭锁,需施行手术治疗。后天性畸形,例如烧伤后瘢痕挛缩,也需手术整复,以恢复功能和改善外观。

⑤内分泌功能失调。例如甲状腺和甲状旁腺功能亢进症等。

⑥寄生虫病。例如肝棘球蚴病和胆道蛔虫病等。

⑦其他性质的疾病。器官梗阻如肠梗阻。血液循环障碍如下肢静脉曲张、门静脉高压症等。结石形成如胆石症,常需手术治疗。

(2)按解剖位置分:

①颈部疾病,如颈部损伤、甲状腺疾病等。

②乳腺疾病,如乳腺癌、乳腺囊肿、乳腺脓肿、乳腺纤维瘤等。

③周围血管疾病,如下肢静脉曲张等。

④腹壁疾病,如腹股沟疝、脐疝、切开疝等。

⑤腹部急症,如外伤、腹膜炎、消化道出血等。

⑥胃肠疾病,如胃穿孔、阑尾炎、肠梗阻、胃癌、结肠癌等。

⑦肛管直肠疾病,如痔、肛瘘、结直肠癌等。

⑧肝胆胰脾疾病,如末期肝病、肝癌、胆囊炎、胆道结石、胰腺炎、门静脉高压、脾大等。

⑨其他,如小儿腹部先天性疾病,腹膜后肿瘤等。

2.术式越来越精,创伤越来越小

(1)从手术对时间要求来分:

①急诊手术:顾名思义是即刻要做的,分秒必争的手术。如外伤性脾破裂、上消化道大出血等手术。

②限期手术:患者可以等一等,但是由于病情需要,又不宜过久地延迟的手术。如各种恶性肿瘤根治术。

③择期手术:有些手术施行得早晚,不致影响治疗效果,可以选择适当

时期进行。如:脂肪瘤、血管瘤、肝囊肿。

医疗器械的革新、药物的研发、诊断技术的更新,使许多原本归属于外科手术治疗的疾病转向非外科的治疗。许多大手术变成小手术,许多开腹手术变成腔镜手术。特点是手术的方式变得精细,对人体的创伤变小。

1997 年丹麦的 Kehlel 教授提出加速康复外科(enhanced recovery after surgery,ERAS)是指采用有循证医学证据的围术期处理的一系列优化措施,以减少手术患者生理及心理的创伤应激,达到快速康复的目的。2007年,加速康复外科理念就由中国工程院院士黎介寿教授首次引入中国。目前我国结直肠、骨科、泌尿、妇科、乳腺等多个外科已应用加速康复外科,并显示出积极的作用。实践证明:加速康复外科在缩短住院时间、减少并发症、降低治疗费用及增加患者满意度等方面具有突出优势。

微创手术、机器人手术等技术突飞猛进,大大地提高了普外科手术的技术性和精准性。外科医生无须与患者更多接触就可以对疾病作出诊断并决定是否进行手术。但对患者而言,突然得知自己患病需要手术,内心是十分焦虑和恐惧的。虽然有了新的诊断设备和器械,医护人员依然需要将患者沟通放在第一位。需要注意的是,一些医生只熟悉自己的专业领域,对其他领域不甚了解,往往在沟通时对自己专业领域过分重视而忽视系统整体,考虑局部疾病多,而对系统疾病考虑得比较少。这也提示医护人员需要从整体的角度与患者进行沟通,让患者得到综合的诊疗,不能再回到十七八世纪"冰冷的机械时代"。

3.并存症越来越多;患者期望值越来越高

患者发病急、病情重、并存症多成了外科的一个新特点。外科医生在治疗中要重点治疗本次主症,关注并存症,预防并发症。例如:一例胃癌患者合并糖尿病和原发性高血压病。医生建议其先将血糖和血压控制好,再行手术治疗。患者由于对医学知识缺乏,对疾病知识不了解,认为医生故意拖延,过度治疗,强加消费,白狼宰人。因为患者不知糖尿病会影响伤口愈合,故而会质疑,对医生提出的各项检查十分敏感,总误认为医生是为了创收而进行大量的项目检查,损害了患者的利益。医生要理解患者拒绝的原因,发挥沟通的作用。

第二节　普外科患者的心理特点

手术会改变人体,会影响身体的机能。患者在手术期出现各种焦虑、担忧情绪是正常的。有效的医患沟通能够帮助患者减少和避免这种负面情绪。

1. 紧张恐惧

手术、全身麻醉,刀在身上走动,说不怕是假的,说怕是真的。与此同时疾病本身带给患者的诸如发热、疼痛等症状更是加重了患者对手术的恐惧与紧张。与健康人相比,患者适应新环境的速度慢。住院以后,在吃饭、活动、就寝等日常生活方面,要受医护人员的管理,一时很难适应。陌生的环境进一步加重患者的紧张。受恐惧情绪支配,患者对任何检查都要提问。有的患者,看到医护人员,便会不由自主地惧怕。这时医护人员应给予患者温暖的关爱,而不是冰冷的脸孔。

2. 焦虑敏感

焦虑贯穿于患者整个疾病治疗的过程中。例如,一些乳腺癌患者害怕术后失去乳房会影响女性独有的风姿,害怕术后机体功能的改变影响日后的正常生活;急性外伤的患者会对突如其来的变故没有思想准备,担心手术风险及预后。患者盼着早日手术,而一旦确定了手术,又会因为不知道手术预后而产生焦虑。术后,尤其是大的手术后,从麻醉中醒来后,意识到自己手术已做完,此时患者最想了解自己的真实情况和手术效果。由于伤口疼痛,躯体不能自主活动,多表现为焦虑不安。

术后因疼痛、失眠、食欲不佳等情况也会产生焦虑心理。同时,比健康状态时的心理更敏感。例如,一位女性患者,平素健康,无病无痛,体检时发现乳房一个小包块。医生叫她进一步检查。此时患者敏感地觉得自己病情严重,既希望对自己的病情有一个全面了解,又怕真的是绝症。往后的各项检查,她都会担惊受怕,觉得自己病情越来越重,陷得越来越深,竟难以自拔。此时,患者对亲属及医护人员的表情、语言异常敏感,既希望他们讲实情又害怕实情。希望癌症尚在早期或是误诊,甚至会去走访乳腺癌患者,询问病情是否与自己一致。这时的医患沟通可能胜过任何镇静药。

3. 悲伤失望

患者因患病,正常的生活节奏被打破,甚至生活无法自理,需要家人的照顾,患者会感觉是拖累了家庭生活,手术治疗周期长,花费多,家属容易缺乏耐心,缺乏对患者的关心,这些都会导致患者情绪低落。这时如果患者悲极而泣,最好保持沉默,鼓励其发泄,可以递给其一张纸巾,要尽量避免让他们产生一种应该控制自己情绪的感觉。

4. 心态平和

很多患者能正视自己的病情,当他们得知疾病的发生与发展情况后会妥善安排工作及家庭。同时对医治抱有希望,期盼自己所患的疾病能被治愈,或者病情得到控制不再继续发展,或者通过治疗使症状明显减轻,使生命得到延续。这些患者具备较高的文化水平,对医学科学的发展充满信任并持有积极的心理。他们通常表现为情绪平和,心境安详。这类患者能够正视治疗和康复的必经过程以及过程中的一些不确定因素。因为他们拥有医学知识,使医生和患者之间的沟壑得以填平。这说明医学知识的普及在沟通中是十分重要的。

第三节　与外科患者的沟通要点

1. 形象要良好

医护人员应该做到的是仪表端庄,衣着整洁、得体,给人一种端庄、踏实之感,这能给患者留下值得信任的印象。

美国密歇根大学医学院助理教授克里斯托弗·皮特里利博士及其研究小组对4062名患者进行了问卷调查。结果发现:超过一半的患者在意医生穿什么,超过1/3的患者表示,医生的着装会直接影响到他们对治疗的满意度。因此,塑造良好的职业形象十分重要。

2. 倾听要耐心

倾听是医患沟通的第一步。患者入院时，鼓励患者完整地讲述病情。认真地听患者说话，听清说话的内容。尽量听完患者的叙述，尽量避免随意打断。当患者偏离话题太远，医护人员可以插话引导，回归病情症状。同时注意非语言性沟通，仔细体会患者的身体语言，以了解患者的"弦外音"。在听的过程中，针对一些重要的问题，采用开放式问题来提问，从而获得重要信息。

典型病例：

男，55岁，诊断为结肠癌，入院有各种抱怨，甚至对护士出言不逊，他表示医院收费太贵，医院坑人，自己为什么一进医院就要抽血、化验、拍CT等。医生在与患者及家属的一次谈话中了解到：患者只有小学文化，没有固定的工作。其对自身疾病并不是很了解，认为只要打几天针就可以出院。医护人员还发现，患者经济困难，家里有5个小孩全靠他打工养活。他倒下了，这个家就会陷于绝境。医护人员向其表示了同情和理解，给了他更多的安慰，尽量为其节省。然后，向患者解释术前详细地检查有助于明确病变的大小、性质、与周围脏器之间的关系、病变的分期，并告知大概的手术费用以及相关的医保政策与报销方法，为患者排忧解难。沟通结束后，患者表示感谢，非常配合接下来的治疗。

3. 表达要共情

共情是指能够设身处地为他人考虑，理解他人立场，感受他人感情。共情是人类模拟他人的情感，站在他人的角度，理解他人的过程。共情可以提高患者对医护人员的信任，患者会更容易对共情的医护人员敞开心扉。医护人员在表达共情时可以使用以下句式："我知道您不容易。""我知道您并不希望听到这条消息。""我们共同努力，一起对抗疾病。"等等。

典型病例：

一名年逾七旬的男性患者在行胃癌根治术后返回病房。因为其家属忙碌，老人经常处于无人照看的状态。老人常常独自一人在病房叹气，感慨自己还不如死了算了，省得拖累别人。医生和护士发现了老人心态的转变,安慰老人:"知道您最近很不容易,别难过了老先生,我会和您孩子好好谈一谈。您在医院就好好养病,您有什么需要,可以和我们的医生护士说,我们都会很乐于帮助您的。"患者在病房里感受到医护人员的精心治疗与护理,护士们每天给他喂饭、擦澡、协助大小便,和他一起聊天等。这使老先生内心很受感动,当患者因为病情的发展出现了难以避免的并发症,需要送进重症监护室时,患者子女表示愤怒,认为是医生医术不精,要与医院讨要说法。这位父亲阻止了:"医生也不容易,护士们为我做了这么多,连你们都难以做到,如果你们找医院闹,就别认我。"老先生在病房里将自己感受到的一幕幕讲给子女听。五天后,患者病情稳定转入普通病房。最后,患者子女们与医生、护士成了生活中的朋友。

4.方案要公开

更加关注患者自主权是现代社会环境下医疗实践的一个重要因素。医生应该与患者进行充分的临床信息的交流,并在沟通时尊重患者的观点、想法,以便做出更好的治疗方案。方案要利于患者理解,并向患者说明各项治疗方案的优缺点。例如,外科偶尔会因患者并存症而出现意外,导致病情加重。医护人员要积极主动与患者及家属沟通,开展多学科会诊及告知相关疾病知识,切实有效地进行诊治。对于一些可能存在疑问的患者,应该尽可能地召集双方进行沟通。需注意的是:边沟通,边抢救,切勿顾此失彼。同时做好医疗记录的留存工作,保护医患双方权益。

典型病例:

男,30岁。他在挖井作业结束,上拉回地面,接近地面时,身上的安全绳断裂,人体下落在插在井底竖着的铲子上。铲子扶手直插患者的肛门经腹腔直至胸腔。医院在接到急救电话时,迅速动员多科人员——普外科医生、泌尿外科医生、胸外科医生、头颈外科医生准备接诊患者。同时,医方向公司负责人告知手术治疗方案,考虑到后续治疗预后以及经济问题,医务处召集患者所属系统负责人,以及患者所在乡镇领导负责人进行沟通。

专家点评:急诊急办,涉及多个人、多个单位,要多方沟通,不要一对一沟通。

5. 要有沟通应变能力

应变能力的基础是必须熟悉患者的资料。包括:既往史、现病史、疾病检查情况等。医护人员应该在收集患者资料的基础上主动与患者及家属进行沟通。在沟通中构建起良好的信任关系。

选择适当的场合,保护患者的隐私。在沟通交流的过程中,要耐心地倾听患者对自己病情的叙述并且能够做出真诚的发自内心的回应,给患者一种朋友之间"促膝长谈"的舒适感。在沟通中运用通俗易懂的语言,少用书面语或让人产生疑惑的语言。针对不同性格的人,选择不同的沟通方法。对霸道的人适时回敬,对内向的人需要去揣摩他的心思,对含糊的人可直接追问,对敏感多虑的人应经常沟通,对优柔寡断的人要帮他做决策;对健忘的人要善于提醒。

典型病例:

男,60 岁。术前诊断为急性阑尾炎,不排除肿瘤。患者对第一个诊断十分相信,但对第二个诊断表示怀疑,希望是医生误诊。当医生告知病理结果是癌症时,患者一时难以接受。此时医生告知患者:"手术中发现肿瘤是好事,早期发现,我们就能早期干预治疗。"患者听完说道:"医生,你说得我心情好多了。确实是早发现好。"最后,患者及家属表示理解接受,并积极配合医生治疗。

6. 术前谈话要重视

在手术之前,医护人员需要将相关的注意事项向病患与家属阐明,用通俗易懂的语言告诉他们进行这个手术的重要性与必要性,以及手术可能面临的风险、成功率以及在术中可能发生的变化情况。在征得患者与家属的同意后,要提前告知大致的手术费用是多少,使他们能有心理上的准备。因为事先的良好沟通,患者及家属对所发生的情况事先有所了解,也有思想准备,就会坦然接受与理解。同时,也可以向患者分享一些相同手术成功的案例,消除患者对手术的紧张与疑虑,增强患者对手术的信心。

提前祝福患者手术的顺利与成功,则会让患者心里充满暖意、倍感亲切。在患者进入手术室之后,应该以家长一般的态度去关心、温暖患者,减轻其恐惧感。在进行手术麻醉之前的阶段,患者是清醒的状态,所以作为医生可以通过与患者简单地寒暄、介绍手术的相关事宜,使患者感到放松与安心。在手术结束之后,患者刚开始清醒,医生最好也能够跟患者进行简单的交流,告知患者手术已经成功了,同时提醒患者手术结束后的注意事项,需要进行保暖、饮食调控等,要尽力地保护患者的个人隐私,尽可能地让患者在整个手术中感到舒适。

典型病例:

医院胃肠外科病房,一位需要做胃镜检查的老年女性患者正在进晚餐。主班护士来到患者的床前,告诉患者明天要进行的检查和注意事项:"刘阿姨,明天上午给您做胃镜检查,记住明天早上禁食、禁水。"说完后,护士转身向另外一位新入院的患者告知胃镜检查注意事项。晚上两位患者互相说话,谈到明天将要进行的胃镜检查。新入院的患者说明天早上不能吃东西喝水,而刘阿姨则坚决认为护士刚刚说的是要吃东西喝水。原来刘阿姨将禁食、禁水的"禁"字理解为"进"。两位患者后来找到主班护士,寻求解答,才把疑惑解开了。主班护士也吸取了经验,在以后的胃镜健康宣教中告知患者"明天早上不要吃饭,喝水,实在是口渴,可以用干棉签蘸水湿润嘴唇",以免因术前沟通效果不佳而延误手术时间。

专家点评:同样容易发生此类错误的医嘱还有:对患者说术前不能吃饭,但患者自购面包食用。医生在患者进手术室前又问一句,吃饭没?患者肯定地回答没有,喝水了吗?喝了,还吃了面包。这也提醒我们医护人员,这一类的医嘱一定要注意落实。

7.外科知识抓好宣教

外科治疗过程中,医护人员可以适当讲解外科疾病知识。例如,术后可能出现疼痛的原因以及出现疼痛以后应该采取什么样的解决方式,手术之后的饮食应该如何摄入与合理搭配,什么时候应该开始正常的运动,出现一些特殊状况怎样告知医护人员等。

另外,也可以尝试在网络上通过新媒体的社交平台,如微信公众号等推广医学知识,展现当今外科治疗技术的优异性与局限性,最大程度完善患者及家属对外科治疗的理解,减少误会与冲突的产生。也可以定期进行电话访问,了解患者出院以后的身体状况、调理情况、用药情况等。将医院的关怀送到患者的家中,能够让患者更加信任医院,增进与医生的情感交流,这样一来,口口相传,有助于树立医院的正面形象。

第四节 与急腹症患者的沟通

典型病例:

男,50岁。有胃溃疡史。上午 10:00 开始出现上腹部疼痛,自行服用奥美拉唑肠溶胶囊。上午 10:20,疼痛未好转,遂来医院就诊。患者入院后,自述腹部好像有刀子在割肉一样,同时伴有恶心和呕吐。X 线检查,发现膈下游离气体。腹壁出现压痛、反跳痛、肌紧张等腹膜炎症状。医生诊断为胃穿孔。患者质疑:"怎么会胃穿孔呢? 我只是胃溃疡而已,平时吃点药就好了,怎么要手术呢?"

医生肯定地说:"你血压低,腹肌紧张,白细胞非常高,需要马上手术,你尽快通知家属。"

患者突然号啕大哭:"医生,做完手术我是不是就没有胃了,我以后还能正常吃饭,正常生活吗?"

医生没有更多的解释,告知患者:"①手术对生命负责,时间不能拖延;②术后会继续与你沟通如何养好自己的胃,如何增加营养,现在准备手术。"最后患者同意手术。

专家点评:急腹症是指腹腔内、盆腔、腹膜后组织和脏器发生了急剧的病理变化,从而产生以腹部疼痛为主要症状和体征,同时伴有全身反应的临床综合征。常见的急腹症包括:急性阑尾炎、溃疡病急性穿孔、急性肠梗阻、急性胆道感染及胆石症、急性胰腺炎、腹部外伤、泌尿系结石及异位妊娠子宫破裂等。急腹症的症状以腹痛为主,可有厌食、恶心、呕吐、腹泻或便秘、血便及其他伴随症状。掌握与急腹症患者沟通的技巧十分重要,因为恰当的沟通能消除患者紧张恐惧的心理,使患者积极配合治疗。

（1）术前沟通。因急腹症而入院患者，由于其发病急，腹痛剧烈，一旦进入医院就会要求注射解痉药（患者指止痛药），渴望立即止住痛。此时若医生根据病情需要做一些必要的检查，观察疼痛性质和部位，患者往往会不理解，认为是有意拖延时间，从而产生不信任的态度。这时医护人员需要向患者解释做辅助检查的必要性，同时告知患者如果在不明确诊断前注射解痉药会掩盖病情，影响疾病诊断，甚至会加重病情，延误治疗。

有的急腹症如急性阑尾炎、胃穿孔、肠梗阻等，需要住院进一步观察或需要外科手术治疗。当患者得知自己需要做手术时，常产生极大的恐惧心理。此时，医护人员应该用通俗易懂的语言向患者讲解手术方式以及对疾病治疗的意义，帮助患者克服对手术的恐惧；关心体贴，介绍相关的医学知识，使者积极配合医护人员接受治疗和护理，树立起战胜疾病的信心和勇气；有的患者虽然病情并不严重，但内心紧张，对疾病症状的反应激烈，总会不断向医护人员询问自己的病情。面对这类患者，应耐心地向患者解释病情，消除患者紧张心理。

（2）术后沟通。①术后主动与患者交谈，了解患者的心理状态和术后需求。术后注意观察患者生命体征、腹部体征、切口及敷料情况，妥善固定引流管并保持引流管通畅，观察引流液的颜色、性状和量，做好护理记录。医护人员应努力创造一个良好的医疗环境，热情周到对待患者。高质量的技术操作可增加患者安全感、信任感。医护人员在进行各种治疗护理操作时应及时准确，尽量减轻患者痛苦。②由于术后麻醉剂作用逐渐消失，患者会感觉手术部位疼痛，会对手术结果产生怀疑。此时，医护人员应该理解患者的心理并及时告知患者手术结果，解答患者疑虑。同时指导患者缓解手术后的切口疼痛的方法。③有的患者因害怕切口疼痛，害怕切口裂开，担心切口愈合不良，而不愿做咳嗽、深呼吸及翻身等活动。此时医护人员应耐心解释，鼓励患者早期活动，并告诉患者适当的活动不会造成切口裂开，相反能促进伤口愈合，促进胃肠道功能的恢复，防止肠粘连等。

第五节　与乳腺癌患者的沟通

典型病例：

女,25 岁,未婚,诊断乳腺癌。患者入院后一直情绪低落,经常对着窗户独自流泪。医护人员与其展开积极的沟通后,得知患者是因为害怕术后会影响其择偶和生育。医护人员耐心地告知患者:"乳腺癌目前采取综合治疗,包括手术、放疗、化疗。早期治疗效果良好,即使是晚期也能延长生命。你现在年纪轻,发现得早,可以做保留乳房的手术。此外,乳腺癌手术是不影响生育能力的,有很多乳腺癌患者经过治疗后,可以正常自然受孕。"患者听后心情放松了,最后同意手术。几年后,患者结婚,正常受孕,诞下一男孩。

专家点评:乳腺癌99%发生在女性,男性仅占1%。乳腺癌已经成为女性的头号杀手,是女性高发的肿瘤之一。医生要简洁明了告知患者怎么治疗,预后如何。不要复杂化,不要让患者产生过多的忧虑和联想。

(1)治疗前期的沟通。医护人员应该根据手术大小,患者年龄大小进行不同层次的沟通。年轻的患者担心失去女性的魅力,失去丈夫的关爱。老年患者担心复发,担心寿命不长。医护人员应根据她们不同的年龄、不同的病情予以相应的指导,同时鼓励患者充分表达内心感受,缓解不良情绪。同时,针对患者此时期的心理反应,如惊恐、消极多疑、捻甚至轻生等,应采取保护性沟通,不要急于纠正患者的否认心理,以减缓癌症诊断信息带来的突然的沉重打击,这样利于患者做好身心两方面的应变准备。对于经病理学检查确诊为乳腺癌的患者,要告知家属如何告知患者,如何缓冲过渡到适应阶段。

(2)治疗期的沟通。做好手术期宣教是给予患者心理支持的有效手段。针对患者形体破坏,性障碍,功能锻炼等问题,提出具体建议措施。如针对化疗期间患者出现的食欲缺乏、脱发等问题,医护人员可以与患者一同建立合理的食谱,为脱发患者准备假发,以提高患者满意度,减轻患者心理压力。

（3）术后康复期的沟通。术后患者渴望知道自己疾病的真实情况和手术效果，当患者看到自己单侧或者双侧乳房缺失时，常常感到害怕、失落、无奈，甚至厌恶自己，情绪波动非常大，容易变得自卑、孤僻、沉默寡言，出现不愿与他人接触等反常行为。医护人员应创造一个良好、安静、安全、舒适、优美的环境，使患者保持心情舒畅。在术后患者回到病房后，注意多传递有利信息，减轻她们的疑虑。在治疗及护理时更加耐心、细致、热情，用亲切的语言多和患者沟通交流，充分让患者感受到护士的关心和体贴，使其产生亲切感、信赖感。同时不要忽视其心理变化，要自然诱导其正视现实，消除顾虑，振作精神，积极配合治疗。特别注意的是：对有恐惧心理的患者，应避免其接触到抢救和危重患者。对有怀疑心理的患者应循循善诱。对悲观失望的患者要与家属共同沟通工作，防止意外。对于多次手术、担心经济负担的患者要通知家属和单位做好安慰工作。

（4）与患者家庭成员的沟通。患者得知自己罹患乳腺癌后多表现为孤独无助，害怕面对疾病，害怕被遗弃、被拒绝。此时患者更需要家人的陪伴与照顾。医护人员要及时与患者家属沟通，特别是乳腺癌患者丈夫的沟通。在整个治疗中，丈夫用爱去支持妻子治疗，比药物还有效。鼓励家属多与患者交流，生活上多给予帮助。指导家属在与患者接触时像平常一样。平时交流中可以多讲一些成功战胜疾病重返社会的病例，使患者消除不必要的担忧、恐惧，树立积极乐观的态度，增强战胜疾病的信心，帮助患者重返社会。

第六节　与创伤患者的沟通

典型病例：

女，28岁，最近一直在积极备孕。患者早晨上班被轿车撞倒。当时，患者的右面颊部被蹭破了一大块皮，而且觉得左边肚子疼得直不起腰来。轿车司机下车查看她的伤势，患者觉得问题不大，于是双方散了。之后，患者去医院处理脸上的皮肤挫伤，但左腹的疼痛还在持续。医生便建议她进行进一步的腹部增强 CT 检查。因为处于备孕期，患者一开始拒绝了："医生，有这个必要吗？我就是脸上破了皮，你给我消下毒就行，况且我肚子也没那么痛了。"医生得知患者想法，决定与其丈夫进行沟通。最后患者同意做腹部增强 CT。检查结果让患者吓一跳：创伤性脾破裂需要尽快手术！患者表示："多亏了医生耐心的沟通，否则后果真是不敢想啊！"

专家点评：意外创伤入院的患者，由于突发的急性伤害如工伤、车祸等飞来横祸，是在患者没有任何心理准备下发生的，这将导致患者正常工作和生活秩序被打乱，极大地冲击患者的心理平衡。特别是对于一些年轻的患者，以往身体健康，未经历大风雨。心理损伤比"躯体"更为严重。在创伤之后，患者非常关注自己的受伤程度，他们迫切想了解自己的疾病能否治愈。过度的联想和期盼，使他们产生紧张心理。当患者对护理或治疗有所不满时，他们会变得愤怒。即使在医疗或护理过程一切顺利时，他们也可能产生同样的情绪。此时，医护人员应以严肃认真的态度、精湛的技术、敏锐的观察力和敏捷的动作，保证抢救的顺利进行。当患者需要手术时，医护人员应该向患者说明手术的原因及意义，让他们认识到手术的必要性，帮助患者以良好的心态去接受和配合手术。对于创伤非常严重的患者，医护人员要积极做好跟患者家属的沟通和安抚工作，必要时允许家属陪护，给予患者情感支持。

（1）注重与患者的非语言交流。与创伤患者交谈时注意力要集中，态度要诚恳，并不时地加上身体语言，以增添语言的力度使患者心里踏实。医护人员的体态表现及动作在患者看来都具有特殊的意义，可达到语言所无法表达的效果。用抚摸等方式，则可加强交流和传递感情支持，使护理个性化。

（2）尽量做好沟通解释工作。创伤患者忍受着精神与身体的双重折磨，心理处于极度脆弱的敏感状态。医护人员应主动与患者进行交谈，及时解答患者的疑惑。在进行各项操作时应尊重患者的人格，尽量减少患者身体的暴露。在创伤患者面前，医护人员要亲切而稳重，工作要紧张而有序。尽量做到说话轻、走路轻、操作轻,减少各种噪声,以缓解患者的紧张情绪。

（3）创造良好的治疗环境。舒适的环境会使人心情愉悦。因此应尽量保证病室舒适,空气新鲜,病区光照色彩布局等科学合理。仪器设备摆放整齐,暂时不用的仪器尽量避开患者视线,以防造成不必要的恐惧。室内可放置花卉盆栽等,尽可能使患者产生安静愉快、乐观向上的情绪。适当地应用音乐疗法,可缓解创伤患者的压力反应。此外,要妥善安排治疗操作时间,为患者创造一个良好的休养环境。

第七节　胃肠肿瘤患者的沟通

典型病例:

女,68岁,诊断为肠癌(早期)。拟在腹腔镜下行胃癌根治术。患者术前当晚与同病房的一位肠癌(晚期)病友交流,得知其手术后肠癌又复发了,身上还有插管子。患者听到后,十分害怕,立马将主管医生找来表示拒绝手术。

医生告知患者:"肿瘤的部位、病理分化、患病的时间、是否转移等因素都会影响手术预后。你们俩的情况是不一样的,是没法做比较的。鼻子的那根管子是胃管,这根管子可以帮助引流出胃里多余的液体和气体,减轻伤口的张力,有利于促进伤口的愈合。术后可以通过这根管子输送营养,帮助你早日康复。"

专家点评:胃肠外科是普通外科的一个很大的重要分支学科,因为胃肠外科患者的临床表现多样,病情变化复杂,患者就诊或入院时都比较痛苦和恐惧,较多会担心需要手术治疗,或是手术时的疼痛、术后并发症、预后生存率的问题。沟通的目的是让患者了解病情,放松心情,建立友情,配合治疗。

（1）手术前的沟通。医护人员应该在术前主动与患者及家属展开沟通。帮助患者及家属了解手术的相关知识。例如,胃肠手术的患者,手术前除一般的身体准备之外,还要做胃肠道准备等。如:插胃管、洗胃、灌肠等。在进行这些操作前,应该积极与患者及家属沟通,让其了解这些术前准备的必要性和意义。对于一些术前诊断为良性病变但不排除恶性肿瘤的患者时,医护人员应该在术前沟通时及时向患者及家属交代恶性肿瘤的可能性。对于恶性程度高的肿瘤患者,要告知患者及家属手术中存在无法切除肿瘤的可能或术后可能出现复发或转移的情况。对于一些术后需要进行放疗及化疗的患者,要告知患者这些治疗手段可能会导致患者出现恶心、呕吐、脱发等症状。总之,手术前的沟通主要的目的是取得患者家属的理解和支持,帮助患者减少痛苦,促进健康。

(2)做好腹腔镜、达·芬奇机器人等微创手术的术前谈话。患者在进行微创手术治疗之前,医护人员应该使用通俗易懂的话语告知患者微创手术创伤小,术中视野更清晰,肿瘤切除更干净等特点。同时,应告知患者手术过程中有可能中转为开放手术的可能性,争取患者及家属的理解和支持。

(3)术后疼痛问题的沟通。术后疼痛会抑制患者早期的下床锻炼,会延长胃肠道功能恢复的时间。那么如何处理和解决术后疼痛问题是患者和家属非常担心的问题。这提示医护人员在手术前就与患者和家属沟通,介绍手术后解决疼痛的办法,如:采用椎管内术后镇痛、术后应用镇痛泵,等等。家属可根据自身的病情和条件,有选择地为自己挑选适合自己的镇痛方式。

(4)手术后沟通功能康复相关知识。手术后都需要做什么?需要怎么做?出现一些情况是什么原因?如何处理所出现的情况?这些都是需要在手术后的沟通中传递给家属的。如:所有的胃肠手术患者都需要等到胃肠功能恢复后才可以少量进食,也就是等患者排气后才可以进食。但有的患者不明白排气的意思,这就要用通俗的语言进行讲解,总之要让患者和家属听明白并理解和配合治疗。有的患者手术后好几天都不排气,患者和家属非常着急,这就要与患者和家属沟通,告知他们不排气或延迟排气的原因,如何促进排气,等等。

211

（5）造口患者自我护理相关知识的沟通。医护人员在患者住院期间应教会患者正确的造口护理方法，让患者出院后能够顺利进行自我护理。例如，穿着方面：告知患者应穿着宽松上衣，避免穿紧身衣裤，以免摩擦和压迫造口，避免皮带勒住造口，影响造口血液循环和排泄物排出。洗澡宜淋浴，用保鲜膜对造口袋进行必要的保护，避免造口底盘边缘渗水，影响稳固性。饮食方面：除无糖尿病、肾病、心血管疾病等饮食限制外，定时定量进食，避免暴饮暴食，少食易产气、易产生异味的食物，避免吃易引起腹泻的食物，进食粗纤维食物应适量，要摄入充足的水分，避免进食易引起便秘的食物，避免进食太快而吞入空气，不需要忌口，饮食应均衡，多吃新鲜水果和蔬菜。适当活动，做力所能及的家务。避免增加腹压，及时治疗长期慢性咳嗽，避免提取重物和抱小孩等，避免压迫造口。如有特殊情况及时就诊。

第八节　与泌尿外科患者的沟通

典型病例：

男，46岁，诊断为前列腺癌。患者得知患癌后难以接受。家属劝说治疗，患者拒绝道："我不抽烟，不喝酒，作息规律，我都可以说得上是养生模范。不是说德高寿长吗？我这辈子都没做过坏事，怎么会得这个病？"

医生得知后，告知患者："癌细胞是不会分人好坏的。你要想，可能正是因为你德高，才得这个切掉就没事的癌症，而不是不治之症。在我国，前列腺癌是存活率最高的癌症，其早期治疗效果良好，即使是晚期也能延长生命。你现在不吃不喝，没等到癌症打倒你，你先因为营养不良倒下了。"同时，医生向患者介绍之前患癌成功手术的案例，增强患者信心。

患者最终同意手术，术后安返病房，手术效果良好。50多岁仍骑自行车上班。

专家点评：泌尿系统是人体的重要系统之一，其在人体中起到帮助新陈代谢及排放有害物质的重要作用。泌尿系统疾病患者不仅需要承受疾病带来的生理痛苦,还受到恐惧、焦虑、烦躁等负性情绪的影响。此时,医护人员耐心亲切地沟通,能够帮助患者排解负面情绪,恢复治疗的希望。

(1)术前沟通。前列腺解剖位置特殊,血液供应丰富,手术时间较长,创伤大,患者对手术常常感到焦虑和紧张。这时医护人员可详细介绍国内外此手术开展的动态,解答患者的疑问,使其了解手术的目的、方法及术后的疗效,使患者积极配合,保证手术顺利开展。很多患者担心术后会出现尿失禁、尿道狭窄及性功能障碍等情况而迟疑。此时医护人员可以通过一对一面谈的方式了解患者心中所想,认真倾听并细心观察患者肢体语言,并对其恐惧、抑郁、焦虑情绪予以安抚和引导。可以向患者展示治疗后成功恢复的案例,增强其手术信心。

(2)术前准备。在手术前对患者的病情状态、身体状况、治疗流程、家庭基本信息等做好记录。手术室护士应在患者手术前到病房看望患者、与患者沟通、讲解手术室环境,解除患者术前的恐惧和焦虑心理。责任护士要在术前主动与患者进行沟通,询问饮食、睡眠、心理等情况,根据患者疾病的特点、文化程度、社会经历、接受能力进行个体化的健康教育。内容包括术前的饮食指导、备血、备皮、胃管尿管的使用方法和意义,采用的手术方式、麻醉方法,指导作风松弛训练、深呼吸及排尿训练,增强患者战胜疾病的信心及安全感。

(3)术中配合。术中,密切监测患者的各项生命体征变化,保障患者的生命安全。

(4)术后健康指导。术后应及时告知患者及家属手术结果。回病房后与手术室的麻醉师和手术室护士进行详细交接,责任护士要告知患者各种管道的作用,防止管道扭曲牵拉等注意事项。前列腺癌患者,术后的尿失禁,无论对于自己还是对于家人来说,都是一件非常尴尬的事情。自己无法感知什么时候有尿意?手术后尿失禁前列腺癌患者,一般都会想尽快能治愈。此时,医护人员应向患者解释尿失禁的暂时性,并指导患者每天按时用药,按医嘱进行盆底肌肉锻炼,保持心情愉悦。指导患者在日常生活中做好护理工作,通过日常的护理加快治愈时间。为配合术后继续治疗,可请术后康复的患者讲述自己的切身体会,克服患者术后的紧张、焦虑情绪,建立治疗信心。对性能力丧失,表现烦恼和自卑的患者,争取患者家属的密切配合,指导患者妻子多关心、爱护、体贴患者。

第九节　普外科与患者沟通病例

典型病例一:

一位 25 岁男性患者经历上腹痛两个月,来医院就诊检查,胃镜显示:胃癌。患者迫不及待想入院接受治疗,但因医院床位有限,医生并没有将其收治入院。患者听后勃然大怒,认为医生是故意拖延治疗。医生没有立刻回怼,而是先让患者坐下来,耐心地对患者说:"我很理解您的心情,大家都想赶快治病。但是目前科室床位紧张,实在是没办法将你收治入院。而且有很多像您一样的患者也都在等待,如果我给你行了方便可能对其他的患者就不公平了。您先不着急,我们医院现在有预住院系统,我帮您把手术需要做的检查开齐,您先做检查,这些检查后续也可以走医保报销的。等科室一旦有床位,我们会打电话告知您,请你保证手机畅通,等待时间一般不超过一个星期。"在医生的耐心解释下,患者表示理解,同意先做检查。一个星期后,患者入院行手术治疗,预后良好。

专家点评:人一旦进入患病状态,心理发生急剧改变,常没有安全感,不知怎么面对生死。每一位患者在得知自己患病时,都迫切期望得到治疗。面对此类情况,医护人员切忌用机械的或公事公办的态度或寻找各种理由拒绝患者。可以用一些共情的语言,如"我很理解你目前的处境""我知道你现在很难""我很理解你现在的心情"等等,告知患者你很理解他。最后记得告诉患者医生可以为其提供一些实际解决问题的方案。

典型病例二:

女,45 岁,诊断乳腺癌。一年前做了左侧乳腺癌手术,现在右侧乳房又出现癌性肿块。患者害怕乳腺癌转移,希望医生能够将右侧乳房切掉,彻底地切干净,防止肿瘤复发,她说:"我已经没有很多的想头了,只想多活几年。"

医生告知患者："现在手术的原则不是手术越大效果越好，而是手术精准，以最小的创伤达到最佳的治疗效果。"

专家点评：在外科诊疗中常常会出现以上患者的这种情况。患者得知自己罹患癌症，往往有恐惧心理，害怕死亡，寝食难安，反复向医护人员和患同种疾病的患者打听与自己疾病相关的信息，并期望手术能够将癌症全部杀死。此时，医护人员应该理解患者的这种心理，耐心地倾听患者的想法，不要粗暴地打断患者的话，可以在患者说完后，告知患者你已经理解了他的意思，并告知你作为医生的想法，深入浅出地为患者阐明手术原理。这样的沟通方式有助于帮助患者了解自己疾病的处理方式与手术情况，患者在弄清楚基本的情况之后，心里能够有个底，就不会过分地要求手术方式。医患双方就能够构建一种和谐、顺畅的关系。

典型病例三：

一位少女因阴道出血在其母的陪同下来医院就诊。自述是骑自行车时摔伤后腹痛不止。外科检查未发现丝毫损伤的痕迹，透视也未查出疼痛和出血的原因。接诊的医生凭借多年的临床经验，疑其是异位妊娠，建议妇科检查。医生询问患者情况，女孩一直沉默拒绝回答。而患者母亲声称该少女未婚，月经正常，拒绝转科治疗。医生告知患者母亲："异位妊娠如果不及时处理，可能会大出血，这是严重危及生命的，请您务必和孩子好好沟通下。"患者母亲由于担心女儿的生命，和女儿进行沟通，后面积极配合治疗。

专家点评：当疾病的原因涉及患者个人隐私时，问诊过程中，患者常常有意识地将其隐瞒。医生可以注意沟通的场合，避免暴露患者的隐私。同时，变换一下自己的语言沟通方式，婉转地跟患者说明。如果发现类似异位妊娠、艾滋病等涉及隐私的疾病，要把可能会出现的症状，并且导致什么后果与危害等告知患者。要给患者一定的空间与时间，让她认真地思索与权衡利弊，让她从思考中体会到医生是在为她考虑，为治病救人考虑，从而配合治疗。医生需要适当地引导，给患者一个权衡利弊的空间，告知患者一些相关疾病的危害与弊端,让患者自己衡量,再引导患者一步一步地说出原因。

典型病例四:

患者为农民,因吞咽食物困难到某省一家三级医院就诊,被诊断为食管癌。患者进入医生办公室后在主管医生的一侧坐下,这位主管医生马上将自己的座椅向后撤了一下,拉大了与患者的距离,这一举动被陪同患者的家属看在眼里。一个简单的举动,会使患者和家属将挂号员的大声"呵斥"、等候就诊时医护人员带着亲朋好友提前看病、分诊护士回答患者问话不耐烦等情节联系在一起。患者和家属感到被歧视,随后对该主管医生进行投诉。

专家点评:有的患者性格比较敏感,会将医生一些小动作看在眼里。这类患者通常比较自卑,医生应该照顾好他们的情绪,巧妙地掌握与他们沟通的技巧,而不能表现出排斥与轻视。该案例提醒我们:一个细微的动作,也会引起轩然大波。该农民的心理比较自卑与敏感,导致他觉得医生后撤座椅的行为是对他的轻视和厌恶,是不想给他治病的表现。所以医生在与患者接触中应该做到尊重患者、体贴患者,而且,不仅仅在语言上讲究技巧,肢体上也应该有所表现,让患者感到自己被平等对待,增强彼此的信任感。

典型病例五:

一名曾有医学背景的女性患者,腹胀、腹痛。患者经过手机查询后自认为是便秘引起的肠绞痛,于是在家自行服用泻药,具体药名不详。患者情况未缓解,于是入院进行检查治疗,希望医生或护士帮他灌肠缓解症状。经医生详细与患者沟通,怀疑患者并不是简单的便秘。后检查报告提示为肠扭转,需立即进行手术治疗。患者表示不能够接受手术,怀疑是医生误诊,自认为灌肠即可缓解,不需要手术。医生得知患者的想法,继续与其详细沟通,告诉患者以她的情况一定要手术治疗,否则有肠坏死的风险,将严重危及生命。患者担心生命,遂同意手术。手术中开腹,同时确诊患者确实出现肠扭转,并已经出现肠坏死。幸好手术及时。

专家点评:在医学知识广泛传播的今天,很多患者会通过手机查询自己所患疾病的相关知识。网上信息复杂,真假难辨。医护人员遇到此类有着医学背景的患者,或者拿着"手机医生"的患者,一定要耐心沟通。在鼓励患者参与医疗决策时,也要时刻注意,一旦患者对自身情况没有清晰准确的认知时,医护人员有责任用专业知识,转换为简单易懂的话语,告知患者其疾病的情况风险,争取做出最能帮助患者的医疗决策。

(涂发妹　刘萍萍)

第五章
口腔科的医患沟通

导语

俗话说,牙疼不是病,疼起来要人命。这实际是误解,这句俗语认为:一是牙疼不是病,二是因怕痛而拒绝治疗,自行购买止痛药,消炎药。患者自认为解决了问题,其实没有解决根本问题。其实,牙痛是口腔的一种病。牙痛很复杂:有龋齿、牙髓炎、根尖周炎、牙周病、智齿冠周炎等。这些牙病会诱发冠心病、肾炎,还与糖尿病密切相关。一些残冠断根还可以刺激黏膜导致溃疡,甚至成癌。这些病经口腔科医生治疗后就会不痛,比如开髓治疗,根管治疗等。口腔科医生的存在就是为了守护牙齿,预防口腔疾病。口腔健康,全身才会健康。

第一节　口腔科疾病与患者的心理特点

1. 口腔科的特点

口腔科治病有两个特点:①以操作为主,口腔治疗技术有补牙、镶牙、拔牙、畸形矫正、种植术、口腔颌面等外科手术,都是技术活,都需要动手。②治疗过程长,既费时又消费高。口腔科不是简单的牙科,在临床上可分为口腔内科、口腔颌面外科(包括住院部)、口腔修复科、口腔正畸科。小可成专科,大可成医院。口腔科治疗的疾病有龋齿(民间叫"虫牙")、牙髓炎、根尖周炎、牙周病(民间均叫"火牙")、口腔黏膜病、智齿冠周炎、牙齿缺失、牙齿不齐、牙外伤、颌面部肿瘤等。

补牙一般需要30～40 min,拔牙需要1 h(难拔的阻生齿时间更长),种植一颗牙需要1～2 h,镶牙需要一周左右,畸形矫正需要2 年左右。镶牙时要反复磨合试戴,而畸形矫正要经过拍摄初始照片、拍摄X 光片、制取记存模型、模型测量分析、X 光片头影测量分析等步骤;然后再按排齐牙列及平整牙弓曲线、矫正磨牙关系及关闭间隙、牙轴及牙弓的理想化和佩戴保持器等序列治疗,患者需复诊三四次到十几次方能完成。牙病治疗既"痛"又"难受"。为了减少患者疼痛,口腔科的每一种治疗都是细致而复杂的。

有洞的牙,需要充填,俗称"补牙",即把洞补起来,恢复咀嚼功能。补牙前要"备洞",即把龋齿里坏死的物质磨干净,这时候就需要钻牙。在钻牙过程中,机器的响声和震动会给患者带来不舒适的感觉。当"洞很深"侵犯到牙本质时,磨牙就会感到触电样疼痛。对某些敏感的患者来说,这种疼痛往往难以耐受。经过医生的治疗后,病牙就可以修旧如新了。

在戴义齿、戴正畸矫治器等时,一开始患者都是相当不舒服的。这就需要沟通,需要患者有足够的信心和耐心,配合医生完成口腔科治疗的全过程,达到治愈的满意效果。

牙病"不是病",这句话是错误的。许多人往往是到了"牙痛要命的状态"才去医院,此时看牙虽然为时不晚,但还是错过了治疗的最佳机会。比如本来只需要简单充填的,可能变为需要进行牙髓治疗;本该进行牙髓治疗的,拖延到需进行根尖病治疗;本应进行根尖病治疗的,延误到只能拔除。还有的由于治疗不及时,牙龈炎发展为牙周炎,甚至松动脱落。儿童牙列畸形如果错过了早期功能或简单矫治,到成年后矫治起来就十分困难。而且有些牙病伴有系统性疾病,如糖尿病会加重牙周病,牙痛会诱发冠心病发作。

2.口腔科患者心理特点

(1)"惧怕"看牙。口腔科的"敌人"就是患者的惧怕。患者怕痛,怕出血,怕拔牙,怕涡轮机钻牙,到最后,连口腔科医生都怕。因为惧怕,拒绝就医,疼得熬不过时,有些患者也只是吃止痛片、消炎片,耽误了治疗时机。

(2)无知误解。惧怕源于无知与误解。患者认为牙痛不是病,看不看无关紧要,不打算治疗,觉得大不了就是牙齿脱落,不会致人死亡。开的药也不拿,要做的治疗也不做。自认为龋坏缺损是"牙虫"作怪,灭了虫子,牙齿就会安然无恙,忍忍痛就算了,不需要到医院去治。牙龈出血、牙齿松动时,患者会自认为是火气所致,吃几副降火的药,消消火气,牙痛就会消失,不必去看医生,更谈不上定期到医院做预防性口腔检查了。在患者看来,补牙、拔牙、镶牙都很简单,拔牙就是拿钳子拔,根本不需要什么技术,过去街头摆地摊的都可以拔牙。一句话,患者误认为治牙病很简单。

(3)主动沟通。沟通困难的原因是患者的惧怕。当患者捂着牙来找医生时,医护人员不仅要给予安慰,更主要的是要在主动沟通时普及口腔医学知识。

"请坐,请问是牙痛吗?'火牙''虫牙''虫牙'应该叫龋齿,你这'火牙'说法不对,是牙髓炎或根尖周炎。"单纯的药物治疗往往收效甚微。一个人的牙病经常需要跑几个诊室,找几个医生,需要数次治疗方能完成。

沟通时介绍口腔科。如果是专科医院,那分科更为细致,还有口腔黏膜科、牙周科、儿童牙病科、牙体牙髓科等,患者就医时常会牵涉到几个诊室,即拔、补、镶。牙痛患者容易产生厌烦情绪,认为牙病简单,应该"手到病除",一有反复,就不能接受。

(4)儿童哭闹。年龄较小(儿童)或者年轻的患者,会对口腔诊室里听到的口腔电机和涡轮机高速运转的声音,各种钻头磨牙时产生的声音,各种砂轮和打磨机磨改义齿的声音,牙挺、牙钳、牙锤等金属器械碰撞的声音感到害怕。这时候需要向儿童讲解治疗过程,并配合图片让他们有所了解,减轻他们的恐惧。

(5)怀疑猜忌。针对治疗牙病的费用和质量,大多数患者都有质疑,他们会抱怨正规医院口腔科看病太麻烦、耗时太长、治疗太复杂,有些患者就图省事、图省钱、图方便到诊所看病,事后怀疑质量不高,又来到大医院验证。

(6)坐立不安。初次就诊的患者,因为牙痛折磨导致心里焦躁不已,表现为坐立不安;再者候诊患者较多,排队时间较长,每位患者就诊时间比其他科室相对要长许多,有的患者甚至需要几个小时。这期间,他们会来回走动,不停地问什么时候才能轮到他看牙。而复诊患者或曾多次看牙的患者,已经清楚治疗牙齿的过程,心里比较坦然,从而能平静、沉稳地候诊。

典型病例:

一位大学教授因牙痛去了一家三甲医院口腔科候诊。因不愿排队,不愿等候,于是到一小诊所拔牙,没想到三天后疼痛难忍,五天后感染发热,只能又到三甲医院口腔科候诊,他因拔牙污染患了"间隙感染",要切开排脓。康复后,他感慨道:"小小一颗牙,差点要了命,我这是就医走错了门!"

专家点评:治牙请选择正规医院或正规口腔诊所,切莫因贪图省事拿自己的健康开玩笑。

第二节　口腔科患者沟通要点

1.先沟通,后治疗

口腔治疗一定要建立在医患积极相互配合上。在进行治疗之前,医生务必要提前告知患者整个治疗方案的程序,用通俗易懂的语言来呈现治疗方案,并说明各治疗方案的优缺点。若患者不遵循医生所推荐的治疗方案,医生书写病历本时,应尽量完善记录口腔治疗过程以及重要的医患沟通内容和沟通结果,以免医患之间产生误会。医生需要意识到大部分患者对医学知识的了解不够全面,患者很可能对医生口中的专业术语不知所云。因此解释治疗方案时需注意患者是否完全理解,或主动向患者提问是否有不明白的地方,若仍存在,应耐心仔细地述说,不要有责怪心理。先沟通,后治疗,这是原则。治疗过程中需要医患之间配合完成的环节,需要医生悉心教导指点,这也是尽可能达到最佳治疗效果的必要条件。在患者对口腔治疗感到有压力的情况下,可以间断休息,中途暂停以减轻患者的焦虑。治疗结束后,可再次提示可能会产生的术后并发症,如拔牙后难免创口肿胀疼痛、佩戴固定矫治器后可能伤害牙龈,使患者有一定的心理准备,随时就医调整。

2.边治疗,边沟通

在口腔治疗中,医生需要注意患者的心理状态及患病事实,对患者表现一定的关心和同理心,让患者在治疗过程中感受到人文关怀的同时减少对治疗的恐惧。对患者表达善意,表现出积极帮助的态度,不要对患者随意发号施令,不能使用冷语言。当实际治疗方案与患者期待相悖时,可表示理解患者的观点,但不一定采用他们的观点,以冷静、深思熟虑的语调来表达异议,告知患者的观点是错误的或不利于患者个体的,甚至会造成不良后果。

3.善宣教,多宣教

口腔知识宣教能让大众更了解相关口腔知识,从而大幅减少医患沟通之间的误会。口腔治疗过程中,医生可以适当进行简单的口腔卫生宣教。口腔科医生可以尝试在网络上通过新媒体社交平台,或是与当地媒体合作,推广口腔知识内容,展现当今口腔治疗技术的优异性与局限性,最大程度引导群众对口腔治疗的理解,减少误会与冲突的产生。科室医生更可以与当地小学配合,设立口腔知识课堂,讲解如何维护口腔卫生等内容。分发口腔知识宣传手册,同样能取得很好的效果,对改善医患关系会有重要帮助。

第三节　拔补镶牙的沟通

1.拔牙的沟通

(1)术前沟通。询问患者有无心脏病、高血压、糖尿病、肝炎、肾病、甲亢及麻醉药物过敏史,血液功能有无异常;女性患者询问是否为月经期,做好并存症的治疗和并发症的预防。

以阻生智齿拔除为例,阻生智齿拔除术是口腔科门诊常见的基本手术之一。下颌阻生智齿的拔除难度相对较大,尤其是低位水平阻生、低位水平埋伏阻生、低位近中阻生的拔除尤为困难而复杂。做好术前医患沟通,心理护理,术中医护密切配合,术后健康指导等尤为重要。在拔牙过程中,需要用到各种器械如高速牙钻、锤子、凿子、钳子、梃子等器械。患者看见这些器械就有恐惧心理,术中容易出现不配合现象。术前应向患者做好说明,消除恐惧,缓解紧张,让患者有充分的心理准备。

(2)术中沟通。在更换器械时告知患者,让患者有充分准备。大张口时托住患者下巴,还可让护士握住患者的手,减轻紧张。

(3)术后沟通。告知患者及家属拔牙术后注意可能出现的异常及注意事项,①嘱患者咬住止血棉球 30~40 min;②24 h 内一定不能刷牙与漱口;拔牙 2 h 后方可进食,要吃温、凉、稀、软的食物,不能用拔牙侧齿吃东西,应用另一侧进食;24 h 之内唾液中有血丝属正常现象,如果出血较多一定要及时到医院就诊。

典型病例一:

男性患者要求拔牙。主诉后牙疼痛难忍,要求拔除。他指出要拔的牙是左侧倒数第二颗大牙,医学上叫第二磨牙。医生口内检查后发现第三磨牙前倾"有洞",民间称之为智齿,患者的疼痛是因为智齿近中阻生导致的第二磨牙颈部发生龋坏。因此,医生提出建议拔除智齿并治疗第二磨牙,因为智齿无咀嚼功能,而第二磨牙经治疗后仍有咀嚼功能。然而患者坚持要拔第二磨牙,医生也没有坚持自己的建议,按照患者的想法拔除了第二磨牙。拔除后第二天,患者却状告医生拔错了牙,并提出免费拔除智齿,同时赔偿第二磨牙。

专家点评:医生只是与患者口头沟通,病历上没有记录清楚,没有法律效力。医生只能给患者免费拔除智齿并修复第二磨牙。患者的动机在这里就不去分析了。

典型病例二：

男,26 岁,研究生,要求拔除智齿,医生简单询问了病史,认为没有拔牙禁忌证,在局麻下拔除了智齿,并予以缝合止血。拔牙后当晚,患者猝死。经尸检报告患者死于心脏病变。患者因心肌炎住院,于一周前才出院。上午拔牙是否诱发他晚上心脏猝死,专家各持己见。拔牙前,病历上没有反映口腔科医生询问有关于心脏病的记载,这不能不认为是一个缺陷。

专家点评:对于拔牙患者,万不可掉以轻心,必须仔细询问既往病史,还应做到以下五点:①必须有牙片。②拔牙前测血压,必要时术中术后监测血压。③血常规。④中年人查血糖。⑤有心脏病史的患者必须查心电图。总之,应排除拔牙禁忌证,详细记录病历,签署拔牙知情同意书方可进行拔牙。

典型病例三：

男,口腔右下牙龈处有溃烂,经检查,医生建议拔除上牙,并向其解释是咬伤,医生的建议遭到了患者的质疑:我是下面牙龈溃烂,为什么要拔除上面的牙齿,医德何在? 医生没有进行沟通,两个月后,患者经检查诊断为牙龈癌。

专家点评:面对患者的质疑,医生应认真耐心地与患者解释沟通,使患者理解,对于有恶变倾向的疾病,更应及早治疗干预,这对患者的预后至关重要。

2. 补牙的沟通

牙齿掉了或者缺牙的时候需要恢复,医学上叫修复,通俗叫镶牙。补牙时牙齿出现小黑点,也就是龋齿时,需要补洞,俗称补牙,医学上叫作充填术。补牙是补洞,不是镶牙。

(1)沟通时要向患者认真讲述补牙的适应征。①牙体缺损,包括外伤和楔状缺损,除了影响美观外,还会影响咀嚼功能,进而影响身体健康。②龋齿,分为三个等级,浅龋、中龋、深龋。牙齿硬组织在细菌作用下出现脱矿、软化、破坏,最后形成龋洞。当龋齿很浅尚没有症状时,称为浅龋,这时治疗非常简单,只需把龋坏的部分去掉,充填上补牙材料即可。浅龋没有及时治疗,病变就会越来越严重,从小到大,由浅到深,变成中龋或深龋。若侵袭到牙神经的话,就会出现牙痛,此时就不能直接补了,而是要先进行根管治疗,通常说的"杀神经"。这时需拍摄 X 线片。根管治疗后的牙齿比健康的牙齿脆弱,所以根管治疗后一般还建议做一个牙冠将这颗牙保护起来。同时要与患者沟通介绍三种治疗方案及价格,浅龋治疗几百元,中龋治疗略高于浅龋,而深龋近千元。一旦发现牙齿上有黑点,及早治疗。俗话说:小洞不补,大洞吃苦,又花钱,又费时,还影响自己坚固的牙。

(2)治疗前与治疗中要告知患者选择补牙的材料。与患者进行沟通,向患者介绍不同补牙材料的优缺点,再根据患者龋损情况、自身诉求以及经济状况等选择最适合的材料,患者知情同意后方可进行修补。目前,常用的补牙材料主要有以下几种:

①银汞合金:这种材料最便宜实惠,强度高、耐磨、耐腐蚀,使用时间长。是传统的后牙充填材料。但缺点也很明显:美观性差,与天然牙齿不匹配,另外对牙髓刺激比较大。

②玻璃离子:这种材料可缓慢释放氟离子,有一定的防龋功能,对牙齿有保健作用。但抗压强度低、硬度低,易磨耗,不适合后牙修补,美观性不及树脂材料。

③复合树脂:它可以使材料与牙体组织产生化学结合,在少磨牙或不磨牙的情况下使患牙得以修复。另外,它的颜色与牙齿相似,修复自然美观。缺点是坚固性不及银汞合金。

④纳米树脂:其填料的颗粒度达到纳米级,具有半透明性,且有乳光色泽,相比复合树脂,逼真度更好、更耐磨、不易脱落,价格更贵。

(3)补牙后十分重要的沟通。需和患者强调,补牙毕竟不能和真牙相比,真牙都可能折断,更别说补过的牙了。补牙材料的寿命和患者的口腔习惯、自我维护关系紧密。

典型病例:

女,大学教授,经根管治疗后,医生告知行全冠修复,否则牙齿有断裂的可能。患者未接受医生的建议。医生为防止牙断裂，为患者这颗牙进行了调磨，降低了咬合关系，就是把好牙磨平一点。事后，患者却状告医生未经本人允许，擅自磨坏了自己的牙体，自己没有获得知情权，医生败诉。

专家点评：医生的做法是教科书中允许的，也是必需的，但是由于医患沟通不到位，同时病历上没有记录。患者状告致医生败诉的原因是自己没有获得知情权，医生强调口头告知了，但无记录。为避免此类事件的发生，口头医嘱与书写医嘱并存，表达医生已告知、患者已知晓的内容很有必要。

3. 修复和种植的沟通

缺牙的原因很多，外伤、拔除、自然脱落。没有牙齿就没有咀嚼功能，吃饭不香，吃菜嚼不烂，为了恢复美观和正常的咀嚼功能，人们就会寻求牙齿的修复。修复的方式包括嵌体、冠修复、桩核冠、种植牙、活动义齿、固定义齿等，确定修复的方式后还需要选择不同的材料，比如贴面包括瓷贴面和树脂贴面，冠修复包括烤瓷冠和全瓷冠，种植牙的种植体包括进口植体和国产植体等。此时医生需要以中立的态度认真向患者介绍不同方法与材料的优缺点，可通过展示图片、相关病例和实物的方式让患者对材料及修复效果有比较直观的了解，患者经考虑后自行选择：活动义齿缺点是每天要取下戴上，优点是经济实惠，不伤害邻牙；固定义齿缺点是损伤两个邻牙、不用戴上取下及费用高。综合患者牙体、肤色、职业、年龄等因素，通过比色板选出接近的颜色后，由患者确定，否则哪怕颜色再正确，患者不满意也是徒劳的。由于对颜色感知和美学观念的差异，患者可能不会接受医生推荐的颜色，医生应与患者认真沟通，解释清楚。若患者在修复方案和比色上与医生发生分歧，经沟通解释后仍无法达成一致的，医生有权拒绝治疗，但医生应将患者病情、修复方案、沟通内容及结果详细记录于病历。患者知情同意后方可进行修复治疗，在修复治疗前须向患者明确，由于每个患者情况不一样，哪怕是相同的病情相同的修复方案也不代表能获得相同的修复效果，最终的修复效果可能与患者心理预期不一样。先让患者有相应的心理准备。

种植牙就是通过外科手术将人工材料制成的种植体，也就是人工牙根,植入牙槽骨中,替代天然牙根,经过一段时间后,人工牙根与牙槽骨整合为一个整体,实现骨结合后,再在人工牙根上进行义齿修复,从而获得与天然牙齿相似的外形及恢复咀嚼、言语等功能。种植牙以无须磨损邻牙、咀嚼功能好、美观逼真、经久耐用等优点被称为人类的第三副牙齿,已经逐渐成为当今国际口腔医学界公认的牙齿缺失后的首选修复方式。口腔人工种植牙价格昂贵,单单一颗种植牙就耗费数千元至上万元,是其缺点。

典型病例:

一患者因四环素牙自觉美观欠佳,要求贴面修复。比色时,患者一味追求美白,拒绝医生建议的颜色,按照患者意愿制好贴面后,初戴时患者比较满意,遂行永久粘固。然而几天后患者后悔,觉得牙齿白得太假了,认为医生没有与之沟通解释,自己并不知道差异会如此明显,要求拆除重做。

专家点评:对于美学要求很高的修复病例,在比色上务必和患者达成一致,不能达成一致的,医生可有权拒绝治疗,病历必须要记录清楚、完整,避免不必要的医患纠纷。

第四节　颌面手术与外伤的沟通

1.颌面手术的沟通

口腔颌面头颈外科就是用手术方法治疗颌面头颈部的一个学科,一百多年前我国就开展了这类手术。当患者得知口腔也会发生癌症时,比如牙龈癌、舌癌、唇癌、颊癌等,就意味着他将面临痛苦,而这需要医护人员术前进行有效的沟通来使痛苦降到最低。

(1)术前沟通。和患者介绍颌面外科手术治疗疾病的作用、效果、预后,让患者能正确地对待疾病。还要和家属沟通,提高家属参与的积极性,一起帮助患者扭转悲观心理;同时让治愈好转的患者谈谈他们的治疗经验,开导患者接受手术治疗。为了让患者以良好的心态迎接手术,降低患者的恐惧心理,患者进入手术室前,医生应进行有效的沟通,态度要和蔼,举止要端庄,提升患者对手术成功的预期,使患者的安全感上升,减少患者的疑虑。

（2）术后的沟通。患者返回病房后,告知患者使用写字板和术后需求表,表达生活、治疗所需;落实患者的基础护理(保持床单床位的清洁,口腔护理、术后换药)及各种管道的护理;保持病房环境安静、光线适宜及患者营养配给合理。因手术切除范围广,影响了患者的颜面形象及功能,医生应理解患者的心理治疗需要变化,一是安慰患者,二是指导患者进行术后的功能康复训练,如舌癌患者术后2周指导患者进行吞咽训练,术后3周指导患者进行咀嚼训练,术后4周指导患者进行舌部功能及语音的训练(伸舌、缩舌、卷舌、弹舌、发音等),以提高患者的生活质量,指导家属给予患者正确的饮食,在疾病恢复期,可让患者做一些力所能及的事情,使患者体会到自身的价值及在生活中的作用,鼓励患者接受并进行后续治疗,定期复查。

典型病例:

女,60岁,因舌癌入院,入院后医生与其进行了简单的沟通,告知患者需要行半舌切除、颈淋巴清扫术及前臂皮瓣转移修复术。术后发现患者老是一个人在角落流泪,同房患者发现后告知主治医生,医生觉得没什么。一天患者女儿带自己的孩子和女婿来看望她,见她口角唾液流个不停,吃饭吞咽困难,于是女儿让自己的丈夫给患者揩揩口水,顺口说:妞妞,去走廊上,让爸爸给奶奶喂饭。于是女儿带孩子出去了。女儿他们回去后,患者又一直流泪不止。可惜同房病友的话并未引起医护人员的重视,第二天,患者跳楼自杀了。

专家点评:该患者因舌癌术后流口水、无法正常进食等,无家属照顾,而女儿未重视患者状况,同时医护人员未及时关注患者心理情况,并没有告知家属术后口水及吞咽困难只是暂时的,致患者一度情绪低沉,抑郁不已,导致惨剧发生。术前、术中、术后,医护人员与患者及家属不仅要就治疗疾病进行沟通,还要细致观察患者及家属心理上的变化,给予足够的关心与爱护。

2.颌面部外伤清创的沟通

颜面部外伤给患者的第一反应就是"破相"——脸上有瘢痕、畸形。医生根据外伤的部位、大小，要对患者进行病情评估，监测生命体征，如有无内脏出血、有无开放性损伤、有无颌面部骨折等，必要时可行早期清创缝合或进行手术。如果是开放性骨折，需在全麻下手术。既要安全手术，又要全面沟通。外科医生更要注意有无复合伤，是否在颌面外伤时伴存四肢骨折胸腹部脏器伤。

典型病例：

男,50岁。夜间行走时被鸟铳击中，急送医院急诊科，请口腔颌面外科医生会诊，听完患者及家属诉说后，经患者同意后急送至手术室进行准备手术，之前未进行任何沟通，至手术室后，发现脸色苍白，血压下降，口腔科主任发现后，迅速建议停止手术，同时请多学科会诊，进行听诊及触诊，触痛明显，腹部紧张，外科医生立即行腹腔穿刺，抽出暗红色血性液体，怀疑为脾静脉破裂，立即行脾静脉结扎术，待术后进行口腔科急诊手术。

专家点评：会诊的口腔科医生没有与急诊科医生，以及家属沟通。患者当时意识清醒，医生且未与患者沟通，便立即行清创缝合术。询问病史后才知道是因为鸟铳子弹大部分打进面部，只有两颗进入腹部致脾静脉破裂。这是口腔科医生没有进行完整的病史询问以及经验不足所致。

附录：牙病与全身疾病的关系

（1）与糖尿病的关系。牙周病现已被认为是糖尿病的并发症之一。研究表明，糖尿病与牙周病存在双向关系：未控制或控制不良的糖尿病可增加牙周病易感性，糖尿病患者对慢性牙周炎的发病易感性比无糖尿病患者高2~3倍；牙周病炎症因子在降低胰岛素的敏感性、影响血糖控制等方面起重要作用；牙周炎治疗有利于糖尿病的控制，牙周基础治疗可改善糖尿病患者的糖代谢水平，糖尿病患者牙周状况改善的同时，血糖值降低并持续稳定，也证实了两者的双向关系。且两种疾病的严重程度呈正相关关系：有牙周炎的糖尿病患者血糖控制风险可增加6倍。该类患者牙周基础治疗时需注意：术前血糖监测必不可少；避免空腹治疗，缩短就诊时间；动作轻柔,术前术后口服抗生素,防止菌血症发生。高血压、糖尿病均属于慢性疾病,且是临床常见高发疾病类型,若不及早对其进行干预,不仅会增加治疗难度,还会加重周边器官、组织的损伤,诱发各种不良反应。该疾病发病时间较长,且随着其血压、血糖水平的升高,不仅会增加并发症发生率,还会对患者心理状态产生一定影响,故需进行合理干预。

(2)与心脑血管疾病的关系。口腔疾病的致病菌及其产生的毒素可侵入血液,产生相关抗体、凝集素等,可加重或引起急性或亚急性感染性心内膜炎、冠心病、心肌梗死等心脏疾病。研究证实,牙周炎是冠心病急性发作的一个独立危险因素,与急性发作和总死亡率均显著相关。另外,牙周炎也可诱发缺血性脑卒中,牙周炎作为脑卒中的危险因子大于吸烟,且独立于其他已知的危险因子。

(3)与消化道疾病的关系。胃和消化道与口腔直接相通,牙周炎、牙周脓肿等患者的分泌液中有大量幽门螺杆菌,幽门螺杆菌是慢性胃炎、消化道溃疡等病的重要致病因素,这些细菌随食物及唾液进入胃内,当机体免疫力低下时,就会引发胃炎、胃溃疡等。牙周炎患者的菌斑中幽门螺杆菌的检出率明显高于牙周健康者。

(4)与早产儿的关系。患有牙周炎的妇女更可能产下早产儿或者低体重儿。怀孕期间,因雌性激素分泌的改变,饮食习惯及口腔卫生行为发生改变,好发龋齿、妊娠期龈炎、智齿冠周炎,若引发难以忍受的疼痛,会影响孕妇休息,使孕妇情绪紧张诱发早产。另外细菌有可能进入血液,通过胎盘感染胎儿,导致胎儿早产。口腔疾病会影响进食,从而影响孕妇对各种营养的摄入,最终将影响胎儿正常的生长发育。

(庄织逆　康琼琴　蒋李懿)

第六章
耳鼻咽喉科医患沟通

导语

　　耳鼻咽喉头颈外科是研究耳鼻咽喉与气管食管上段以及头颈部诸器官的解剖生理和疾病现象的一门科学。包括耳显微外科,耳神经外科,侧颅底外科,听力学及平衡科学,鼻内镜外科,鼻神经外科(鼻颅底外科),头颈外科,喉显微外科,嗓音与言语疾病科,小儿耳鼻咽喉科等。耳鼻咽喉诸器官多为深在和细小腔洞,欲达到清晰辨认其正常形态和病变表现的目的,必须借助特殊的照明装置和检查器械在狭窄的腔洞内查找病因。耳鼻喉科疾病由于具有多器官性、多管道性、多阻塞性、多变化性及多交叉性的特点,一旦鼻及鼻窦罹病,耳、咽也常受累。耳鼻喉科所涉及的病种较多,进行治疗时,医生要细心,患者要耐心。相互配合十分重要。耳鼻喉科的医护人员应该着重了解就诊患者的心理特征,加强与患者的相互了解与沟通,建立良好的医患关系,切实服务患者,提升治疗效果。

第一节　耳鼻喉科患者的心理特点与早期沟通

1. 初次就诊患者的心理特点

焦虑不安和紧张恐惧是每一个初诊患者常见的心态。患者对医院的环境较为陌生，对就医流程不熟悉，常发生"一排斥、二坐等、三跑路、四动手"的现象。平诊患者就是如此。如果是鼻出血初诊，病情急、来势猛、危重症等患者和家属往往急躁易怒，无论大夫止血多么迅速，都会嫌动作太慢。这时，护士一定要协助医生与家属做好沟通工作。

希望药到病除和急于求成的心理，在耳鼻喉科可能更突出。患者对医护人员期望值过高，希望药到病除。例如急性喉炎，咽痛的同时往往伴随声嘶，很多患者雾化一次、输液一次就希望完全康复，根本不会提到疾病的痊愈要有个过程，患者因此便很容易陷入心烦意乱的情绪。

2. 多次就诊患者的心理特征点

耳鼻喉科的常见病大多是慢性咽喉疾病、鼻疖肿、头晕耳鸣等，患者经常需要多次就诊。患者由于鼻腔堵塞、吞咽困难、听力减退、发音障碍、呼吸不畅、疼痛等症状导致生活质量严重下降，因此大多患者常常表现出急躁、希望尽快解决。这类患者想尽快解除痛苦，又对医生的医术存有疑惑，对长期治疗有抵触心理。

3. 做好早期与及时心理沟通工作

护理人员要做到早期沟通，连续跟踪。在接待患者的过程中，应随时与患者保持良好的沟通交流，根据诊疗对象不同的年龄、体质、外在情绪表现，在耐心聆听、充分理解的基础上，有针对性地采取不同的方式，舒缓患者的不良情绪，提高治疗依存性。例如针对焦虑不安吵闹的患者，应简单明了说明病情，安抚情绪，促使其配合治疗。针对急于缓解病痛的患者，应介绍治疗方法，加快治疗速度，打消其疑虑。

4. 经常普及医学常识

值得特别注意的是，患者由于缺乏医疗常识或由于经济条件所限，容易产生畏病怯医、能拖则拖的心态,等到疾病严重了才着急,到处求医但为时已晚。在医疗实践中,医学知识宣教工作十分重要。医疗工作者对此要有较高的敏感性,及时给予患者心理疏导,普及有关疾病的健康知识,使患者对自己的疾病有正确的认识,对医护所采取的治疗措施更加了解,积极配合治疗,从而达到理想的效果。

第二节　突发性耳聋医患沟通要点

突发性耳聋也称突聋,为临床多见疾病,是指突然发生原因不明的感音神经性聋,可在数分钟、数小时或 1～2 天内听力减退,甚至发展到严重的耳聋。其致病原因目前尚不清,可能与内耳微循环障碍、病毒感染、变态反应、听神经炎、自身免疫、代谢紊乱及内耳压力突变有关。突发性耳聋发病率为 5/10 万～20/10 万,多为单耳患病,双耳患病占 7%～10%,双耳同时发病占 0.2%～2%,目前发病率有上升的趋势。突聋给患者造成了生活上及心理上的不便和痛苦。突发性耳聋由于治疗效果不稳定以及症状比较复杂,患者易出现精神心理障碍,从而增加治疗难度。突发性耳聋患者进行药物治疗的同时,应加强心理护理及健康指导,这样可以缩短治愈时间,获得了较满意的效果。

(1)治疗性沟通。这是心理学上常见的一种治疗方法。医生应是帮助患者应对焦虑、抑郁等不良情绪,鼓励患者表达情感支持,纠正患者非理性认识,焦虑、抑郁等不良情绪可诱发突发性耳聋,同时,突然的听力下降或耳鸣、眩晕,带给患者的焦虑、抑郁同样会影响治疗和预后。好的沟通,应该是给予患者希望的沟通。

(2)行为性沟通。热情接待患者,少用手语,说话时,注意站立于患者耳侧,避免大声喊叫,言语尽可能缓慢清晰;多通过语言交流,少用文字或手势与患者交流,不要一开始就认定患者是耳聋者;向患者主动介绍自己,介绍住院环境,与患者建立良好的医患关系,收集患者一般性资料,评估患者对自身疾病相关信息的掌握程度。

（3）知识性沟通。介绍疾病相关知识。遵医嘱行扩张血管、营养神经、鼓室蜗窗激素治疗并辅助高压氧治疗。嘱患者注意休息，保持情绪稳定、睡眠充足，避免噪声，少接触手机；低盐低脂饮食，忌烟酒及刺激性食物等，保持大便通畅。

典型病例：患者，女性，36岁。右耳突然出现耳鸣，听力下降一天入院，入院后比较焦虑，担心家里二孩其他人照顾不好，又担心自己万一听力无法恢复，自己这么年轻听不见怎么办。

医护首先了解患者发病的诱因及患者对自己病情的认知情况，向患者讲解耳的解剖特点、功能、疾病的转归和治疗过程中可能出现的问题，使患者了解此病的预后情况，从而初步解除心理上的负担。在常规治疗和整体护理的基础上，护士本着保密、价值中立、平等的原则，采用开放式提问，鼓励患者尽可能表达和宣泄情绪，沟通者通过点头、微笑等非语言的形式，耐心倾听、积极关注患者；患者或有来自生活、工作、学业上的压力，或感受着情感、人际关系、睡眠等的困扰，常伴有绝对化、非白即黑等不合理信念，沟通者不评价，不批评，充分理解、接纳患者，让患者说出自己真实感受与想法；针对不同患者制订沟通主题，时间安排在治疗结束后，每天1次，每次15～30 min；运用释义、共情、重复、适当开放等沟通技巧，肯定患者身上的健康行为，助其自助，让患者自我领悟，认知重建，缓解焦虑和抑郁的情绪，帮助患者应对不能改变的环境与现实。在医患合作下，这位患者症状有所改善，增强了她的信心。以后，患者心理情绪平稳，坚持用药，症状逐渐恢复。

第三节　鼻出血与鼻咽癌沟通要点

1. 鼻出血

这是临床常见症状之一，属于耳鼻喉科急症。有的患者病情急，有的患者呈阵发性反复发作，同时所有的患者都因出血恐惧、焦虑、紧张，这些情绪可导致血压升高，小静脉痉挛，血管收缩，从而导致病情加重，使出血量更大,常使医护人员仓促接诊,准备时间不足。所以,耳鼻喉科平时要做一些鼻出血治疗的器具设备准备,并安排技术人员值班。医生要有有效地止血的能力;要学会主动积极地对患者进行心理护理。有效的心理护理,能较好地解决患者在治疗疾病过程中出现的各种心理问题及负性情绪,这种作用是药物所起不到的。

反复鼻出血和出血量大的患者,出血时都会感到紧张、恐惧,首先应采取鼻腔有效填塞止血,护理人员要镇静、有序地工作,动作迅速果断,待填塞完毕病情稳定后,护理人员主动与患者沟通,耐心解释疾病的转归,安慰患者,解除其思想顾虑,同时认真倾听患者的感受并鼓励其充分表达内心的焦虑与不安情绪,使之心理压力得以释放。基础护理少量出血时,给予冷敷鼻部及前额,以使血管收缩,用拇指和食指紧捏两侧鼻翼 10~15 min,以压迫鼻中隔易出血区行简便止血措施。出血量多时,及时给予有效的鼻腔填塞止血,并根据病情迅速建立静脉通道,协助医生做进一步处理。疼痛的护理:鼻腔填塞后,鼻部及头部疼痛常给患者带来难以忍受的痛苦。取半卧位,鼻部及前额冷敷,减轻头部充血及黏膜水肿以缓解疼痛,必要时遵医嘱给予止痛剂。睡眠的护理:鼻出血后患者精力和体力上都有很大程度的消耗,创造良好的睡眠环境,有助于患者身心健康的恢复。故要求病室温湿度适宜、安静,光线宜暗,避免一切噪声的干扰,可置患者于单人房间,允许家属陪护,避免患者接触抢救危重患者情景,以免增加心理压力,影响睡眠质量。

典型病例一:

男,49 岁,反复鼻出血数日入院。住院后进行前鼻孔填塞和后鼻孔填塞后。因双侧鼻孔填塞需张口呼吸,咽喉部干燥、疼痛,加之前后鼻孔填塞不适,口腔及鼻腔异味重,情绪烦躁,给患者做好口腔护理,每餐前后和睡前用呋喃西林漱口液或生理盐水漱口,严密观察患者呼吸频率、节律、深度的变化,观察有无呼吸暂停,如有缺氧情况,给予间歇面罩吸氧及雾化吸入,以保证患者血氧含量及咽喉部黏膜湿润,口唇涂液体石蜡以避免口唇干裂;绝对卧床休息,避免一切外来刺激,消除紧张焦虑的情绪,定时测量血压脉搏,患者因情绪波动引起应激性高血压,加重出血。

专家点评:出血与血压高低有一定的相关性。鼻出血患者除了止血外,安定患者情绪十分重要。语言上不能安慰的,必要时可以用药物镇静。

典型病例二:

男,65 岁。鼻咽癌患者,多次放疗,因鼻出血入院,患者入院进行了前鼻孔填塞,入院第二天患者出现恶心呕吐,脉搏快且细弱、血压下降、面色苍白、出冷汗,解出大量柏油样大便,患者血液流入口咽部直接吞入,无法进行出血量的观察。护患沟通不畅,导致患者未将流入口咽的血液吐出,无法观察出血情况导致出血性休克。

专家点评:鼻咽癌放疗后,出血是并发症之一。初诊时告知患者,如有出血不要在家自行止血,应急来医院就诊。一旦自己无法镇压,难以止住,会出现危险。

2. 鼻咽癌

鼻咽癌是指发生于鼻咽腔顶部和侧壁的恶性肿瘤。是我国高发肿瘤之一,是我国南方地区常见的头颈部恶性肿瘤,也是一种多基因遗传疾病,发病率为耳鼻咽喉恶性肿瘤之首。常见临床症状为鼻塞、涕中带血、耳闷堵感、听力下降、复视及头痛等。鼻咽癌大多对放射治疗具有中度敏感性,放射治疗是鼻咽癌的首选治疗方法。但是对较高分化癌,病程较晚以及放疗后复发的病例,手术切除和化学药物治疗也属于不可缺少的手段。鼻咽癌的具体发病机制还不明确,涉及多个基因间、基因与环境间的交互作用,致病因素包括病毒感染、硒摄入过少、镍摄入过多等。手术为鼻咽癌的主要治疗方法,但鼻咽部的解剖位置特殊,有向周围组织浸润生长的特性,手术区域毗邻许多重要的结构、神经、血管等,手术切除病灶的同时也会有各种各样的并发症产生。鼻咽癌患者常常患有鼻出血及涕血、头疼、听力下降、头晕目眩、耳鸣等症状,这些症状不但给患者带来了严重的心理压力,还让患者的生活遭受到严重的影响。

鼻咽癌患者住院治疗周期比较长,患者治疗期间不仅心理上承受焦虑、抑郁、担心、恐惧等;身体上还要承受手术带来的并发症,导致生活质量下降。鼻咽癌是一种躯体疾病的同时也是心理疾病,应加强对患者的心理护理。早期鼻咽癌患者预后效果良好,中晚期由于癌细胞浸润及转移,预后较差。中晚期恶性肿瘤患者由于受病情的折磨及对死亡的恐惧、紧张以及疾病带来的经济负担、家庭责任等多方面影响,易出现不良情绪,影响其身心健康,导致其消极治疗,不利于预后。医生应采取有效的措施增强患者治疗的信心,减轻其不良情绪,鼓励其以积极的态度面对疾病,促进身心健康,改善预后。

典型病例:

女,37 岁,2014 年诊断鼻咽癌,2014 年行鼻咽癌放疗 31 次,化疗 4 次,2017 年放疗 32 次,化疗 2 次,2019 年 9 月无明显诱因出现左鼻出血,间断性,量多,呈鲜红色,可自行停止,双鼻嗅觉、味觉明显下降,伴左侧颜面部麻木,左眼睑下垂,复视、视力下降等,10 月入院检查发现鼻咽癌复发,患者心情低落,出现焦虑、抑郁情绪,对医护人员的问题基本不予搭理,入院一周左侧鼻腔出现大出血,经过鼻腔填塞暂时止住,需到介入室进行栓塞治疗,需要 5 万~10 万元的费用,经济负担巨大,拒绝治疗。

专家点评:医护人员除关注患者躯体症状外,对其心理状况,应给予心理疏导及人文关怀,消除不良情绪,使其积极面对疾病。

第四节　慢性咽炎与喉癌医患沟通要点

慢性咽炎是一种常见的咽部黏膜、黏膜下及淋巴组织的弥漫性炎症,是上呼吸道感染的慢性病之一。导致该疾病的最主要原因是患有急性咽炎患者未及时治疗而反复发作转变为慢性咽炎。有的患者是由于长期烟酒过度或吸入粉尘、过敏性、辛辣刺激性、有害气体而导致慢性咽炎;有的患者是由于职业因素如老师、主持人和歌唱者等经常用嗓;有的患者由于咽部邻近的上呼吸道病变如各种鼻病或龋齿、慢性扁桃体炎等;还有部分患者全身疾病如贫血、消化不良、胃食管反流、心脏病等均可导致慢性咽炎。由于患者不能停止咽部的使用,且该病反复发作,所以在治疗上比较困难。慢性咽炎病程较长且症状顽固不易治愈,给患者的工作和生活带来极大的困扰。慢性咽炎反复发作,严重影响患者的学习、工作和生活,在治疗中,应及时缓解症状,使者病程缩短,解除患者痛苦。

多数患者咽部不适,咽干咽痒,刺激性咳嗽,咽部异物感,咽部分泌物不易咯出,咽之不下,具有易反复发作、病程长的特点,随着患者疾病的进展,患者的咽部水肿、充血、咽异物感会逐渐加重,尤其是经多次治疗后,若患者的疾病症状未能被缓解,则其会表现出焦虑、悲哀、易怒、烦躁不安等情况,部分患者会出现紧张、恐惧等心理,经多次求医疾病未改善后,甚至会出现绝望的情况,使得其大脑难以对已经兴奋的神经末梢进行调节,将自身感觉放大,出现恶性循环,护理人员要耐心给予疏导,向其介绍疾病的发生原因、经过及治疗方法,使其解除思想顾虑,树立战胜疾病的信心。慢性咽炎与精神情绪密不可分,要想根治慢性咽炎,在治疗过程中应重视情志问题,必须先去除心中的压抑情绪,保持开朗的性格,以乐观的精神克服不良情绪。因此,护理在治疗过程中非常重要,通过对慢性咽炎患者的护理,使患者保持情绪稳定,规律生活,加上饮食调理,对改善症状、促进疾病治愈非常重要。

在咽炎迁延不愈、咽喉部异常感持续存在的情况下,患者对疾病的认知发生了改变。患者会有意或无意地将其与咽喉癌及食管癌的症状信息或既往咽喉异物史关联起来,认为自己可能患有类似疾病,从而出现恐癌心理及异物存留担忧。在这种心理支配下,患者会选择反复就诊,反复进行各项辅助检查。检查结果正常,却不能解释其症状及心理困惑,患者会由于认知不能或认知偏差而出现焦虑、郁闷、恐慌等情绪。这种情绪会直接影响患者的睡眠质量或与已存在的失眠问题相互作用。如果同时存在诸多的家庭及社会环境问题,则在综合心理因素的作用下,机体会产生免疫抑制因子对免疫系统产生抑制作用。而且这种不良情绪会导致部分患者情绪低落、抑郁、封闭。在这种情况下患者会将注意力集中到已有的咽部异常感受上来,使这种感受越来越具体、鲜明。因此,在治疗慢性咽炎时,切不可忽略其心理及行为因素。

典型病例:

女,62岁,咽喉异物感多年,伴间断咳嗽数月,医院就诊后吃药后几月症状不见缓解,感到焦虑,后又多次到医院就诊。到多家医院做喉镜、拍胸片等系列检查,怀疑自己患了喉癌、肺癌等疾病,希望医生要用最好的药给她治疗,希望早日康复。

专家点评:医护人员在检查时务求细致,并且要向患者作出明确的解释,不可模棱两可,依据准确后,作出肯定的诊断。赢得患者的信任,对解除患者的心理障碍非常重要。在治疗时除采取传统的药物治疗外,要耐心细致地解释病情,使患者对自身疾病有一个合理、明确的认识,同时与患者共同探讨其心理根源,对其进行心理分析,使患者努力克服致病行为,使慢性咽炎的治疗取得更好的疗效。

喉癌是耳鼻喉头颈外科最常见的恶性肿瘤之一,占耳鼻喉恶性肿瘤的7.9%～35.0%。由于生态环境的日益恶化,喉癌的发病率和致死率呈逐年上升趋势,形势不容乐观。目前喉癌的最有效的治疗方法是手术,但癌肿被切除的同时,患者的生理、心理状态遭受巨大的创伤,如患者术后面临着外在形象受损、语言障碍等一系列问题。此外,沉重的经济压力使患者的社会功能、人际交往能力、生存方式等发生了改变,患者会因此产生巨大的精神负担,严重影响其生活质量。对于喉癌患者,医护人员就是他们的救命稻草,他们争分夺秒地与病魔抗争,医护人员要以认真负责的态度和精湛的专业技术,进行高质量的救治和护理。

患者心理特点:

(1)社交回避与苦恼。喉癌患者化疗期间会有脱发、恶心、呕吐、阵发性疼痛等不良反应,参加社交活动患者应会感到紧张、焦虑,甚至会心烦意乱,所以患者尽量回避社交活动,如果是部分喉切除,日后还可恢复正常对话,但如果是全喉切除,可能一辈子也无法正常说话,只能通过电子喉来发音。这样患者会觉得脱离了社会、从而产生苦恼的心理反应。

(2)恐惧与否定。恐惧是癌症患者普遍存在的最初心理反应,绝大多数患者都有一种谈癌色变的心理,片面认为癌是不能治疗的,对疾病预后丧失信心,从而受到不良刺激,产生精神压力,有的甚至担心化疗会加快死亡节奏。

(3)焦虑和抑郁。由于住院化疗费用较高,患者担心家庭承受能力不足,担心由于疾病导致不能工作而减少经济收入,担心自己形象改变影响社会地位等,吸痰及切口剧烈疼痛、呼吸困难是导致患者恐惧焦虑的直接原因,对长期化疗带来的血管刺激,以及化疗药物导致心脏、肾脏、胃、肝脏等器官损害不确定等,都会使患者产生焦虑、抑郁的心理反应。

医患沟通对策:

(1)要面对现实。让患者树立起同疾病挑战的信心,同时让患者明白,只要各项治疗紧密结合,喉癌不可怕,可怕的是患者自身存在心理障碍,形成慢性自杀。针对由于化疗或手术后带来的形象改变如气管切开,无法发音,患者还要应用化疗药物的同时,如患者头发已经脱离,可以首选假发或让患者选择帽子。

(2)要回归社会。如果病情允许,应尽早让患者回到工作岗位,向同事和朋友宣传癌症不传染、取得同事和朋友的支持,让患者做些力所能及的工作。

(3)要教授知识。进行病友座谈会。对癌症患者进行有关喉癌知识的健康宣教,让患者了解病情发展、治疗和护理过程,让患者树立战胜癌症的信心,进行有关化疗疗程、化疗药物不良反应的宣教,减少精神压力,使患者心情舒畅、平衡膳食、配合治疗,以加快疾病的康复。

(4)告知患者不要担心费用问题,因为医疗保险会承担大部分费用,让家属尽量抽出时间陪伴患者,输入化疗药物前静推止吐药物缓解呕吐,鼓励患者应用PICC,以减少化疗药物对血管的刺激,集中进行护理操作,减少对患者的睡眠干扰。

(5)告知患者,随着医疗科学技术的迅速发展,知识更新周期不断缩短,对喉癌治疗与后期护理会越来越好。不断提高医疗护理技术水平,满足患者的需求,更多地注重个性化服务。

典型病例:

男,45岁,需要做全喉切除术,得知术后会有永久性气管造瘘、语言沟通障碍等问题,患者身心受挫,与外界沟通交流的信心减低,情绪低落,医护人员对其进行了喉癌知识的宣教,并开展"新声会"的座谈活动,邀请了喉癌全喉切除术后十几二十年的病友到病房进行现身说法,用他们抗癌的亲身经历和经验告诉他怎样战胜病魔。患者从病友身上看到了生活的信心,出院后学习电子喉和食道发音,康复后主动参与"新声会"的志愿者服务,参与到医院的座谈会,给其他喉癌患者树立战胜病魔的信心,帮助到更多的患者。

(桂芬)

第七章
眼科医患沟通

导语

眼是人体十分重要的感觉器官,能够接受外部的光刺激,并将光冲动传送到大脑中枢而引起视觉。人通过感觉器官从外界获得的信息中,大约90%是由眼来完成的。人的视觉敏锐程度对生活、学习和工作的能力影响极大。眼部结构精细,即使轻微损伤,都可能引起结构改变,导致视功能的减退,甚至完全丧失。因此,防治眼病具有重要意义。眼科学早已成为一门独立的学科,是临床医学的重要组成部分。眼科医患沟通,对促进眼科医疗服务质量提升和保障医疗安全,提高患者满意度具有重要意义。

第一节　眼科患者的心理特点与早期沟通

眼睛是心灵的窗户,是感知外界信息的重要工具。眼科患者心理除共同特点外,还有其自身特殊性。患者依病情、年龄、性格、文化不同心理特点也各异,老年人常因视力低下或失明担心生活不能自理,给家人增添麻烦和负担;青年人担心视力损害或面容改变影响恋爱、婚姻、工作和前途,小儿虽对病情不了解,但对住院易产生恐惧心理。对患者打击最大的莫过于外伤后需眼球摘除及各种原因所致的突然失明,既要承受伤痛的折磨,还要承受精神上的打击,思想包袱沉重,精神压力大,表现为情绪低落、烦躁易怒、有的甚至产生轻生的念头。

医护人员要以热情的态度,关切的语言,通过适当的方式与患者及亲属交谈,掌握其思想、情绪、性格、家庭、经历等情况。针对不同患者的心理反应,给予适宜的解释和引导,科学的交代病情,说明治疗的效果,使患者正确地面对现实,乐观态度积极配合治疗,达到最佳治疗效果,继续美好的新生活。

心理护理措施:

1. 态度热情

(1)语言:应发挥出语言的积极作用,与患者说话时语气要热情和蔼,能够宽待和体贴患者,为患者着想,对于不同年龄段的患者要采用不同的语言交流方式,耐心劝导患者以积极的心态面对治疗。

(2)举止。讲文明、有礼貌,要从神态、语调、仪表和举止上对患者的心理需要进行满足;对待老年患者要尊重有礼,对于心态不佳的青年患者要特别照顾。

(3)态度。一丝不苟:技术到位,能够面对不同反应的患者做出相应的护理工作,加强患者与医生之间的信赖。所以医护人员神态、仪表应该关切、热情、果断、庄重、沉稳,操作时轻、快、准、稳,让患者放心。

(4)帮助。让患者尽快适应环境,对于医院的规章制订要让患者有一个大致的了解,对于患者的基本生活要求要进行满足。其次,要经常对患者进行心理疏导,构建信任的桥梁,相信医护人员会帮助他们恢复健康,从而达到互相信任的最佳医患关系。

(5)应对。治疗过程中,要对患者能应对治疗的效果与结果。解释药物的反应及其会带来的效果;对于比较严重的情形,比如视力恢复的希望很小甚至是需要动摘眼球的手术,此时如果直接告诉患者实际病情可能会造成患者严重的心理伤害,甚至是对生活失去信心进而产生轻生的念头。在告知患者病情时要注意方法、技巧,让患者能够有心理准备接受现实的一个过程。

第二节　青光眼医患沟通要点

青光眼是一组以特征性视神经萎缩和视野缺损为共同特征的疾病,病理性眼压升高是其主要的危险因素;它也是一种终身性疾病,终身监测、终身复查也非常重要。眼压升高水平和视神经对压力的耐受性与青光眼视神经萎缩和视野缺损的发生和发展有关。青光眼是主要的不可逆性致盲眼病之一,若能及早诊治,大多数患者可避免失明。所以青光眼的防盲必须强调早发现、早诊断和早治疗。让青光眼患者了解疾病的过程及治疗的基本知识,对青光眼的治疗也是至关重要的。

有研究表明,青光眼患者多为 A 型性格,A 型性格患者的行为特征表现为急躁、易怒、多疑等,由于患病后的不适感觉,给患者带来极大痛苦和挫败感,所以青光眼患者的心理因素与疾病的发生、发展及预后密切相关。沟通时加强心理干预和健康知识宣传对青光眼的治疗尤其重要,不仅能够有效缓解患者的不良情绪,也能够提升患者的治疗配合度。

沟通要点:

信息干预:住院后,主要通过示教、视频、图片等方式采用面对面的形式对青光眼患者及其家属进行指导及宣教,用简单明了的语言使患者了解什么是青光眼、青光眼手术怎么回事、术后需要注意的事项、术后可能会出现哪些不适症状等问题进行讲解。通过这种方式,普及患者及家属青光眼知识,从而让患者能够明了术前需要注意事项,术中应怎样配合医生,能够接受术后不适感,避免过去患者因不明白而担忧思虑过度,从而影响治疗。建立护患交流群,并通过电话、家访、微信等方式实施信息干预。

动机干预:评估患者的心理特点、文化程度,告知其当前病情的实际状况,从社会支持系统、自身动机两个方面通过聊天沟通的方式进行深层次交流,选择恰当的干预时机,使其了解健康行为重建的重要性、积极配合的好处等,同时邀请恢复效果较好的病友分享经验,增强其信心,缓解不良情绪,重视家庭支持,使其家属多关心、支持患者,监督其行为,营造对康复有利的外部环境。

典型病例：

女,35岁,因左眼胀痛、视力突然减退,仅存光感入院,致使她整日忧愁寡语,沉思发呆,经常会询问"医生,我会瞎吗？什么时候会瞎？"

眼科大部分患者多因视功能突然发生障碍而就诊入院。对于这些突如其来的意外,缺乏精神准备,面对生疏的环境,生活习惯,使其在心理上产生各种不良反应。如或少言寡语,或絮絮叨叨,或忧心忡忡、或烦躁不安。

我们要尊重患者。由于患者视力较差,往往每天会询问同一问题多次,我们不能认为是患者找麻烦,要耐心认真地回答患者的问话,态度和蔼以满足其心理需要。护士应主动和她沟通,拉家常,以诚相待。并耐心向她解释情绪与疾病的关系,告知患者"青光眼虽不能根治,但能控制,积极配合治疗,大多数患者都可以避免失明"启发她正确地认识疾病,承认现实,树立信心。

向患者说明检查治疗的意义,取得合作。有人把原发性青光眼称之为眼科典型的心身疾病。在每天的医疗工作中,临床医生往往忽略了青光眼患者情绪的变化,及其心理、人格特征,从而对青光疾病者不能进行积极的预防和治疗。临床医护人员在治疗青光眼患者时应从整体出发,兼顾身心两方面,不仅要控制临床症状,降低眼压,保护视神经,更重要的是采用正确的心理治疗,重视沟通,加强对青光眼预防知识的宣传,提高适应环境的能力。对提高青光眼患者的治疗质量和生活质量均具有重要意义。

第三节 白内障医患沟通要点

白内障是指晶状体透明度降低或者颜色改变所导致的光学质量下降的退行性改变。年龄相关性白内障,以往又称老年性白内障,是最为常见的白内障类型,多见于50岁以上的中老年人,随年龄增加其发病率明显升高。特别是进入老龄化社会,白内障的患病人数还将持续增加。目前,它已是人类第一位的致盲疾病。

护士除具备良好的心理素质和精湛的护理技术外,应多了解老年患者不同阶段的心理变化,把老年患者的心理特点作为护理宣教内容,让患者转变思想,积极配合治疗,促进早日康复。

沟通要点:

(1)创造良好的沟通环境:在交谈中注意对语速、语调、语气、音量等的控制,对于听力及反应能力下降者,语速要适当减缓,音量适当放高点,必要时可重复,让患者清楚地理解所要表达的意思。谈话时态度要自然、有礼貌,不要高声叫喊,不直呼患者名字和床号,注意维护患者的自尊和人格。切忌用伤害性语言,多用鼓励性、启迪性语言,力求口语化,通俗易懂。

(2)非语言交流中的沟通技巧:在沟通中借助动作、手势、眼神、表情等来帮助自己表达思想、感情、兴趣、观点、目标及用意的方式。面带微笑地与患者进行交流,做到仪表整洁、姿态优雅、落落大方,给患者以良好的"第一印象",增强患者对自己的信任感。其次,交流中采用恰当的触摸(包括握手、抚摸、轻拍、搀扶)、眼神及手势等,以辅助语言的表达,能增加亲切感,降低患者的孤独感、恐惧感。

典型病例:

男,73 岁,术前担心自己的身体能不能耐受手术,手术是否成功,是否像一些白内障患者手术不当而致失明。入院当天,通过与患者交流,着重了解和评估:

(1)患者的文化程度、接受能力及性格特点等。

(2)患者对白内障及手术治疗的认知程度和信息需求。

(3)患者对手术治疗的信心、想法、存在的顾虑及应对情况。

交流后结合疾病的测评结果,评估、分析患者疾病不确定感的来源及影响因素,制订个体化的治疗性沟通主题和内容。

术前对患者做到热情和蔼地接待,认真地做好各种检查前的解释工作,耐心接受患者的询问,使其解除精神紧张,体会到与医护人员的接触如同和亲人一样无拘无束,愉快地配合检查,提高测量的准确度。根据病情需要,介绍白内障手术方式与白内障超声乳化加人工晶体植入术的不同费用等。白内障超声乳化加人工晶体植入术优点是手术快、痛苦少,术后即见光明,视力恢复良好,住院时间短。术后日常生活都能够自理,还能够看书、看电视节目,能参加一些力所能及的工作。

鼓励社会支持系统积极参与,比如:住院期间患者有亲属、朋友的陪护,减轻患者的焦虑不安和孤独感。因为当一个人患有视力障碍,甚至视力丧失时,他便失去了与外部世界沟通和交流的重要渠道,失去了情感的表达方式,他的痛苦和沮丧是难以名状的。

第四节　视网膜脱离医患沟通要点

视网膜脱离是指视网膜的神经上皮层和色素上皮层之间的脱离。是一种具有较高致盲性的眼科疾病,以视力降低、视野缺损为主要症状表现,根据发病原因,视网膜脱离分为孔源性、牵拉性和渗出性三类。其中以孔源性视网膜脱离最为常见,好发于高度近视,左右眼之间无差异,双眼患病率为15%,几乎100%的视网膜脱离患者都会面对部分甚至全部视力和视野的不可逆损失。

绝大部分视网膜脱离患者都需要接受手术治疗,利用玻璃体切割、硅油充填等方式,使视觉层与色素层重新粘连,以达到复位视网膜目的,改善患者视觉功能。此外,术后患者仍然需要维持长时间的特殊体位,体力的大量消耗、住院环境的枯燥单调会使患者产生焦虑情绪。虽然外科手术能够有效改善临床症状,但术后易发生短暂性视力下降、丧失状况,加之长期保持仰卧、俯卧等体位,容易使患者出现不良情绪,不利于其术后恢复。即使手术成功,个别患者也可能由于自身原因存在复发脱离的风险,需再次手术复位,患者术后视功能的恢复也较为局限。

沟通要点:

(1)入院宣教。根据视网膜脱离患者的发病原因、个体差异和疾病程度的不同有针对性地制订宣教计划,将医院环境、主管医生、责任护士、医院的规章制度介绍给患者,同时对患者进行全面的住院评估。

（2）住院教育。

①心理护理:护士应针对每例患者的不同心态,及时地评估其心理状况,依据患者心理状况及心理特点和需求,给予耐心、连续的心理护理。调整负性情绪,保持身心健康,让患者在住院期间时刻感到家的温暖、护士的关怀,增强战胜疾病的信心。

②重视非语言性的沟通技巧:在日常生活中不要有意躲避患者,要耐心听他们的感受,对患者遇到的问题及困难做出理解性的反应。

③有针对性的宣教:在入院时护士应根据患者最关心的问题,及时提供治疗效果和病情的预后等与疾病有关的知识信息,使患者了解自己的病情,减轻焦虑、恐惧的心理,提高治疗疾病的信心。

（3）出院指导。仔细告诉患者复诊时间及用药知识、半年内避免剧烈地运动,保持睡眠充足,大便通畅,心情舒畅。适当参加一些体力劳动,经常观察视力、视野等视功能变化,教会患者正确点药水的方法和注意事项,如何预防复发等措施。

典型病例:

男,57岁,视网膜脱离患者,行玻璃体切割手术治疗,效果不佳,故脾气变得格外暴躁、固执,凡事不愿听人劝说,稍不如意,就牢骚满腹或与人争吵,情绪容易波动。

由于忽视了心理因素对疾病的影响,未能及时做深入细致的思想工作,反而责怪他不通情达理,加剧了他的抵触心理,导致依从性差。很难与医生配合。这一病例告诉我们,当患者出现异常心理反应时,我们应及时做好针对性的疏导工作,多说安慰性语言,要同情他们的不幸,理解他们的苦衷。处处礼貌相待,服务热情周到。同时丰富他们的精神生活,创造良好的环境,使他们稳定情绪,配合治疗。

常规护理:

（1）体位护理。根据患者患处情况进行体位调整,采用侧卧或仰卧体位,尽可能使头部保持固定不动,防止压迫眼部,待稳定后可调整为半卧位、自由体位,定期采用适宜力度进行面部、肢体按摩,促进局部血液循环,并进行适度运动,以降低静脉血栓形成风险。

(2)疼痛及并发症护理。术后定期更换眼部敷料,并对包扎处液体渗出情况进行密切观察,进行闭眼静卧指导,同时结合患者营养需求与喜好,制订合理饮食计划,鼓励患者多进食高维生素、高蛋白、清淡、易消化食物,为防止眼部振动,尽可能防止咳嗽、打喷嚏,无法避免时可用舌抵住上颚;术后因眼压升高、切口等,会引起不同程度疼痛感,根据疼痛产生原因及强度,护理人员采取不同方式进行干预,包括转移注意力(听音乐、聊天等)、使用镇痛药物等,并给予患者甘露醇等药物降低眼压;护理人员密切关注患者体征变化,及时询问患者感受,包括恶心呕吐、头痛、眼部胀痛等,定期给予患者眼部清洁,给予患者抗感染等对症治疗。

(3)同伴教育。由经管医师、护士长带领责任护士组建健康教育小组,采用多元化方式(视频、图片、专题讲座等)进行健康宣教;选取具有代表性(表现力、表达能力较强,依从性较高,并发症较少)的患者作为同伴教育实施者,由护理人员对其进行统一培训,促进同伴教育实施者认知基础知识掌握程度提升,在之后则由其发挥引导作用,在患者间分享其自身经验,包括对视网膜脱离的认知、态度、实际遇到的问题及解决方式等;鼓励患者间进行交流讨论,并相互监督其干预计划落实情况,同时邀请治疗、恢复良好的患者进行现身说法,分享其成功经验与突发状况应对方式等,强调遵医治疗、干预的重要性;在此过程中,同伴教育实施者注意对患者错误护理行为进行纠正,密切关注患者心理状况,给予其充分鼓励、支持,发挥积极向上的引导作用,引起患者共鸣,促进其心理压力、不良情绪缓解,改善其遵医行为,增强患者治疗及康复信心,从而促进其依从性提高。

(4)出院指导。做好出院评估,建立患者微信群,定期推送眼部护理相关信息,如清洁、用药等,强调用眼注意事项及用药卫生,避免眼部震荡、碰撞,从而降低再次网脱、并发症发生风险,同时叮嘱患者定期复诊等。

第五节　眼外伤医患沟通要点

眼外伤是指眼球及其附属组织受到机械性或非机械性伤害而引起的眼结构和功能损害。交通事故、工伤、打架斗殴、爆炸等因素是导致眼外伤发生的主要原因。

疾病突发,患者在短时间内难以接受,严重者甚至需进行眼球摘除手术治疗,但在治疗后患者会出现视觉功能下降以及机体残疾等情况,即使手术成功,患者的生活质量仍会降低,因此患者对眼球摘除手术存在抗拒、焦虑等情绪,且不会配合医护人员的工作,导致无法顺利实施手术治疗方案,耽误最佳手术治疗时机,影响预后效果。同时患者家属也会因担忧患者的病情而出现不同程度的负面情绪。

(1)焦虑心理。多发生在伤后 1~3 天,由于受伤突然,患者无任何思想上、心理上的准备,加之疾病造成的疼痛、视力下降或丧失等,使患者对何时能解除痛苦而忧虑,对今后的工作或前途而忧虑,因伤情对家庭造成的损失与影响而忧虑,对能否恢复到与伤前一样而忧虑。

(2)恐惧心理。多发生在伤后 1~5 天及手术前,因致伤原因不同而出现不同的心理反应。可使伤者缺乏判断力、意识狭隘、丧失理智等异常心理特征。

(3)绝望心理。多发生的伤后 1~2 周内。出现对今后的工作、生活失去信心,对个人前途失去信心,对连累家人感到自责,部分患者拒绝饮食、拒绝治疗,部分患者少言寡语,不愿会见任何人,不听任何人的规劝等。

(4)期望心理。此类伤者对恢复视力,恢复容貌,恢复到伤前状态过于强烈,特别是对工伤导致眼伤者,产生一些不切实际的幻想。看似对疾病诊治有积极一面,实则是对医治奢望值太高,心理负担也越重。

沟通要点:认真的心理疏导、充分的尊重与同情以及良好的医患关系是解除急重症眼外伤患者异常心理的根本。

(1)认真心理疏导,使患者感到心情舒缓。对焦虑者要镇静情绪,使其消除忧虑;对恐惧者要以情感人,使其精神放松;绝望者要提振信心,使其增强勇气;期望者要讲明道理,使其面对现实。

(2)积极沟通、了解需求、解决问题。听取、理解与接受患者所说的话,通过沟通了解伤者的真实需求,尽力满足患者需求,减少焦虑与恐惧,疏导紧张情绪,使伤者不断增强信任感,并积极配合诊治。对发现的问题积极与主管医师及伤者家属等联系与协调,尽最大的努力去解决问题。

(3)仔细洞察、树立信心、战胜疾病。用最通俗易懂的语言,了解病情,描述伤情,接近与伤者的心理距离。要多观察、多安慰和多鼓励。通过洞察伤者的表情、动作、姿态、生理反应等一言一行,分析判断伤者还没有讲出的真实情况。通过介绍成功病例以及关心、安慰与鼓励,提高患者的心理适应能力,树立同伤残做斗争的勇气与信心。

(4)充分尊重伤者,使患者感到有尊严。对有行为能力的急重症眼外伤患者,应做到以下几点。①尊重其合理的自主权;②对伤病造成的痛苦,要通过各种医疗措施与人文关怀设法减轻或解除;③尽力满足患者的合理需求;④鼓励患者积极参与到疾病的诊治与护理过程中。

(5)构建和谐医患关系。①用和蔼可亲的态度、悦耳动听的语言与患者交流。急重症眼外伤患者,心理负担较重,情绪不够稳定,医护应理解、谅解并积极帮助患者。主动与患者行"心理换位",谅解患者的过激行为。②用笑脸迎接患者,用行为感化患者。护理人员要始终保持乐观与开朗,并用非言语性交流感染患者,决不能流露出不快与慌乱的表情。决不能有忙乱、懒散、轻佻等使患者产生不信任、不安全、不踏实的感觉。切忌不耐心聆听、对患者解释过于专业、或拿患者当小孩看以及流露出对治愈结果不抱希望或贬低患者的意识等。

(6)与患者进行一对一和面对面的直接沟通,对患者的机体状况和心理状况进行掌握,以便制订针对性的心理护理计划,充分了解患者心理活动和状况后,对患者进行心理疏导,让患者了解治疗的作用和重要性,帮助患者建立治疗成功的信心,

(7)可通过语言暗示以及肢体接触等方式引导患者放松身心,如对患

者的上肢和手部进行抚触、轻拍患者肩膀;针对年龄较小或较高的患者,护理人员更应重视此类患者不良情绪的缓解,多鼓励或拥抱患者。

(8)在进行急诊手术之前,于短时间内对患者及其家属进行应急健康教育,将关键性和重要性的知识以及患者所关注的问题向患者进行讲解,促使患者在短时间内掌握眼球摘除术围术期相关注意事项以及义眼的使用和效果。

典型病例:

男,13 岁,鞭炮炸伤左眼 2 h 急诊入院,拟行左眼内容物剜出术,家属难过自责,担心焦虑。

(1)在患者入院后及时擦除患者面部和其他部位的污迹和血迹,更换病号服,创造舒适、安静的住院环境,降低外界对患者心理情绪的影响。

(2)对患者进行认知性心理干预 为了使患者及时了解自己的病情,护理人员需主动向患者及其家属讲解眼外伤的相关知识及治护过程中需要注意的事项,使其正确地看待疾病。同时,告知患者"只有积极地配合医护人员的治疗和护理工作,才能有良好的预后",从而提高其对治护的依从性。

(3)对患者进行支持性心理干预 加强与患者家属进行交流,嘱其多与患者进行沟通,对患者进行心理安抚,给予其情感支持,从而使其感受到来自家人的关爱,以减轻其紧张、恐惧、无助等情绪。

在基础护理基础上给予疼痛护理干预:

(1)帮助患者建立安静、整洁的环境:提高患者舒适感觉,增加护患信任,并且利于患者充分地休息,降低疼痛敏感度。

(2)了解眼外伤患者心理不良情绪变化特点,给予针对性的护患沟通,改善不良情绪,提高治疗依从性。

(3)护理人员娴熟的操作,细腻的配合,是手术顺利完成的保证,同时也是患者信任的基础,更是患者提高治疗自信心的关键所在。

(4)护理人员加强成功案例的讲解,提高患者的自信心,降低痛阈值。

(刘文淑)

第八章
烧伤科的医患沟通

导语

烧伤一般是指热力所引起的皮肤、黏膜的组织损害,包括火焰烧伤、热液烫伤、化学物质腐蚀烧伤和电烧伤等。日常门诊就诊患者多为生活烧伤,最为常见的即是煤气火焰烧伤和热水烫伤。据有关资料统计,家中的意外烧伤和烫伤较工业中发生的烧伤高 15 倍。烧伤事发突然,患者及家属往往处于慌乱中无法冷静思考,一些患者在伤后听信偏方,在烧伤创面涂抹酱油、糖、盐、蛋清、狗油、蛇油甚至辣椒粉等物质,导致入院后难以判断患者创面深度,甚至会因早期错误的处理方式加深烧伤程度。

烧伤的治疗是专科的治疗,较严重的烧伤需至专业的烧伤科就诊治疗,但较严重的烧伤早期易出现全身的低血容量性休克,故烧伤患者受伤后应尽快至附近医疗机构接受治疗,若病情需要再行转诊,切忌自行长途转运而导致延迟复苏,加重病情,延误最佳抢救时机。

第一节　烧伤的基本常识

1. 常见的烧伤热力源

（1）热力。以火焰烧伤和热水烫伤最为常见。如汽油、煤气、天然气、热水瓶、火炉、开水、沸汤等作用于人体后均可引起不同程度的烧伤。3 岁以内的儿童烧伤多为烫伤，多由于碰到热水瓶、热水杯或跌倒于热汤中等。成年人的烧伤则多见于意外事故，如房屋着火、煤气、天然气瓶爆炸、在床上吸烟着火等。

（2）电烧伤。包括体表直接接触电源造成局部灼伤、电弧放电导致的电弧伤、雷电烧伤等。

（3）化学物质。以强碱和强酸多见，作用于人体后引起化学烧伤。

（4）放射物质烧伤。相对少见。多见于癌症患者的放化疗后。

接诊患者时医生对患者病情要有简单判断，也就是初诊。根据伤情轻重，可以告知患者在病程中容易出现的并发症，比如休克、全身感染、电解质紊乱等情况。烧伤病情轻重的判断主要根据烧伤的深度结合烧伤的面积进行评估，如果患者烧伤面积大且程度深，则病情重。烧伤后对患者的影响不仅是皮肤黏膜组织的损伤，在伤后水肿休克期和感染期全身各器官脏器均会累及。头面部烧伤和吸入性损伤患者甚至需要行预防性气管切开等，在早期要与患者及家属沟通解释病情，取得家属的理解和配合。如果烧伤深度较浅，即使面积较大，烧伤病情恢复也会较好；如果烧伤深度较深，则会出现感染。电烧伤患者在体表表现仅为几个散在的较小的出口和入口创面，患者与家属都不了解其治疗的过程复杂，治疗周期长。儿童患者的烧伤，全身症状往往表现比烧伤创面严重。初诊时，都有必要让家属知悉理解。

烧伤深度的不同，直接影响烧伤创面愈合的时间和愈后效果。

Ⅰ度（红斑性）：局部似红斑，轻度红肿，无水疱，干燥，无感染。皮肤有烧灼样疼痛。一般 2～3 天内症状消退，3～5 天内痊愈，不留斑痕。

Ⅱ度(水泡性):分为浅Ⅱ度烧伤和深Ⅱ度烧伤。

浅Ⅱ度烧伤:有较大水泡,水肿伴剧痛,皮肤感觉过敏,如未并发感染,2周左右愈合,不留瘢痕,短期内可见色素沉着。

深Ⅱ度烧伤:水泡较小,水肿,皮肤感觉迟钝。一般需3~4周痊愈,愈合后有瘢痕。

Ⅲ度(焦痂性):皮肤苍白或焦黄炭化,干燥,皮革状,皮肤感觉迟钝,疼痛不明显。创面愈合较慢,多数需植皮,愈合后留有瘢痕和畸形。

典型病例:患者女性,15岁,因热水袋低温烫伤右足8 h后来院就诊,面积约1%(Ⅲ度),母亲陪同,经过查体后告知患者和其母亲,患者烧伤创面小但创面极深,保守治疗无法自行修复皮肤,需住院手术治疗,患者母亲表示非常诧异:"就只有这一点伤口,又没有伤筋动骨的,还需要手术吗?"患者也表示学校课业非常紧张,不能住院治疗。经反复劝说,患者仍坚持在诊所保守换药治疗,2个月后门诊复诊时患者家属表示:"她这个伤口都2个月了,最近半个月一点进展都没有,医生我们还是要求住院做手术吧,这样做手术以后应该就不会留疤吧?"医生解释道:"你这个伤口虽然面积很小,但是它是最深度的烧伤,全部的皮肤和附件都被破坏了,依靠皮肤自身的修复能力是非常难的,现在入院手术植皮的话也只是修复创面,但后期仍然是有瘢痕的。这由她受伤时的病情决定,无论用哪一种治疗方式都是一样的瘢痕结局。"该患者入院行植皮手术后2周痊愈出院。

专家点评:医患之间医学知识失衡,往往医生尽心告知,患者难以理解,总误认为医生是过度治疗。这都是医患之间失信惹的祸。如果及时清创治疗,疗程会短,效果会好,花费会少。重建医患的信任迫在眉睫。尤其是烧伤,百姓所获得的知识都是民间所得,普遍认为猪油、凡士林就可以让伤口愈合,所以烧伤患者,尤其是患儿,一定要加强初诊时的沟通。

烧伤患者就医的心理特点:

(1)轻度烧伤患者。

①不重视。患者因烧伤的是皮外伤,自己身强力壮,以为不重要。

典型病例一：

男,60 岁。上午 11 时左右因煤气火焰烧伤双手,面积约 4%（深Ⅱ度）,烧伤 10 h 后就诊。女儿陪同,并向医生诉因父亲的固执不及时就诊。她爸解释:"我只是被煤气撩到了一下,我皮肤很好的,平常受伤一点疤痕都不留的,这个水泡我自己搞破,过两天结了壳就好了,根本就不用来医院。"患者强调身体健康,对烧伤病程发展认识不够,拒绝就诊。门诊医生劝说:"老人家,你慢慢听我说,你的这个烧伤病情目前属于Ⅱ度烧伤,面积 4%,确实不是特别严重,但是烧伤之后新的皮肤生长出来之前需要经历一个感染期,会导致病情加重,如伤口发炎引起发热,请你到烧伤专科来换药,这个伤口愈合时间需要 2 周,这 2 周你每天到门诊换药的话,感染的概率会小很多。不是医院想挣你的钱,是希望你正常愈合,少花钱。"该患者理解了医生的建议来门诊换药治疗,2 周后创面愈合,病程中未出现发热等全身感染症状。

典型病例二：

男,1 岁。因开水烫伤右大腿 1 h 后就医,面积约 5%（深Ⅱ度）,由患儿爷爷奶奶护送。门诊医生了解病情后建议患儿住院治疗。患儿爷爷奶奶表示只是轻度烧伤,坚决拒绝住院。医生劝说:"儿童烧伤患者病情较成人更重,烧伤后创面渗出的血浆会导致患儿血容量不够,容易导致休克,到烧伤专科治疗,患儿才能相对安全。"患儿爷爷奶奶仍坚持只至门诊换药治疗。1 天后夜间,值班医生接诊该患儿,患儿精神极差,皮肤干燥,不愿饮食,表现为低血容量性休克症状,入院后经补液抗休克后患儿精神好转,尿量恢复正常,后经手术清创,20 余日后痊愈出院。

专家点评:一正一反两例烧伤患者两种后果。在沟通中,设法让患者理解病情发展走向是医生对患者的负责,内容、语言、语气都是沟通中的影响因素,医生每句话都要解释清楚,让患者理解接受。

②不信任。这类患者一般已经意识到病情严重,需要接受正规治疗甚至住院治疗,但心存侥幸,认为这是皮外伤,只要换换药就会很快康复,不需要花费太多时间和金钱。在治疗过程中常常提问:"烧伤也需要做手术

的吗？是不是太夸张了？是不是过度治疗了？"还问："你们换药都不打消炎针？每天换药伤口也不结痂，这肯定能好吗？我来的时候都是好好的伤口，一点都不出血，怎么在这里换药每天都要出血，你们是不是故意没用好药？"患者因为对烧伤疾病的认识不足，对医院和医护人员持怀疑态度，害怕自己没有得到规范的治疗。所以，在治疗过程中，医护人员需耐心解释并告知烧伤病程的特点，取得患者和家属的信任、理解，促其积极配合治疗。

（2）中重度烧伤患者。多情绪低落、精神萎靡。烧伤患者的治疗时间较长，有些患者住院时间往往长达 2～3 个月。烧伤创面手术、换药后带来的疼痛刺激往往令患者失眠、厌食进而痛苦、绝望。

典型病例：

女，36 岁。因煤气烧伤颜面、躯干及四肢等多处 50%（深Ⅱ度－Ⅲ度），收入住院。治疗前 2 周患者尚积极配合换药和手术治疗，2 周后渐渐表达出想放弃的念头。她说："医生，我每天对你真的是又爱又恨，爱你是盼望你来换药，只有接受治疗才能尽快恢复；恨你是换药的疼痛真让我生不如死。这样的疼痛不知何年何月可以结束啊！若是遥遥无期，真的不希望让你来，不如一死了之。"医护人员针对她的心理，每日给她定了一个小目标：比如今天能多吃一个鸡蛋就是胜利，比如这周手腕部创面能全部愈合就是胜利。住院近 2 个月，经历了 5 次手术后该患者痊愈出院。

专家点评：鼓励患者要有方法，仅用几句"励志金句"可能很难奏效，这需医生像对待小孩子一样，用一个个"小目标"为患者鼓劲，效果显著。

（3）重度烧伤患者。大面积烧伤合并重度吸入性损伤患者早期可迅速出现呼吸道充血、水肿，导致上呼吸道梗阻，甚至窒息、死亡，病死率较高。因此，常常需要机械通气。预防性气管切开是挽救吸入性损伤患者生命的重要措施。气管切开后，患者发音困难，不能进行有效的语言交流，表达需求要大费周折，加上创面包着厚厚的纱布，各种仪器电线缠绕、噪声干扰等不良刺激、肢体无法活动，使患者无法掌控自己，感到无助、烦躁。因为水肿和气管切开，患者常出现因眼睑水肿无法睁眼致失去视觉，气管切开无法发声致失去语言能力,"又瞎又哑"的他们只能依靠听力和肢体语言来表达心中的想法。对于特护病房陌生环境以及治疗和预后的恐惧等,均会导致患者出现严重的应激性心理障碍,继而出现沟通障碍。这类患者常在早期表现出焦躁不安、害怕、焦虑,因无法正确与外人沟通而绝望,进而出现拒绝沟通,拒绝配合治疗等极端情况。

典型病例:

男,47 岁。因电弧火焰烧伤头面颈及双上肢等处,面积约 35%(深Ⅱ度 – Ⅲ度),伤后 4 h 入院后因病情危重行预防性气管切开。患者因无法出声而出现焦躁的情绪。每日查房、换药时,医护至患者床旁,轻拍患者肩膀:"不急,你是因为气管切开才暂时无法说话,等病情稳定拔去插管后就能完全恢复,现在你安静听我说,是,你就点头,不是,你就摇头,不要着急,好吗?"患者表示明白并配合护士。

专家点评:言语与体语配合的沟通方式会获得患者认可,既简单,又高效。患者得到安慰,就会在安静中配合治疗。

(4)儿童烧伤患者。烧伤之后的儿童大多因创面疼痛而哭闹不止,离开家长的陪同带来的不安感更会让患儿哭泣不止。换药时,医护人员需"全副武装"即戴口罩、帽子、穿隔离衣及手套。这种"奇装异服"给患儿营造了一种紧张恐怖的氛围,每到换药时间,患儿总是想尽办法逃离,不配合换药治疗,需要多个医护人员协助换药。一般医护人员会带些消毒后的玩具,换药时,哄孩子时,维持体位时,多人协助才可进行。

第二节　烧伤科医患沟通要点

1. 同情关爱患者

医生要冷静获取患者受伤信息,判断伤情。烧伤患者及家属一般都是突然遭遇变故,患者与家属都会表现出焦虑和害怕。害怕后期产生严重的后遗症和烧伤后创面的疼痛感,迫切地希望医生能尽快处理。有些家属尤其是患儿家属因为自责往往泣不成声,接诊医生应该先安抚患者及家属的情绪。例如,面对较轻度的烧伤患者可以拍拍患者的肩膀或者手背。同时,安抚道:"来,不急,我知道你的感受,先冷静下来告诉我受伤的原因和经过。"在与患者沟通的同时检查患者创面的情况,让患者感受到专业的医疗关切。在一些较严重烧伤患者的接诊过程中,首先应该让家属感受到病情的严重性,采用一些果断的问答先获得主动权,例如"这个患者病情非常严重,我需要知道一些受伤的信息和基本情况,立即开始抢救,其余不重要的情况你等会儿再说。"部分烧伤患者在见到医生的第一时间会非常担心,尤其在家庭经济情况较紧张的情况下,他们会问:"医生,我这个病能治好吗? 会毁容吗? 需要花很多钱吗?"此时接诊医生与患者沟通时应考虑措辞,避开部分非常敏感的词语或者用比较婉转的方式回答安慰患者。例如"你已经到医院了,你放心,我马上会开始给你治疗,你需要安下心来配合我们的治疗才能好得更快,更快出院花的钱也会更少的。"

急诊接诊时需在最短时间内让患者和家属得到安慰。同时,在谈话过程中,专业判断上应该少用可能等不确定性强的词,在最短的时间内得到对治疗最有利的信息。让患者和家属能够信任并配合治疗。

2. 安慰鼓励患者

烧伤患者治疗过程中面临最痛苦的环节就是烧伤换药,不仅因为换药清创过程的疼痛,还要面临血肉模糊的视觉冲击。同时,由于治疗时间长,每日都要面临换药过程的痛苦,常会带给患者绝望痛苦,造成身心疲惫,这时更需要医患之间的良好沟通。在换药操作前要与患者沟通,给患者做好心理抚慰。面对烧伤儿童患者可适当作引导:"我们换药是为了让小朋友好得更快,早点跟爸爸妈妈回家,阿姨(叔叔)会轻轻地帮你换药的,你最勇敢最坚强了,加油!"多用一些鼓励性的语句能使得患者更勇敢地面对换药的痛苦。换药中,不停地与患者交流,避免一声不吭地完成整个过程。医生可以引导患者回忆一些美好的事情,分散患者的注意力,减轻疼痛的刺激,可以告知伤口愈合的进展状况。很多患者在治疗过程中,因为治疗时间长,常出现情绪低落,觉得自己很不幸运。这类患者以老年人及女性患者多见,他们常说:"我怎么这么倒霉? 这么大年纪了还要受这么大的痛苦,老天爷简直是来折磨我的,我就不应该活着。""为什么那么多人都没事,就只有我会受伤,所有的不幸都发生到我身上了。"这些表达往往会在换药前后出现。疼痛的刺激加重了患者心理脆弱的感觉,陷入自怨自艾的泥淖无法自拔。医护人员同时还要兼顾心理医生的职责,在换药的整个过程中要进行安慰,帮他们消除换药时间漫长的感觉,结束后说:"你今天创面恢复有起色,要继续加油,我们共同努力。"引导患者走出负面情绪,让患者在换药过程中看到好转的希望。

3. 帮助教导患者

烧伤科患者和家属的接受教育程度普遍不是太高,很多烧伤儿童患者都是留守儿童,在治疗过程中父母匆匆赶来,又匆匆离去,医护人员去面对的沟通对象常常是受教育程度不高的爷爷奶奶等。大部分烧伤患者都是皮肤及皮下组织的损伤,在患者眼中是"皮外伤"。因此每每谈及手术问题患者和家属都露出一副惊讶的表情:"皮外伤也要手术吗? 不就是一点皮的问题,哪里会那么吓人,你们医生就是会吓唬人。"面对这些患者和家属,在沟通的过程中,医生就需要耐心、细致地做出解释。普及医学知识,这种普及最好用比喻,用形象化的例子。可以这样比喻"植自体皮手术就好像是种地一样,首先需要先调整好患者的全身营养情况,然后等全身肉芽组织生长丰满后再来植皮,就像我们种地时先把土地养肥,这样种子种下去才能更好地生长。移植上去的皮片就像种子,种进土里后总有一些坏的长不成庄稼,所以不可能达到移植皮片的 100% 存活率。"将通俗易懂的事物与烧伤治疗联系起来,患者和家属才能够更好地理解手术的风险和必要性,术前沟通才能达到效果。

第三节　特殊烧伤患者的沟通病例

1. 群体性烧伤事件的沟通

烧伤科经常会接诊群体性烧伤事件,一些重大灾害,比如天津滨海新区爆炸事故、南昌放大特钢公司爆炸事故等,往往伴随着大量的人员烧伤。

因此,除了积极地安抚患者及其家属心理,还需要跟政府、企业、媒体以及广大民众打交道,对于不能发布的信息,不能随意散播。医院应跟政府保持一致口径,同时要向有关部门实事求是地反馈真实病情,避免造成舆论恐慌。

2. 与烧伤消防战士沟通

烧伤科的医生经常能接触到很多特殊人群的烧伤,消防战士就是其中一种。消防战士烧伤之后到达医院常比较镇定,他们说:"其实每次出警前都有可能会受伤的心理准备。"在接诊消防战士时,首先是表示出对他们的尊重,同时鼓励他们:"你们这么崇高的职业,我非常尊敬,我们一定会全力以赴给你最好的治疗的。"让患者和家属有我们在统一战线上的感受,以便更好地配合治疗。

3. 与面部及肢体毁损性烧伤患者沟通

面部及肢体毁损性烧伤的患者最大的焦虑是他们出院后怎样面对社会,怎样面对家庭。这类患者以年轻女性多见,因为接受不了现实的打击,对生活失去信心甚至出现轻生的念头。在治疗的过程中,他们经常说:"我这个鬼样子以后还怎么活下去,走出去人家都会吓坏。""我这成了残疾以后对家庭都是很重的负担,我还不如死了算了。"面对这些患者主要还是以开导引导为主,必要时需要跟患者家属沟通一起帮助患者走出困境,也可请相关专家会诊,对患者进行心理疏导。

（胡清泉　江澜）

第九章
妇产科的医患沟通

导语

妇产科是专门研究女性生殖系统特有的生理、病理变化以及生育调控等疾病的临床医学,在临床上分为妇科和产科。任何女性无论是在孕期还是非孕期,同时都可能合并有除生殖系统以外的其他各系统的疾病。产科学主要管理妊娠期、分娩期及产褥期全过程中孕产妇、胚胎及胎儿所发生的生理和病理变化,对病理改变进行预防、诊断和处理,协助新生命诞生。在产科疾病方面主要包括生理产科学、病理产科学和胎儿医学。妇科学主要管理女性在非妊娠期生殖系统的生理和病理改变,并对病理改变进行预防、诊断和处理。妇科疾病主要包括女性生殖器炎症、肿瘤、内分泌异常等。

第一节　妇产科与患者心理的特点

1. 妇产科特点

妇产科患者都是女性,相对于男性患者而言,她们在生理上更为复杂,在心理及情感方面更为细腻、敏感,且在妇产科疾病病史询问、检查与治疗过程中,难免需要患者阐述自己的某些隐私,常常涉及婚姻、家庭和两性关系、个人隐私,有些病症甚至对患者的生理、心理以及社会生活等方面均造成了负面影响。如生殖道畸形直接关系到性生活的质量,继发不孕症可能与婚前性行为、人工流产等有关,性传播性疾病可能与不洁性生活史有关,前置胎盘可能与多次宫腔操作、手术史有关,分娩、引产等均和婚姻、家庭有关。在进行专科检查时,甚至要暴露自己的某些私密部位。妊娠对于每个女性,特别是高龄初产妇、多次妊娠失败的女性,对于每个家庭来说都是非常重要的。孕妇在整个孕期产检及分娩过程中都保持着高度紧张状态。分娩过程中会出现的一些并发症,如脐带脱垂、子宫破裂、羊水栓塞、产后出血、DIC 等,一般均在瞬间发生,且会对母体与胎儿产生严重危害。妇产科就诊的患者年龄跨度大,疾病谱广。女性自出生后新生儿期开始至绝经后的老年期,一生各个不同阶段均有患妇科或产科疾病的可能,而且不同阶段的患病有其各自的特点。儿童期有患外阴和阴道炎的可能,青春期女性因神经内分泌功能不健全可能出现青春期功能性子宫出血或闭经,生殖年龄的女性则生殖道炎症、月经紊乱、子宫肌瘤、子宫内膜异位症等妇科疾病的患病率高。如果妊娠可能出现与妊娠有关的疾病,如妊娠剧吐、流产、异位妊娠、妊娠高血压综合征等,围绝经期妇女因卵巢功能衰退可能引起更年期月经紊乱,老年妇女生殖道肿瘤发病率高。面对这一切,要完成良好的治疗,构建和谐医患关系,除技术外,就是沟通。

2. 患者心理特点

(1)挑选医生。初诊患者出于对自己的疾病知之甚少,所以希望有经验、技术高的年长医生诊疗。复诊患者愿意找熟悉的医生继续治疗。一些女性及家属存在传统的守旧观念,不让男医生诊治,心存顾虑。在男医生给女性患者进行专科检查时,由于家属的不理解,有时出现男家属冲进检查室殴打男医生的现象。有些疾病是需要持久、定期诊疗的。例如,妇科炎症、内分泌失调疾病、围绝经期综合征。患者由于治疗后不见好转或者治疗后反复出现类似的症状,会怀疑就诊医生的能力,会不断更换医生。

(2)紧张羞怯。多见于青年或未婚先孕的人工流产的患者。由于妇产科疾病往往会涉及生殖、性等比较私密的话题。因此很多患者在治疗过程中会比较害羞紧张。此类患者往往在医生询问病情时不能做到准确的或如实的回答而耽误病情。例如,某些患者害怕让配偶知道流产史,害怕让家庭其他成员知道婚育史等;由于传统的观念和社会道德的约束,未婚先孕的青年患者害怕遇见熟人,害怕面对家长的询问,担心被亲朋好友得知、担心影响学习、担心人工流产可能带来的疼痛,以及对今后生育可能造成的影响。这些患者在回答病史时常表现出精神紧张,焦虑不安。

(3)自我放弃。多见于中老年患者。在妇科肿瘤疾病中,患者在明确诊断为癌症疾病后往往需要承担昂贵的手术费用及药物费用,且需要经历长期地维持治疗过程。她们会考虑治疗费用、治疗时长,以及害怕拖累家人等问题,并因此放弃治疗。

(4)自卑抑郁。得知患有性传播疾病后,害怕家人、朋友知道后冷落、歧视自己。担心日后婚姻、生育问题,出现情绪低落,自卑等心理,对自己的病情感到难以启齿。有的甚至出现心理扭曲,明知患有性传播疾病,不去治疗,故意通过性行为传播给他人。

(5)恐惧惊慌。常见于一些急重症患者,起病突然、发展迅速,自己与家属不具备患有疾病的相关知识,盲目地从他人口中甚至从网上获得一些知识,自己给自己诊断,误诊、误治,对自己身体上的变化惊慌失措,急切想得到有效医治,又担心患上严重疾病不敢面对。例如,绝经期患者出现月经不规则,就诊后,经检查及病理确诊为子宫内膜癌。或者在产科疾病中,孕妇在待产、分娩过程中及手术终止妊娠过程中,突然出现危及母婴生命的情况。此时,患者及家庭成员缺乏足够的思想准备,受到病情和死亡的威胁而表现出极度的恐惧。

(6)不同孕期的心理。不同时期孕妇生理变化不一样,体内的激素变化,常表现出不一样的心境。一般孕早期的孕妇往往表现出喜悦、积极的情感流露,孕中晚期的孕妇一方面担心胎儿是否有畸形、智力是否正常,胎儿是否过大、过小等一些情况,并同时期待着孩子的出生;另一方面孕妇随着孕周的增加,一些不适症状加重,如出现皮肤瘙痒,腹部皮肤紧绷,水肿等不适,同时由于胎儿在宫内的生长,患者行动不便,常常表现为整日闭门不出,注意力过于集中而心生烦躁、易焦虑。在分娩期,孕妇尤其是高龄初产妇害怕难产,害怕分娩带来的疼痛而焦虑不安。孕妇在经阴道分娩非常困难时,不听从医生的建议,难以对选择分娩方式作出肯定的抉择而表现出茫然甚至恐惧手术终止妊娠。在产褥期,产妇需要面对分娩时或腹部伤口疼痛,子宫收缩痛,腹痛,排尿困难等生理问题。同时需要面对照顾新生儿,带来的新问题大部分的产妇会感到快乐、满足、能够很好地照顾新生儿,母婴关系良好,但如果产妇不能进行良好的心理调适,容易导致产后抑郁的发生。

第二节　妇产科医患沟通要点

1. 宣传女性卫生保健知识

女性知识的宣教是临床上沟通的基础。各医疗卫生部门应该采取不同的措施向广大群众实施女性健康知识宣教。如国家层面需要加快推进妇产知识的宣传普及教育,各地区的公立医院应当进行区域内妇产知识推广工作,告知产妇在分娩前、后所需要注意的事项等。

产妇及家属应该在妊娠期间进行妇幼保健知识的学习,加强孕期保健。例如,有些孕妇对孕期保健认识不足,不能按时进行产前检查,或认为孕期服药对胎儿不利,拒绝任何孕期治疗,以致孕期的某些病理现象未能及时被发现,或者未能及时得到治疗。一旦因延期就诊或延误治疗出现不良结局时,患者和家属不能正确面对现实,甚至有些产妇盲目追求剖宫产,部分产妇及家属因为惧怕分娩时的疼痛,或误认为剖宫产对胎儿和产妇有利,对剖宫产可能出现的麻醉和手术并发症以及对胎儿的不良影响缺乏了解。

产妇及家属需共同面对产妇的身体变化,并进行一定的记录与了解。例如,妊娠期间孕妇要对自己的血糖、血压变化进行监测,在院分娩时能够如实提供产妇的身体信息,包括既往史、过敏史等关键信息。有些女性在毫不知情的情况下第一次走进了妇产科,医生问她什么都不知道,就知道要生孩子。女性在平常空闲的时候要多去了解妇产科的相关健康知识。比如,在经期勤换月经垫,勤洗外阴,在清洗外阴的时候一定要注意顺序,先清理阴道,再清洗肛门,以免产生细菌,并保持外阴清洁干燥,不穿紧身裤,内裤须宽松、透气等。或者出现某些症状时,如阴道炎妇女一般会有外阴瘙痒,白带过多等症状,患者要及时到医院就诊,医生应告知患者不要到公共浴池或游泳池洗澡、游泳。育龄期女性在避孕期间,一定要做好保护措施,以免让身体承受一些伤害。

2. 强化对妇产科患者的心理疏导

心理因素在妇产科疾病的发生中起着重要的作用,与疾病的诊治效果也密切相关,可直接影响妇产科疾病的转归。医生应努力寻找影响患者健康的社会、心理因素,以患者为中心,重视社会、心理因素在疾病中的作用,与患者建立良好的医患关系。家庭式分娩即产妇在独立的家庭化待产室、产房内,整个分娩过程由产妇丈夫或其他家庭成员陪伴,使产妇减少紧张、焦虑和孤独无助的情绪。例如,从产妇检查起就开始建立互相信任的关系,并加以推广、提倡。医生给予心理安慰和疏导,使产妇在分娩过程中能放松紧张情绪。再例如,增加自然分娩的机会,减少头位难产及剖宫产的比例。女性朋友如果发现自己患上了性传播疾病,告知要尽早治疗,以免引起身体其他部位的感染或传播,医生要做到不嫌弃,不指责。

3. 重视患者知情同意权的保护

在患者进行诊疗的过程中,尊重与保护患者的知情同意权。把患者自身疾病的相关信息和全面的治疗方案及其利弊,用药以及检查等详细信息告知患者,请她们参与选择。凡患者不理解的地方,应耐心地解释。比如,部分患者及家属以为签署知情同意书的目的是医院为了逃避责任,没有意识到签署知情同意书是对自身权利的一种保护。遇到这种情况时,医务人员应对患者进行详细的解释。做到实事求是,不敷衍了事,使患者对自己的病情有一个真实的把握。

4. 提高沟通能力与技巧

患者的文化水平有差异,向患者陈述病情时,要保证表达的准确性,不能传达有误的信息。与紧张、焦恐惧患者沟通时,要给予支持和帮助,避免加深悲痛。要关注患者的情绪变化,在行动上把暴露患者隐私的可能性尽量降到最低,给予尊重,以赢得患者的信任与理解。患者及家属会反复来询问,医生要耐心地讲解病情,对患者进行心理安抚。切忌与患者针锋相对,要努力营造和谐的医疗环境。

第三节 妇产科病例分析

典型病例一:

女,35 岁,在行剖宫产术时,术中医生发现产妇双侧卵巢有约 6 cm × 5 cm × 4 cm 块状物,呈灰白色,质硬,表面高低不平,诊断为肿瘤。经家属同意并签字,在未做病理检查的情况下,切除右侧附件及左侧大部分卵巢。术后,病理检查证实为妊娠黄体瘤。手术后,患者出现了类更年期综合征,全身难受、极度疲倦、乏力,一直无月经,性情喜怒无常,情绪消极,患者及其家属认为造成这种情况是由于手术不当所致。手术前虽经家属同意,但当时被告知所患的是肿瘤,如果当得知并非肿瘤,他们是不会同意手术的。患者家属要求定性为医疗事故,追究有关当事人的责任,并赔偿由此造成的经济损失。

专家点评:由于女性在不同时期,体内激素处于不同的水平状态,生理及心理上有着不同。该患者后经病理检查证实为妊娠黄体瘤,属生理性变化,分娩后一般可自行消失。医生将生理性的妊娠黄体瘤误诊为卵巢肿瘤。该患者同意手术,并签字,但该患者"同意"手术的前提是医院诊断为"两侧卵巢肿瘤"。但经病理结果是"妊娠黄体瘤",则其"同意"承诺随着客体的改变失去了意义。

提高专业知识和技能,严格执行诊疗操作程序,避免误诊。肿瘤疾病的患者在采取措施之前,一般均要有明确的病理诊断,病理学诊断直接关系到疾病的治疗。在需要摘除患者的生殖器官时，要及时有效地沟通，并使患者及家属明白摘除后所导致的后果，使其做出正确的选择。没有病理报告，不能切除患者任何器官细胞，这是外科医生的底线。

典型病例二：

孕妇住院待产，却在妇产科厕所里分娩。

专家点评：孕妇在妊娠过程中应当学习了解基本的产程知识。医护人员也应履行告知义务，及时观察住院患者的病情发展和临产妇宫口扩开的进程，避免出现意外。

典型病例三：

高龄初产妇，此次妊娠为试管婴儿，在产前检查时未发现异常，结果生产后却发现孩子有残缺，且该患者因产后疼痛得知该新生儿有残缺，患者有严重的抑郁症，有轻生行为。

专家点评：出现这样的病例后，给检查人员敲响了警钟，一定要耐心、细致地检查，以免发生纰漏。发现胎儿发育不全后，应该立即向孕妇及家属交代情况。产妇及家属优生优育的愿望特别强，对新生儿的期望值也特别高，然而由于目前的诊断技术仍有一定的局限，有些先天残疾儿在分娩前难以确诊。如脊柱裂，在脊髓尚未膨出的情况下，B超很难发现。唇腭裂，根据胎儿在宫腔内的体位不同，如胎儿蜷曲时，有时看不到完整的四肢难以诊断，而且大多数胎儿都是正常的，所以易造成检查人员疏忽大意，草率结论。产后抑郁是产妇常见的产后并发症，该患者的心理受到严重的挫伤，医护人员未能及时地发现，未能注意到患者的心理变化，从而导致患者有轻生行为。

提高目前产前检查的准确性，提高检查者的技术水平，要求医生在诊疗过程中耐心、细心，注重患者心理的疏导。在告知坏消息时，要采用共情式沟通方法，要站在患者的立场上去思考问题，解决问题。

典型病例四：

产妇，30岁，再婚，有剖宫产史。现因足月临产入院。该产妇身材矮小，骨盆狭窄，经试产无法顺利分娩。医生向患者建议行剖宫产手术，患者也同意手术终止妊娠。于是医生将有关情况告诉了产妇的家属。其家属得知孕妇的婚育史,且已有剖宫产史 1 次,则坚决认为目前病情尚稳定且担心孕妇生个女儿,家属故意让其丈夫不签字。而医生却因无其丈夫的签字迟迟不敢实施手术,结果导致产妇子宫破裂。这时才将产妇送进手术室抢救,实施子宫全切术,但为时已晚,产妇胎儿双亡。

专家点评:当患者的生命受到威胁时,医护人员应首先考虑到治病救人。该产妇自然分娩可能出现的危险后果是显而易见的,医护人员一味强调患者亲属的同意,延迟了对产妇生命的救治。该产妇为正常人,头脑清醒,完全具有自主选择权和承担能力。只有在患者意识丧失,或精神不正常,不能做出理智判断,或年龄不足 16 周岁时,才需要征求患者亲属或其代理人的意见。在产妇本人再三要求医生为其实施剖宫产时,该医生却把关系产妇母子生命的决定权交给了产妇的丈夫。该产妇家属得知产妇婚育史后且担心妻子生个女儿,故意躲着不签字。该家属有着"重男轻女"的陈旧生育观念。

典型病例五:

19 岁未婚女生,自诉痛经一天,由一男同学陪伴到医院门诊就诊。医生在接诊患者问病史时,患者表示既往有痛经史,末次月经记忆不清,当问及性生活史时,患者由于不好意思,予以否认,未行体格检查。门诊医生初步诊断考虑"痛经",嘱口服"消炎痛"。4 h 后患者表现为休克体征,再次到医院就诊,接诊医生追问病史时患者承认有性生活史。根据检查结果提示拟行异位妊娠破裂,失血性休克,并行急诊手术,见腹腔内积血 1000 ml,征得患者及家属意见后行患者输卵管切除术。患者母亲得知经过后,要求追究门诊医生责任。

专家点评:患者未婚,既往有痛经史,在有外人在时,医生没有考虑周全地直接询问患者的某些隐私。然而患者担心被同学得知、担心影响学习,否认性生活史,且该门诊医生未做相应体检而判断为"痛经"。由于医生的误诊、延误导致该患者身体受到极大的伤害,女性器官受到伤害。

典型病例六:

女,47 岁,患更年期引起的停经。患者因"不明原因停经数月",在门诊经过两个多小时的耐心等候,终于轮到她就诊。因时间不早了,要求该教授将其泌尿道感染一并处理,此时就诊的人还有很多,但该教授拒绝写处方给药,两人为此产生了争论,随后该教授在众人面前(其丈夫亦在门外等候)大声说她是"更年期",令其自尊心受到伤害,于是向院方投诉,要求其道歉。

专家点评:该患者为更年期女性,情绪容易波动,对待事情比较敏感,神经比较紧张。面对该患者的无理要求,在争论之中,该教授在诊室门大开的情况下,一时性急,大声说她是"更年期"。该教授并没有真正地关心患者,与患者没有较好的交流,没有在言语上对患者表示关心、尊重和理解,更没有照顾患者心理,感受患者情绪,显然是缺乏情绪排解能力以及沟通技巧。

女性患者在心理上更为脆弱和敏感,也容易产生紧张、焦虑等负面情绪,特别是处于特殊生理时期的女性,比如生产期、围绝经期及月经期,医生在与患者沟通的过程中,应特别注意说话的场合,充分考虑到患者心理,也就是营造医患沟通的"语言环境",要设身处地地从患者的角度去体会并理解患者的情绪、需要和意图。同时要控制自己的情绪,对于患者提出的不合理要求,在拒绝的前提下,要耐心解释。涉及患者隐私问题,应委婉告知,禁忌大声。应保护患者的隐私,不能将患者的病情公然泄露,条件允许的情况下,最好避免外人在场。

有效的医患沟通是妇产科工作正常运行的基础。因此,在沟通过程中,要以患者为中心,尊重患者,同时注意保护患者的隐私权及知情同意权。临床医生更要具备爱心、责任心、同情心,掌握良好的沟通技巧,不断提高临床知识。总之,为了保证患者的治疗能够顺利,医护人员在整个治疗过程中应与患者进行良好的沟通,建立较好的医患关系,从而提高治疗效果,减少医疗纠纷。

(陈新萍)

内科的医患沟通

"仁心",是每一位医务工作者的初衷;

"仁术",是每一位医务工作者的追求。

医护人员做到与患者如亲似友。能吗？可以说,能。能有能的理由;也可以说,难。难有难的原因。原因很多,涉及面较广:社会、管理、道德、技术、法律等。一名医务人员要做到遵纪守法、医术求精、沟通有效,视患者如亲朋好友。沟通是医患之间的一座桥梁。把"仁心仁术"发挥到极致,患者个个都能是医生的朋友。

第一章
神经内科的医患沟通

导语

　　神经病学是一门独立的临床医学二级学科，其特点是"神经"。既位于中枢，又遍布全身，而百姓常误说的神经病是"精神病"，不在一列，神经系统疾病种类繁多、概念抽象、解剖结构复杂、专业性强，增加与了患者沟通的难度。医患沟通，不仅是职业道德素质的体现，也是治疗技术的加分因素。医生要知道运用恰当的语言去安慰患者。所谓"恰当"是一个浮动的标准，但有一点是确定的，那就是一定不要回避患者和家属当下的感受。不要把患者或者家属当作一个冷冰冰的机器。允许他们的感情宣泄，尽可能地满足患者的情感诉求，在语气表达方面从患者和家属的角度出发，在沟通时主动把自己放在患者和家属的立场上。医生面临最大的难题不仅是专业知识方面的学习，还有如何与患者及患者家属沟通。在沟通过程中，如果缺少沟通技巧、应对策略、法律意识，以及风险意识不强，就不能摸清患者心理诉求，影响治疗的效果，甚至失去患者对医护人员的信任。

第一节　神经内科疾病特点及患者心理特点

　　本科患者病程长、卧床多、恢复慢，伴随有焦虑、紧张，甚至抑郁情绪等诸多种心理变化。具体特点如下：

（1）病情变化快。神经系统疾病中以脑血管病最为常见，多数患者起病急骤，常在瞬间出现症状及体征的明显变化，死亡率高。

（2）预后多会有残疾。脑血管病的患者有很多虽然经过积极治疗仍然留有肢体活动障碍，严重者生活不能自理。该种疾病有较高的致残率，年高患者病情凶险，预后不佳甚至成为植物人的较为常见，这给家庭和社会带来沉重的负担。

（3）终身服药病程长。如多发硬化症、癫痫及帕金森氏综合征等。病情易反复或呈缓慢进展持续加重状态。患上述疾病的患者常需要长期服药、身心痛苦。他们不仅要承受长期的疾病折磨，同时还要承受过重的心理压力和经济压力。

（4）情感障碍相伴随。《神经系统疾病伴发抑郁焦虑障碍的诊断治疗专家共识（更新版）》提到，在我国城市医院住院患者中，卒中、帕金森病和癫痫患者抑郁焦虑的患病率分别为 19.5%、24.1% 和 21.9%。抑郁焦虑障碍可增加原发病的诊治难度，影响患者依从性和预后。神经内科的医生不仅是要关注患者的疾病本身，更要关注患者的情感障碍，加强对患者精神、心理状态，通过对包括卒中后、帕金森病和癫痫抑郁在内的情感障碍的疾病治疗指导，还要加深对患者"整体个人"的理解。

这些特点难以与患者本人沟通，也难与患者家属沟通，因为都是负面消息，是沟通中的一堵墙。在沟通中无法一对一，往往需要医生与家属乃至全家沟通，取得他们共同认可。

（5）患者老年人居多。中国老年人一般都有多种疾病存在，有人统计平均最少六种，往往病情复杂，病史长。老年患者一般生活自理能力比较差，特别是伴有偏瘫的患者，往往会在思想上认为自己是个累赘，拖累了家庭。入院后常伴有害怕、焦虑、抵触、悲观、失望，甚至自杀等不良情绪。所以在提高诊疗技术和水平的同时要不断提升沟通技巧，与一个患者或一群人，进行反复沟通，建立良好的医患关系。神经内科医生要使自己成为一名善于沟通的、有温度的医生，这样更能促进患者身心健康。

患者的特点：

（1）心理上不理解，难认可，期望值高。在与家属沟通中做到要理解，要真实，不回避，不夸大。充分估计可能发生的危险性，并向家属交代会出现这种危险性，客观陈述病情的发展，让家属有充分的心理准备。如果事先没有沟通或已向患者及家属表明病情不重、不会有生命危险，当患者的病情突然变化加重甚至死亡时，家属会难以接受。因没有相关知识及思想准备，他们的情绪波动会很大。目前医疗技术和诊断水平对很多病症还无能为力，尽管医护人员尽心尽力投入抢救，也可能无法达到患者及家属的心理预期，这容易导致患者及其家属不理解。关键是医生在最积治疗的同时，患者也要做好风险存的准备。医生要在第一时间内向家属交代病情变化（即使是微小细致的变化），并把这些变化记录在病历上。当病情加重或出现其他变化时及时发现不良记录，并采取积极的抢救治疗措施，使病情能够得到缓解。这样，即使患者抢救无效死亡，由于采取了积极的抢救，也可以在很大程度上得到患者家属的理解。

典型病例一：

男，已成年，来自农村，家庭经济拮据，因头晕头痛住入神经内科。在接受了相关检查和治疗后，确诊为左锁骨下动脉狭窄，进一步检查发现患者胸主动脉夹层，患者与家属对这类病几乎没有认知。医生与病患之间知识完全失衡，如何让家属明白，使其不认为是"过度治疗"而愿意接受治疗，这对医护人员是一大考验，该病后期治疗费用极高，这对患者和家属来说是一个异常沉重的包袱，他们考虑向主治医生提出回家，暂时放弃治疗。医生让患者签下放弃治疗书，没有对不及时医治会发生生命危险的结果作出强调，然后让其离开。

在很多人看来，签名即是患者本人承担责任。但是在医疗中，法律赋予患者知情同意权，同时要求医生必须行使告知的义务。这意味着医生需要通过耐心细致的解释，让患者明白签署责任书的意义。患者签署放弃治疗书后，回家疗养半月余，随后出现严重的并发症，不幸离世。家属难以接受。他们来到医院，指责医生未尽到告知义务，并将医生告上法庭。经调查核实,当日当班的医生以为经管医生已经和患者详谈了病情严重性,故在家属提出放弃治疗时,未再详细告知放弃治疗的后果,也未作进一步的解释。

专家点评:本病例值得反思,为了保障每个患者的知情同意权益,医生需要提升与患者及家属的沟通能力。既要简单明了,又要重点突出,让患者及家属清楚地知晓可预知的风险与转归,理性地面对自己的病情,减少治疗过程中的疑惑与焦虑,积极配合治疗,做一个有尊严的、理智的患者。即便家属或者患者本人放弃治疗,医生也应尽到告知的义务,详细告知他们放弃治疗可能会带来的后果,在谈话时做好记录以证实自己尽到了责任。

(2)病程长,费用高,康复难。目前有些药物不在医疗保险范围内,治疗成本高、康复周期长,经济的投入与患者及家属对疗效的期望值相差甚远是造成沟通障碍的一大原因。钱花了看不到疗效,患者自然会放弃后期治疗。医生反复向患者交代病情,提醒患者积极治疗,又容易被误解为"过度治疗"。医生要向患者说明住院期间患者每种治疗(花钱)的目的与作用,让患者感到花钱治疗的合理性。医院要为患者和家属能随时查询费用提供便捷,在病区投放电子查询系统,指导家属手机下载 App 或者微信客户端查询,若确实出现不合理费用应及时向患者和家属解释清楚缘由,并及时予以退还,使患者满意。

医患沟通是最基本的治疗要素之一。病情瞬息万变,费用高,医护人员在与患者的谈话中要充分考虑患者的心理感受,了解患者的心理状态,构建好的治疗环境。

典型病例一:

患者在神经内科门诊就诊,需进行脑电图检查,医生开出检查单后,家属去预约时发现预约日期安排在三天后,患者又找到医生,希望提前。

患者:"王主任,我是外地的,腿脚不方便,你看看能不能安排今天给我做检查呢?"王医生冲患者嚷了句:这是医院的制度又不是我管的事,找脑电图室解决去!

患者家属立马来气,觉得医生的回答太不体谅患者的心情,也冲医生吼了起来。医生完全可以换一种语气,这么说:"对不起,做脑电图耗时很长,都要预约。我们医院正准备增加仪器,方便病友,新设备未进之前,只有按照先来后到排队,我可以帮你,我的权限仅仅是在检查单上写好加急两个字,但凭你这种情况确实不好写加急,请你原谅。"

专家点评:在医患沟通中,医生一定要友善。医生若语气强硬,态度生硬,不注意自己的言语,会让焦急的患者更焦急。

③病情多变,情绪多变,难以控制。医护人员与患者沟通的态度常有良好的开头,因为病程长,没有良好的继续,实际是没有理解患者情绪改变的严重性。有些医护人员缺乏沟通意识,思想上不重视与患者或家属沟通,甚至错误地认为根本不需要与患者进行沟通,或者根本没时间进行沟通。意识上错了,行为上也错了。

典型病例二

男,79岁,因脑梗死入院。月余,因颅内压高,进食不佳,长期输注甘露醇和静脉高营养治疗。老人在住院时,由于住院时间长、长期静脉输注高渗透压的药物导致血管穿刺难度大、外周静脉留置时间短等诸多问题(家属拒绝留置中心静脉)。每日清晨,护士为胡大爷输注8am的甘露醇,这次发现液体滴注缓慢,于是拔了针,准备重新穿刺。胡大爷的儿子在旁,愤怒地质问:"为什么拔针?"小丁回答:"这针滴得太慢了,会影响露醇的使用效果。"家属追问:"这针昨天才打,昨晚护士叮嘱我们绷紧一下皮肤,我们就一直绷紧皮肤,那液体就滴得很通畅了,即便我大晚上的绷了几小时,我照看都不嫌累,我就知道老爸的针太难打了。你都不和我们说一下,不想想有没有其他的解决方法,你认为点滴不通畅就把针拔了,你看看患者他哪里还有血管可以打?等会儿一针打不到我拿你是问!"

护士认为是患者家属正在气头上,没有解释,只是不断表示歉意。家属找到护士长说:"我家不差一个留置针的钱,老爸的心理状态你们知道,他怕疼脾气又躁,本身血管条件也不好。希望你们在操作时能多关心一下,能体谅家属的心情,理解我对患者的那份心疼。"护士长回应道,我们会对特殊患者特殊对待,不仅要治疗,还要选择最好的护士进行护理。

专家点评:家属不是疾病的承受者,但有时会比患者更痛苦,所以医生对他们要多点耐心、多做沟通。最大努力减轻患者的痛苦,如打针这么细小的操作,也应和家属做好沟通解释,以减少患者在治疗过程中的不适。

患者因不同文化程度在沟通中的表现出的差异很明显。学历低的患者,对医生的信任度高,医患沟通越容易。一位动脉粥样硬化的农村老人,问医生我的血管变成稀饭了?因为医生生动地把动脉粥样硬化的血管比作生锈、堵塞的水管,把受损伤的周围神经比作电线,而髓鞘脱失就是电线皮剥落,这样解释患者就懂了。学历高的患者,对医生的信任度会低,沟通较难,喜欢刨根问底。而且,他们常用百度上的信息质疑和反驳医生的专业知识,沟通起来有一定难度。

第二节　检查前后沟通的注意事项

(1)神经内科患者入院后检查的沟通。在执行检查或操作前,如腰椎穿刺或留置胃管、尿管等,应充分告知患者及家属操作的目的,过程中可能出现的情况。术前告知这些检查的意义及作用,在患者及家属充分知情理解同意后,才能执行。神经内科常见疾病,如脑血管病、颅内感染、中枢神经系统脱髓鞘疾病等。患者在病中出现焦虑、抑郁等,造成沟通困难。

(2)查体过程中,应注意损伤观念,关注患者的感受,及时跟患者进行沟通,给予鼓励和安抚,并注意保护患者的隐私。如在暴露患者躯体前,应先告知患者并征得同意,在检查前清场,避免无关人员在场,注意用衣被遮盖尚未检查到的部位。在检查过程中注意保护患者的安全,患者可能存在无力、步态不稳,需要时刻保护、避免患者跌倒。某些检查可能引起患者的不适,应注意安抚,并避免不必要的反复检查:如针刺觉检查可引起痛觉过敏的患者显著疼痛、下肢病理征检查时患者可能痛痒不适等。此外,在查体时尽量将同一部位集中检查,避免让患者反复起床或者躺下。

例如,最常见的脑卒中,突然起病导致肢体瘫痪、衣食不能自理,会给患者及家属带来沉重的打击。患者对疾病的恐惧和对未来生活的绝望均会形成一系列的负面情绪。比如，患有帕金森病的患者，由于多巴胺及去甲肾上腺素下调导致抑郁、淡漠等情感障碍，患者表现为对生活失去兴趣、焦虑、敏感、睡眠障碍，甚至有自杀的念头。如何能在治愈患者身体疾病的同时又能治愈患者的心理疾病，给医生带来了巨大的挑战。以上种种都对神经内科医生的沟通提出了更高的要求。

典型病例：

女，59 岁，退休职工，因头晕眼花数日，前来就诊。收入神经内科时，因病房床位紧张加床，被安排在过道。为了使更快适应环境，责任护士做了详细的入院介绍，并告诉有事可以及时呼叫。住院期间，患者总是一个人，甚少有亲朋好友来探望。可能是因为孤独，她总是有些抱怨，抱怨住院环境太差，抱怨过道总是人来人往，抱怨护士更换点滴的速度太慢，抱怨等待的时间太长，抱怨空调的制冷效果不好，空调开启后太吵等，对医院一百个不满意……责任护士耐心地向她解释床位的安排，温柔地安抚她的情绪，希望得到她的理解和配合，但是收效甚微。患者在与医护人员沟通时总把工作人员放在她的对立面。某一天，护士观察到患者特别喜欢看一档调解类电视节目。于是，护士提前做好功课，聊天的时候有意聊到这个节目。从聊天中，护士才获知她之前在某家医院所遭受的经历，知道她对医院存有芥蒂。

随着沟通的不断推进，慢慢地，她开始会主动找护士聊天，当问及她的家人时，她轻轻地叹了一口气，然后说："丈夫早逝，孩子们都在外地，他们得上班，我也懒得叫他们来，不想让操心，没敢告诉他们。何况，我这也不是大问题，就是头晕眼花，年纪大了，都这样，我一个人可以照顾自己的。其实你们这些医生护士对我也挺关心，我挺感激的，之前是我做得有些过了哈。"

专家点评：从每天简短的问询到唠嗑式的聊天，从一开始的敌对情绪到慢慢理解医生护士的工作，其中都离不开沟通的作用。每一句"大妈"的称呼都会让患者感受到温暖，比直呼其名或简单地叫床号和姓名更容易让人接受。因此,在沟通时把握沟通时机,选择正确的沟通时间、地点、内容,就可以有效提高沟通的效率。

第三节　关注长期住院患者

"久病成医"一词出自《左传·定公十三年》:"三折肱,知为良医。"其寓意为对某方面见识多了,就能成为这方面的专家。长期住院的患者往往会利用自己的治疗经验,一是自己管理,改药。二是把自己所认为的治疗经验传递给新患者,使其与医生难以沟通。老患者随便用手机一搜就能找到相关疾病的知识,特别是电广网络开放后。所以,很多患者及家属会将自己的检查结果进行搜索,以明确自己所做的每一项检查的主要意义,知道服用或输注的药物的药理作用等。这类老患者对疾病认识度高,配合度也越高,但是患者所知道的信息不全面、不系统,往往对疾病预后有过高的期待或过分的担忧,不仅容易导致一些心理问题,也会因为医生的解释和患者获取的信息不一致,使新患者受到他们的影响"先入为主",听不进医生治疗意见,影响治疗。

典型病例一:

女,43岁,因重症肌无力收入神经内科。患者曾因重症肌无力辗转在省内多家三甲医院治疗。每一次患病后患者均表现得异常焦虑,且焦虑程度不断加重。她常反复哀叹,泪如雨下,在多方求医的过程中也经常上网,从网络平台获取相关信息。慢慢地,她通过查阅信息对自身疾病了解了很多,与医生沟通时也更加有目的性。某日,她发现自己蛋白值偏高,于是,她要求医生为其使用抗生素,而医生结合她目前疾病情况整体考虑,建议暂不宜用抗生素,先观察一段时间。但是,医生并未向其清楚透彻地交代病情,也未详细告知其不用抗生素的原因。几天后,当她再次看到自己蛋白值又升高了一点,且由于心理因素自觉胸闷加重。她便开始出现了怒言。她认为是医生没有及时使用抗生素导致她病情加重。实际上,患者其他各项指标已趋于好转,只是该病的康复是一个缓慢的过程,且该病目前尚无法治愈,而患者始终不愿接受自己所得疾病难以完全治愈的事实,心中的焦虑在日渐积累。突然有一天,冲到医调办公室告状,说医生拒绝治疗,不开药等。

专家点评:神经内科不乏此类疑虑重重且久病成医的患者,医生在和他们沟通时一定要将诊断、用药、治疗及检查等开诚布公地讲清楚。告诉他们用药的指征、选择的依据。当患者对某项治疗心存疑虑时,一定要详细讲解,以免患者因为一知半解而疑虑丛生,导致医患之间的不信任。

典型病例二:

女,72岁,因消瘦,行动不便,入院压疮评估为高危人群,护士采取了卧气垫床和定时翻身来预防压疮,也称褥疮。入院当天,护士将其安置在四人间,房间里有一位病情较重的患者正在使用心电监护仪,护士时不时要进出病房查看并且每隔一段时间就要为她翻身。家属因为感觉到自身及家人的睡眠被打扰,对护理措施感到厌烦并且不配合。当护士再一次进入病房欲为患者翻身时,积蓄的不满情绪让家属突然声色俱厉:"你别动她,她会自己动,好不容易才睡着的,不要弄醒她。你们一个晚上进进出出,进进出出的,还让不让人睡了。"

当天值班的护士是刚入职的。她认为自己夜间巡视病房观察病情是履行工作职责,勤勉工作却无端遭受指责,在听闻家属的话后她迅速回怼:"请你注意自己的言行,这是医院不是你自己家,我是在做自己的分内事,如果你想睡那就回家睡去!"家属听后随即和护士展开对骂,矛盾愈演愈烈……最终该事件上升为一起投诉事件,事件的当事人护士也为此受到责罚。

专家点评:护士当班期间,如果意识到家属对于护士频繁进出房间和为患者翻身这一举措的不满,应及时进行沟通,可以这样对家属说:"我知道您是心疼家人,想让他睡得好一些,但是我们所做的也是为了保障患者的安全。定时巡视患者是为了及时发现病情变化降低危险的发生,定时翻身是为了避免骨突部位受压坏死,减少并发症的发生。工作中,我们会尽力做到'四轻'(操作轻、关门轻、说话轻、走路轻)。明天,如果有单间病房空出来，可以为您调整一下病房。今晚需要您克服一下。"医护人员在沟通时态度诚恳，多半能取得家属的谅解。此外，护士在面对家属的指责时需学会以退为进，试着用事例进行说服，而不是"以暴制暴"。家属在气头上，不要去激化矛盾，可以试着先肯定家属的意见："知道您整晚一个人照顾患者很辛苦。我们的确到病房来巡回的频次高了一些，请您见谅。李奶奶年纪大了睡眠不太好，我们动作会尽量轻一点，我们现在每隔 2 h 来为李奶奶翻身，就是怕奶奶得压疮呢，一旦得了压疮就会整宿都睡不好了。上次我们有一个项爷爷就是因为家属拒绝翻身而导致得压疮，后期合并感染导致病情加重，她家属一直都很后悔。我们不希望这样的事例再次发生在李奶奶身上，所以我们工作也是格外小心，还望您能配合。"

截至 2017 年 11 月，全国三级医院为 2311 家，占比仅为 7.63%，诊疗人次高达 15.24 亿，占比 49.72%。这意味着 8% 的优质医院承担了 50% 的诊疗工作，造成的结果就是患者就诊质量下降，医患关系紧张，医生的接诊时间只有 5~8 min，甚至更短。医学能解决的只有 20% 的问题，剩下的 80% 要靠整个社会共同解决。除了资源紧张和分配不均导致的矛盾升级，医生没有掌握正确的沟通技巧或者说不重视与患者的沟通也是导致医患之间信任感缺失的原因之一。

神经内科的医生，在与患者和家属探讨病情时应充分考虑患者的情况，而不是简单直白地交代病情和预后，患者对于医学领域中的逻辑关系、基本原理知之甚少，医患之间信息不对称，让医患之间隔阂加深，互相之间缺乏信任。医患沟通，不仅是传播热情，更重要的是传播医学知识。

（汪春霞）

第二章
心血管内科的医患沟通

导语

　　世界卫生组织调查表明:心血管疾病仍是人类死亡的首因,心血管疾病严重威胁着人们的健康。在 20 世纪初,全球心血管疾病死亡率不到总死亡率的 10% ,到了 21 世纪初全球心血管疾病死亡率已占到发达国家总死亡率的近 50% ,发展中国家占 25% 。心血管疾病具有发病率高,死亡率高,复发率高等特点。心血管科收治的患者多为突发、危急重症及老年患者,一旦发病,会给患者及家庭带来沉重的打击和经济负担。如果把大脑称为生命中枢,则心脏可以称为动力中心。心脏稍稍怠工,人体就得躺下;一旦停摆,生命就会息止。遗憾的是,人体中决定生死的部位——心脏,有很多细节是人类微知或不知。心血管系统维持着生命,也影响着人体中的每一个系统。

第一节　心血管内科及患者的特点

　　心血管系统是人体最主要的系统之一,心内科治疗的疾病多为常见病、多发病、急危重症疾病,有冠心病、高血压、心律失常、心肌病、瓣膜病、心力衰竭等。一些老患者常常几种心血管疾病并存,严重的是心血管疾病合并其他系统疾病,如冠心病合并糖尿病、房颤合并脑梗等,甚至是五六种疾病集于一身。全身各系统的疾病对心血管系统产生影响,心血管疾病也对其他系统疾病产生影响,从而出现多种临床表现,而原发疾病的迹象则可能暂时尚不明显,致使医生诊断和治疗增加难度。大多数患者都是急性发作后入院,疾病的突发与严重性,使患者及家属陷入焦虑紧张的状态,反而加重了患者的病情。在急性期需要心电监护密切观察,血管活性药物需要使用微量泵进行精准给药,使得患者不能自由下床活动,只能在床上大小便,许多患者很难适应,依从性差。与患者沟通尤为重要,尤其是做心导管时,患者容易出现抵触情绪。心血管疾病多病程长、隐匿、危害性大。经治疗后,由急转慢,时间经久,患者或停药改药。当遇需终身服药的情况时,患者又会出现惧怕药物依赖和拒药的心理。患者病龄越长越自以为是,以"久病成医"的心理对待自己的疾病,出现不遵守医嘱,自己随意变更,使得病情不稳定。老年患者随着身体机能的减退,在行动、记忆力和身体上都会发生很大变化,在情绪上会出现烦躁、易怒,不愿意接受新的技术,只遵从自己的老习惯、老经验,固执己见、刻板行事。这些心理与行为都会影响病情稳定,影响治疗。

心血管内科治疗包括药物治疗、心脏介入治疗、心脏康复治疗等,随着技术的不断发展和普及,又在内科药物保守治疗的基础上加以心脏介入治疗,使得它也成为内科中的"外科"。这些治疗方法是目前较为先进的心脏病诊断方法,进展也非常迅速,它介于内科治疗与外科手术治疗之间,是一种有创的诊治方法。包括冠状动脉造影术、PTCA+支架术、二尖瓣球囊扩张术、射频消融术、起搏器植入术、先天性心脏病介入治疗、冠状动脉腔内溶栓术。新技术需要有新的沟通方式与语言,新技术有新的风险,增加了沟通的难度。

心血管疾病患者的特点

(1)患者来就诊时大多是首次急性发病,此前未发现心血管系统疾病,对心血管疾病的了解和认识少。耳闻不会死人,疾病突其而来的袭击却又让自己难以接受。当医生提出药物治疗尚可,一旦提出介入手术方案治疗方案时,患者会表现出无所适从,恐惧害怕。①担心手术预后,在术前会出现因恐惧、紧张而导致心率加快、血压升高不利于手术,或推迟手术的现象。②担心收费高,承担不起治疗费用。

典型病例:

女,55 岁,既往体健,文化程度:小学。退休后,感到背胸不适,下级医院诊断为肋间神经痛,对症服药无效。每天仍坚持跑步,近日因胸闷停止运动,门诊拟胸痛待查收治入院。住院后拟行冠状动脉造影以明确诊断,患者对该方法紧张不安,明确拒绝希望给药治疗。因恐惧害怕,而拒绝治疗,导致后果严重。住院期间,医生和护士向患者和家属讲解操作的过程和目的,患者同意治疗。次日护士将患者带入导管室时,患者神情紧张,再次变故,并冲出治疗室,拒绝护士让其家属陪伴。护士安慰患者,但患者始终不能平复,经再三安抚,患者同意治疗。当护士协助其躺上手术床时患者突然出现意识丧失,立即给予胸外按压等抢救治疗后,给予心电图示:电—机械分离,心电监护仪示一条直线。

(2)患者对自身疾病认识不足,轻视病情,即使病情很危重,也认为医生所说是"危言耸听"。

典型病例:

女,64 岁,因胸闷、胸痛 4 h,前来医院就诊。医生安排心电图检查显示:ST 段改变,初步诊断:急性冠脉综合征,并开出住院卡安排住院治疗,患者认为自己只是一时的胸痛很快就会缓解,要求医生开些药吃,不准备住院,医生反复劝说无效后回家,6 h 后患者再次出现症状加重来医院急诊就诊,医生接诊后进行紧急处理并与患者沟通,说明此时患者的病情危重,需要收入心血管内科监护室进行严密的监测和处理,患者及其家人此时仍纠结不定,在急诊观察几个小时后才同意转入监护室,时不待人,患者的病情急转直下,最终抢救无效死亡。

(3)患者对治疗方案存在怀疑。因对心血管治疗和介入手术有误解,来院就诊前就抱有迟疑的心态,总是反对医生给予的建议,延误治疗导致疾病加重甚至危及生命。

典型病例：

男,38 岁,因突发胸痛2 h入当地医院,心电图显示"急性下壁心肌梗死",后转入上级医院治疗,医院接诊后拟行急诊介入治疗,但遭到患者及家属的拒绝,医生根据患者的情况改用药物溶栓治疗,患者以自己年轻、症状较前好转为理由再次拒绝。患者及家属坐在病房走廊长椅上商量着,此时患者突然倒地并出现抽搐,医生和护士给予抢救,除颤仪显示患者出现"室颤",立即给予除颤、胸外按压等抢救,经过一个多小时的急救仍没有挽回这年轻的生命。

（4）患者担心产生依赖药物的心理。心血管内科疾病的保守治疗需长期甚至终身服药,并需要定期复诊再进行调药、改药。但有相当部分的患者是不会百分之百地遵照医嘱行事的。有些患者害怕服用药物后就会产生药物依赖,有些患者相信"是药三分毒",甚至抱怨医院看病太麻烦、耗时太长、价格太贵,从而擅自停药,结果导致病情反复甚至加重。

典型病例：

男,42 岁,单位体检发现高血压,血压 160/92 mmHg,继而来院就诊,医生开降压药物服用并嘱患者定期复查,患者在服用一段时间降压药后,自觉无不适,在未复查的情况下停药,然而在停药半年后的一天,患者突发意识不清急诊入院,急诊医生初步诊断为"脑出血"。虽经过积极抢救和手术治疗,但患者仍落下左侧肢体活动障碍等并发症,严重影响患者的生活质量。

（5）患者认同、遵医的心理。遵医行为在患者的就医行为中是十分重要的组成部分,医生对患者诊治疾病的顺利、临床疗效以及康复的完整都与患者的遵医行为有着密切的关系。随着社会的发展,文化教育水平的不断提高,大众可通过多种途径接收到健康知识,使得患者能够很好遵从医生的建议,进行规范治疗。确诊并多次复诊的心血管内科患者中,医生通过诊断前搜集来自患者方面的信息,并在治疗时不断地将专业知识和要求灌输到患者的脑子里,让他接受,并照此去做。

典型病例：

男,68岁,诊断:高血压三期合并糖尿病。患者来院就诊后,医生根据情况给予药物治疗,并建议其改变其生活方式,控制体重、健康饮食,患者听从了医生的建议,五年如一日,"管住嘴、迈开腿",血压和血糖都得到了很好的控制,精神状态也恢复如常,平时生活更健康也更加丰富,经常和好友一块去各处旅游。

(6)患者孤独、依赖心理。心血管内科患者中绝大多数都是老年患者,老年患者由于机体的自然老化,生理功能减退;心理上也有着很大变化,包括感知觉减退、记忆力下降、智力改变、情绪改变、人格特征的变化;老年人多已退休,社会交往相对减少,一般都会放松对自己的形体整洁的要求,在生活上、心理上都需要别人的照顾和关心,常常表现出孤独、依赖家人等心理特征。老年人生病后住院,因为环境陌生,担心增加家人负担更加重了其心理负担。

典型病例：

男,84岁,因反复胸闷气逼5年余加重三天,门诊拟:慢性心力衰竭而入院,既往有冠心病、高血压、慢性心衰病史,反复住院多次。入院后医嘱给予抗心衰药物微量泵持续静脉泵入、心电监护和吸氧,指导患者卧床休息。患者因治疗不能下床,家属忙于工作不能在床旁陪伴。患者情绪激动,抗拒治疗,晚间高声喊叫,有时甚至说护士会谋害他,但与其沟通时能正常回答问题。治疗组医生护士通过与患者家属交流,劝说家人来院陪伴,并尽量减少晚间的治疗,主管护士经常与患者聊天,老人的对抗情绪逐渐减少甚至能很好地配合治疗,最后好转出院。

专家点评:以上诸多病例说明了医患关系失衡与医患失信所致的危害。失衡和失信会导致生命的逝去,医护人员要用自己的工作质量与真实情感,让失信有所回归,让知识减少失衡。生命在呼唤,医生要在执行中、在呼喊声中完成工作。

第二节　医护人员针对心血管内科患者的沟通要点

在心血管内科治疗当中沟通尤为重要。许多的医疗纠纷中,50%以上都是医患缺乏沟通引发的,沟通不良在很大程度上加剧了医患之间的紧张对立情绪,甚至影响医疗质量导致患者死亡。针对心血管内科患者的心理特点,医护人员应有的放矢,在医患沟通上,获得患者的信任。

1. 平诊时沟通要点与原则

(1)说清病情,明确方案。语言简练地表达,易被患者接受。表达不清、语无伦次、谈吐混乱的会导致患者对病情了解不足。诊断要有依据,让患者有信任感。没有诊断清楚就没有治疗方案,病危就是病危,可能致死就是可能致死,应表达清楚。

(2)引导结论,思路清晰。指引患者自己得出结论是较有说服力的。但是这也要冒一定风险,详尽的陈述未必能得到对方相近的结论,很大程度上依赖对方的文化、社会阅历与知识结构的程度。引导结论要有一定的技巧,如果你要尽力去指引一个结论,必须确定当你再进一步提供信息以左右对方思路时,是否能达到目的。

(3)提出方案,自己选择。患者不同意医生建议时,或对此有自己的意见时,可请患者提出来,医方也坦诚说明自己的治疗方案。不能统一时,可请患者家属参加。在医学尚存不确定因素下,阐释方案是对患者负责,告知几种治疗选择所面临的后果都要一一向患者陈述,以供患者选择。非抢救情况下,不能擅自做选择,除非患者授权医生代表自己选择,医生不擅自做出结论。

(4)适当重复,加强沟通。反复说明的观点比只说一次有效力,过度的重复会让患者有强迫感,影响预期治疗效果。尤其是心导管治疗时,应与患者有效沟通。

(5)初始——末期效应。所谓初始效应实际是一种先入为主,最先陈述的意见往往有较大的影响。然而还存在另一种相反效应——末期效应,最后陈述的意见,人们记忆犹新。

2.急诊抢救沟通的要点

在抢救沟通中,急性心肌梗死的处置是典型例子。决定急性心肌梗死救治成功的关键是信任、沟通。医生争分夺秒,时间就是生机,患者及家属应给予医生以极大的信任,此时快速有效的沟通考验着医患双方。前文已述及,由于患者和家属的无谓坚持导致的许多悲剧,作为医生,对患者的举动可以理解。面对着疾病对健康的威胁及疾病所带来的痛苦和其他影响,患者往往会产生情绪应激,其中常见的情绪反应有焦虑、恐惧、愤怒和抑郁。患者及家属对于手术的危险性和复杂程度不甚了解,也加重了恐惧的心理。相较于普通择期手术而言,急诊介入手术没有完善的术前准备过程,患者没有充分的心理准备,这也增加了医患沟通的难度,此时医生与患方的谈话尤显重要。

针对术前的谈话,医生站在专业的角度,旨在说服患者及家属进行有利于疾病治疗的方法,说明治疗的目的和可能出现的并发症。要使目的性谈话真正达到目的,除了要注意谈话者的个人素质、谈话者在谈话对象中的名望地位,谈话对象的身心状态等重要因素以外,还应强调谈话的内容和形式的选择。

3.慢性病患者的沟通要点

慢性病医患沟通贯穿在诊疗的全过程,在整个的沟通过程中要全神贯注,充分了解患者的病情,对患者耐心,提高患者信任感。向患者详细解释病情,谈预后,而且要设身处地地为患者着想。慢性病患者需要长期、终身服药,甚至要改变生活方式,关注患者所关心的问题是医护人员的责任,包括药物的作用及副作用,药物的正确用法和注意事项。患者不服药和停药的分析显示,大多患者因为没有不适症状就不服药,依从性作为一种行为方式,更多地受到患者自身对疾病的影响,医护人员对患者的健康教育和沟通显得尤为重要。应详细告知慢性病患者定期复诊的重要性,及复诊的时间。定期随访是慢性病患者较好的沟通方式,这可让患者感受到医护人员的关心。

4.老年患者的沟通要点

①尊敬老年患者。老年患者突出的心理要求就是受到重视和尊敬。因此,与老年患者交谈,尤其要注意言行的礼貌,举止要庄重,说话要有耐心。②关心老年患者。对老年患者的关心应做到精神上支持和生活上无微不至地照顾。对他们提出建议时,切忌讲:"我认为",而应讲:"如果我遇到您老这样的问题时,我觉得这样更好。"住院治疗打乱了老年患者习惯的生活方式和节奏,感到很不方便,所以对老年患者要主动嘘寒问暖,悉心照料,以使其尽快康复。③针对老年患者开展健康教育。根据老年人的心理特点,采取一些心理行为干预措施,讲解一些疾病和保健疾病知识,可通过赞扬、肯定等方式强化积极的行为,忽视消极行为。尽可能多地争取社会支持,调动老人各种社会关系,在精神上和物质上给予关怀。有意识地告诉患者家人多陪伴老人,提醒亲友前来看望,对老人而言也是莫大的安慰。老年人因为听力及视力、记忆力下降,医护人员的指导有时不能完全听明白并记住,医护人员应不厌其烦,并采取老年人能接受的方式进行。

5.介入手术的沟通要点

心脏介入已成为心血管疾病治疗的重要手段,但患者听到"手术"两字后,一是出现紧张害怕的心理,二是担心介入手术质量及预后。医护人员的围术期沟通能够缓解患者的紧张情绪,有利于患者很好地在术中配合手术,使手术达到预期效果。

(1)术前沟通。术前谈话是围术期沟通最重要的环节。术前医护人员将心脏介入手术的目的、手术过程方法、手术风险等告知患者及家属,针对每个患者不同的文化程度及接受能力进行不同方式的沟通,可借助视频、宣传册等方法加深认识,对仍有犹豫的患者可介绍一些成功的病例,说明手术的必要性等。护士在术前根据医生制订的手术计划指导患者做术前准备,以更好地了解手术和配合手术,患者得到专业的指导也会打消术前的顾虑和紧张情绪。

(2)术中沟通。心脏介入手术除不能配合的儿童之外都是采取局麻,整个手术过程患者始终保持清醒状态。医护人员在严密观察病情的同时还需关注患者的情绪心理变化。有的术中患者因为没有家属的陪伴，缺乏安全感，其紧张情绪容易导致术中血压升高、心率加快等不利于手术进程的现象，此时医护人员可适当分散患者的注意力，耐心细致倾听患者的主诉，使患者平静地接受手术。

（3）术后沟通。术后患者回到病房，紧张的心理得以放松，但术后恢复又让患者有所担心，此时医护人员热情的接诊和细致专业的指导会让术后的患者得到心理安慰。医护人员除详细交代好术后的注意事项外应多给予患者关心。心脏介入手术多为血管导管操作，术后压迫止血导致的疼痛也是医护人员应关注的重点，疼痛伴随的烦躁和不安情绪也不利于疾病的恢复，责任护士对患者进行疼痛的评估并遵医嘱给予适当的止痛措施，也可采用分散注意力的方法，缓解患者的不适。

6. 冠心病患者的沟通要点

冠心病是由于患者血液中的脂质代谢不正常，脂质沉着在原本光滑的动脉内膜上，在动脉内膜一些类似粥样的脂类物质堆积而成白色斑块，称为动脉粥样硬化病变。这些斑块渐渐增多造成动脉腔狭窄，使血流受阻，导致心脏缺血。冠心病的发生常与患者不良的生活方式和饮食习惯相关，患者的情绪波动会诱发冠心病的发作。在治疗方面有药物治疗、心脏介入治疗。冠心病治疗也是长期治疗的过程，医护人员通过正确的引导，让患者能够正确地接受医院的治疗方式。保守治疗的患者医护人员的药物指导尤为重要，而接受冠脉介入治疗的患者有些存在术后就"万事大吉"了的心理，觉得做完了手术病就好了，进而忽视了术后仍需要注意的事项，术后不规律服药导致冠脉支架再堵的病例也不少见。医护人员应提高患者对疾病和预后的认识，冠心病不但要按照医嘱规律服药，定期复查，还需改变以前作息时间不规律、熬夜，饮食重口味等不良的生活习惯。冠心病患者往往脾气急躁，医护人员指导患者要做到保持心情舒畅，教会患者放松技术，如深呼吸、意念放松等，以减少因为情绪的起落诱发冠心病急性发作，在与患者的沟通当中，也可通过一些肢体语言增加患者的信任和安全感。

7.高血压病患者的沟通要点

原发性高血压病是心血管系统疾病当中患病率最高的疾病,由于患者对高血压的危害性认识不足,对医嘱的理解和记忆有误。有些患者因为无工作或工作条件差,导致经济压力大,又因高血压需要长期服药、治疗检查费用高,出现拒绝用药的情况。部分患者"久病成医",常常自行调节用药时间、用药剂量及方法,认为长期用药的副作用大,对身体有害而自行停药,还有些患者因服药种类多、药名乱、剂量多、服药时间不一,很容易出现误服或漏服,甚至有些患者因为没有症状或血压降至正常就不服药。

针对以上问题,医护人员应提高患者对高血压的认识:原发性高血压病是常见病、慢性病、多发病,是心脑血管发病、致残和死亡的主要危险因素之一。让患者充分了解高血压的危害性、危险性,使其认识上到位、思想上重视、行动上落实,同时让患者了解高血压疾病可防可治,树立健康的信念和战胜疾病的信心。治疗高血压的目的不仅仅在于降低血压,还在于全面降低心血管的发病率和死亡率。经常性的血压监测有助于患者服药的依从性改善,让患者定期进行血压检查,经常掌握自己血压的水平,若服药依从性差,血压升高时应提醒患者使其意识到服药依从性的重要。当患者服药后血压得到良好的控制,会增加患者信心,有助于服药依从性的改善。通过医护人员的教育指导,患者会慢慢知道坚持按时服药和非药物治疗的重要性,并养成良好的生活习惯,预防病程的进展和靶器官的损害。

心血管内科疾病涉及多器官、多系统,治疗复杂而棘手,医患的良好沟通为疾病的治疗提供了有力保障。医护人员在具备高超的技术和丰富的临床经验的同时,良好的沟通技巧会更进一步拉近医患之间的距离,化解医患之间的矛盾,解除患者病痛。

第三节　心血管内科典型病例

典型病例一:

男,50岁,厅级干部,高级知识分子,因突发头晕胸闷于门诊就诊,测血压高,门诊拟诊断:原发性高血压病收治入院。住院后,医嘱给予降血压药物口服,护士指导患者卧床休息,勿剧烈活动。患者对医护人员存在抵触情绪,不配合治疗,对入院诊断也存在怀疑,并提出先前于中医院就诊摸脉象显示肝火旺盛,否认自己有高血压病史。医护人员与患者沟通,仍拒绝治疗,自动出院,未曾复诊。出院后,患者甚至对媒体讲述自己有高血压到某医院就有高血压,某医院医德医风存在问题,治疗方案不合理不科学。后一直在外院服中药,三年后,病情变化,再于门诊测血压高,202/108 mmHg,再次住院治疗,医生建议做冠状动脉造影介入治疗,患者拒绝,医生护士与患者及家属沟通,再三劝说,并讲解高血压疾病相关知识与并发症,患者才意识到病情严重性,同意接受治疗。但错过了最佳治疗时间,后发展为脑栓塞。

典型病例二:

男,52 岁,某高校教授,博士生,既往有吸烟史、嗜酒史,因龋齿至口腔门诊拔牙,测血压高,医生建议控制血压后再行拔牙。患者拒绝,回家后在诊所自行拔牙,后出现出血不止,血压下降。患者仍不注意生活习惯,三天后头痛出血严重,再次于内科门诊就诊收住院。医生给予缝针并压迫止血无效,测血压 180/110 mmHg,建议转心内科住院。患者入院后,医嘱给予硝普钠微量泵泵入,拜新同口服降压,血压渐渐降低。但患者遵医行为差,医护人员多次劝说无果,以回家服药为由自动出院。出院后未按时服药定期复诊,一年后,突发脑出血去世。

专家点评:这两个患者都是高级知识分子,但患者不了解疾病,不相信西医,依从性差,自以为是,不信任医护人员,导致延误治疗,病情进一步恶化,最终致使惨剧的发生。

(余玲)

第三章
呼吸与危重症医学科的医患沟通

导语

　　呼吸系统疾病已成为我国常见病、多发病,其患病率、死亡率和致残率高,疾病负担重,已成为突出的公共卫生与医疗保健问题。呼吸与危重症医学科主要收治范围:各种病原菌所致的肺部感染、慢性阻塞性肺疾病、支气管哮喘、肺栓塞、支气管扩张间质性肺病、活动性肺结核、各种原因所致的呼吸衰竭、肺占位性病变、咯血等。近年来,呼吸危重症、肺癌精准治疗、介入呼吸病学、呼吸康复、呼吸睡眠等亚专科领域发展使呼吸学科从传统学科向着新形势、新高度、新格局快速发展。呼吸系统疾病患者对医护人员的期望也在不断变化,从过去偏重于提供优质医疗技术转向更多地要求提供专业化的健康指导、慢病管理和心理护理,在防治疾病方面,患者和家属不再满足于知其然,更想要知其所以然。新时期,医护人员应善于运用医患沟通知识,在防治基础上提高患者和家属对呼吸系统疾病的认识。

第一节　呼吸与危重症医学科及患者心理特点

1. 呼吸与危重症医学科疾病特点

（1）起病急、病情重。肺主一身之气，是人体重要的脏器。中医有"肺气一伤，百病蜂起"的说法，肺脏由于淋巴、血管丰富，易受细菌、病毒侵袭，临床表现为急症、危重症多，且进展迅速，死亡风险很高，如 SARS、甲型H1NI 流感、支气管扩张大咯血、重症哮喘、张力性气胸及高危肺栓塞等。患者临床表现主要有严重的呼吸道感染症状、咯血、胸痛、极度呼吸困难、窒息甚至濒死感。由于肺部氧合功能严重受损，患者出现严重缺氧伴（或不伴）二氧化碳潴留，使生理功能和代谢功能发生紊乱，全身中毒症状明显，甚至引发全身多器官功能障碍综合征（MODS），患者病情在短时间内迅速恶化。

（2）引发多系统合并症状。神经系统症状：慢性缺氧仅表现为判断力减弱、定向力障碍，易被忽视，严重缺氧可表现为精神错乱、狂躁、昏迷、抽搐等症状。

循环系统症状：慢性缺氧和二氧化碳潴留会引起肺动脉高压，可诱发右心衰竭，严重缺氧还可引起心肌损害及周围循环衰竭、血压下降、心律失常、心脏停搏。

消化、泌尿系统症状：严重呼吸衰竭时对肝、肾功能均有影响，部分病例可使肝细胞缺氧发生变性坏死或肝脏淤血，血清丙氨酸氨基转移酶升高，因胃肠道黏膜屏障功能受损还可引起胃肠黏膜充血、水肿、糜烂或发生应激性溃疡，个别病例中表现为肾功能、尿中红细胞、管型蛋白尿、氮质血症。

（3）高致残率。大众对"致残"的认知为脑卒中等疾病导致的肢体功能障碍，而呼吸系统疾病导致患者丧失生活自理能力、生活质量显著下降也是致残的另一种表现。因对呼吸系统疾病认知度低，患者往往到中、晚期才得到治疗，患者肺功能已出现不可逆转的恶化，表现为自理能力下降，穿衣、洗漱、进食等日常活动不能完成，还常伴随体重下降、食欲减退、营养不良等。由于患者治疗依从性差,加之疾病反复发作,导致患者长期卧床,呈进行性衰弱;慢性支气管—肺疾病、胸廓疾病或肺血管疾病引发肺循环阻力增加、肺动脉高压,进而引起右心室肥厚、扩大,甚至发生右心衰竭,慢性肺源性心脏病除严重损伤肺和心功能之外,全身其他器官均可累及,生活不能自理,这也是一种残疾。

(4)预后差。呼吸重症起病隐匿、病情进展迅速,可快速出现急性呼吸窘迫综合征(ARDS)、纵隔气肿、脓毒症、休克、意识障碍及急性肾损伤等,双肺呈广泛多发磨玻璃影及肺实变影像,肺组织受损严重,修复需要漫长时期,患者治愈后生活质量显著下降;间质性肺病则波及细支气管和肺泡实质,导致肺容量减少和限制性通气障碍,目前临床尚无特效药,病情呈进行性发展,预后差,患者多因呼吸衰竭死亡;原发性支气管肺癌是最常见的肺部原发性恶性肿瘤,发病率呈上升趋势,已为我国恶性肿瘤之首,尽管目前新的诊断方法和治疗手段不断涌现,但 75% 的患者就诊时已是肺癌晚期,相关流调显示,肺癌总体 5 年相对生存率仅为 16.3%。

(5)经济负担重。呼吸慢病引起的社会经济负担沉重,已成为重要的公共卫生问题。2002 年因 COPD 住院的患者占总住院人数的 13%,其中 55 岁以上人群,COPD 是首位的住院原因,占总住院人数的 52.9%,COPD 反复加重、恶化住院率高达 49.4%,2001 年 COPD 在美国直接或间接费用高达 344 亿美元,预计到 2020 年 COPD 将成为世界第 5 位的经济负担。美国研究显示,轻中重度 COPD 患者劳动能力分别下降 3.4%、3.9% 和 14.4%,COPD 治疗费用的上升和疾病相关工作能力的丧失给家庭和社会造成了沉重的经济负担。

2. 呼吸与危重症医学科患者心理特点

(1)焦虑抑郁。呼吸系统疾病大部分是慢性疾病,病程长,迁延难愈,患者常常因此焦虑不安,担心疾病反复急性发作,肺功能进行性下降,致残甚或突然致死;呼吸系统疾病本身常见的呼吸困难症状也会使患者感到焦虑、抑郁,而焦虑、抑郁等负性情绪反过来又会诱发或加重呼吸困难,形成恶性循环,严重者可发展至癔症,表现为失眠、阵发性呼吸困难、叹息样呼吸和过度通气,会出现手足抽搐。患者担心医药费用高,因病致穷,给家庭带来沉重的经济负担;担心长期检查和长期用药而痛苦不堪。

(2)恐惧痛苦。肺癌已高居我国恶性肿瘤发病首位,诊断时多为中晚期,预后差,一旦确诊将给患者和家庭带来巨大恐惧;呼吸危重症患者病情进展迅速,因极度呼吸困难产生濒死感,加之多种生命支持技术如有创通气、ECMO 等的使用,患者在封闭、陌生环境易产生恐惧心理;近年来,随着介入呼吸病学的发展,呼吸疾病有创诊治手段显著增多,这些措施在使患者获益的同时,也不可避免地带来创伤、痛苦、严重并发症甚至死亡,由于对操作认识不足,患者常常内心充满恐惧,进而影响检查和治疗的配合度。

(3)敏感多疑。呼吸慢病如 COPD、哮喘常反复发作且治疗效果不佳,患者易对医生的诊断和治疗提出异议,从而产生抵触或消极情绪,延误治疗时机;原发性支气管肺癌患者确诊后,多数家属选择隐瞒病情,随着患者周期性化疗的进行和症状的恶化,患者对医护人员和家属产生不信任心理,往往会通过只言片语推测病情。

(4)孤独寂寞。呼吸慢患者群多为年老体弱者,由于长时间反复住院治疗,子女体贴关心不够,而其他亲属由于种种原因未能经常探视,患者又不愿意和同病室的病友交流,易产生孤独、寂寞的心理,从而封闭自己,影响治疗效果。

(5)社交障碍。呼吸系统症状外显,且多通过飞沫传播,因此呼吸疾病患者极易产生自卑心理,发生社交障碍。肺结核患者担心传染他人,会刻意远离人群,孤立自己。过敏性鼻炎合并过敏性哮喘患者常有打喷嚏、流清涕和咳嗽等症状,易被误认为是流感而刻意回避和疏远。COPD、支气管扩张大量咳痰甚至咯血会给人带来明显的不良观感。老年女性因剧烈咳嗽引起小便失禁而陷入难堪。终末期肺气肿、间质肺病因肺功能极度恶化生活不能自理对家人产生愧疚情绪。原发性支气管肺癌患者常因化疗导致自身形象紊乱,产生社交障碍。

(6)强化患者角色、依赖性强。当疾病好转和缓解后,部分患者逐渐熟悉和信任医护人员,他们希望资历深、经验丰富的医护人员能常深入病房,了解自身病情变化,及时调整诊疗方案。部分年老体弱者,病情反复发作,为排解自身病痛和孤寂,希望家属能陪伴身边,对家属产生明显的依赖心理。

第二节 呼吸与危重症医学科医患沟通困境

1. 医患双方知识结构层次差异

知识结构层次差异是医患信息不对称的重要方面,医护人员普遍文化程度较高,并受过系统的医学教育和诊疗技能训练,又有医疗实践经验,对治愈疾病、维护健康有着得天独厚的优势。呼吸系统疾病患者多为中老年人,受教育水平和理解能力限制,获取外界信息途径少,对自身健康、疾病缺乏正确认知;部分患者、家属虽有高度参与的意识,通过网络工具、平台不断获取疾病相关知识,但对内容的科学性和合理性缺乏鉴别力,导致获取的知识狭隘、片面,直接影响其对诊疗方案的认知、评价。

医护人员的知识结构也存在较大缺陷,传统基础教育和医学教育对人文教育和实践缺乏应有重视,导致医护人员人文知识明显不足,人文实践能力欠缺。

典型病例:

男,54岁,博士生导师,大学教授,吸烟史30余年,1年前体检肺部CT表示:1.0 cm×0.5 cm小结节,医生叮嘱戒烟、3个月后复诊,以排除恶变可能,患者不以为意,认为医生危言耸听。患者继续吸烟,每日1包,6个月后出现干咳、痰中带血症状,家属劝说复查,患者拒绝,向家人解释:"我一个大学教授还不懂。咳嗽稍微用力震破了毛细血管,自然会出点血,怕什么!"。9个月后,患者感到腰痛就诊,医生查体发现其腹股沟处淋巴结肿大,结合临床症状高度怀疑肺癌转移,要求做淋巴结穿刺,患者拒绝,解释原因:"我已经在网上查了相关资料,可能只是炎症,我才不受那份罪。"

专家点评:①患者虽接受过高等教育,但术业有专攻,对医学知识并不了解,易对疾病轻视。②如今网络发达,各平台信息缺乏科学考证,易对患者产生误导。③虽然经过多次沟通,患者偏执,难以奏效,结局是患者因晚期肺癌住入肿瘤科。

2.病情危重与抢救时间紧迫的冲突

呼吸危重症多起病隐匿、病情变化快、呈群体突发,初期易被误诊,后期病情凶险,家属心急如焚,情绪往往难以控制,家属要求医生尽快诊断、全力救治,医患有效沟通时间大幅缩短。由于 SARS、甲型 H1NI 流感、肺栓塞等疾病发病突然、救治成功率低,往往经多方救治仍不能挽回患者生命,家属没有时间做好心理准备,情绪激动,易引发医患纠纷。

典型病例:

女,36 岁,右下肢骨折术后,血管彩超提示深静脉血栓,使用依诺肝素注射液抗凝治疗中,因肺部感染转至我科,入科后予一级护理、病重、绝对卧床休息,责任护士指导患者勿下床活动,避免过度用力导致血栓脱落。当天下午,患者擅自下床上厕所后,突然出现虚脱、面色苍白、出冷汗、呼吸困难、胸痛等,当班医生怀疑肺栓塞,立即组织抢救,后抢救无效后患者死亡。家属愤怒表示:"好好的一个人到这里说没就没了!我要去告你们!"说完还砸掉了暖水瓶。医护人员结束抢救后,默默将暖水瓶碎片清理干净。

专家点评:①患者发病突然,家属未做好心理准备,无法接受患者离世的事实。②家属在愤怒的顶点,需要情绪发泄的出口,医护人员应设身处地从家属角度出发,体谅家属心境,避免争执,协助医院处理善后。

3.高质量的生存需求和预后不佳的冲突

患者和家属对医生的期望值越来越高,他们已不满足医护人员仅仅是治愈疾病,而需要预后能高质量地生活,回归社会。呼吸系统疾病很多疾病缺乏特效治疗药物,只能预防和控制,很难彻底治愈,患者饱受疾病反复发作的痛苦,社会活动减少,自信心受打击,表现为性格急躁、爱挑剔、易激怒。

典型病例:

女,32 岁,H7N9 禽流感愈后,因肺部感染再次入住 RICU 治疗,予无创呼吸机辅助通气,患者心情抑郁,向护士倾诉道:"以为之前走了一趟鬼门关就好了,谁知这肺恢复不过来,一走路就喘,别人感冒吃几天药就好了,我不住进 ICU,小命可能就会丢……"

专家点评:H7N9 常引起大面积肺组织纤维化,患者肺功能恢复是漫长的过程,患者因年轻,对高质量的生活需求更迫切,表现为高质量的生存需求和预后不佳的矛盾。

4. 爱与归属的需要和现实就医体验的冲突

一个运动员头天晚上可以在篮球场上拼搏,第二天看见化验单癌症指数很高,其情绪可以陡然跌入低谷,从原来独立自主的强势状态进入身不由己的患者弱势中,这时的他需要获得亲友和他人的体贴、同情及关心。一旦住院,希望获得归属感,渴望得到医护人员和病友的认同,愿与他们建立融洽的人际关系。很多呼吸系统疾病患者长期受病痛折磨,心理相当敏感,看似不经意的言行都会给患者造成巨大的心理冲击。而呼吸与危重症医学科由于急危重症患者多、患者周转快,导致人力资源紧张,医护人员很难从繁忙的临床工作中抽身,不能满足患者的人文关爱需求,且在诊疗环节中由于各种人为因素,易给患者及家属带来种种不便甚至困扰。

典型病例:

男,58 岁,因肺部感染入院治疗,入院后治疗效果不佳,病情常反复,出现焦虑、烦躁情绪,护士忙于临床工作,未及时予以宽慰,次日,护士为患者输液治疗,穿刺两次均未成功,患者愤怒讲道:"你到底会不会打针?我生病都这么痛苦了,还要被你扎!"

专家点评:患者病情反复,受病痛折磨,心理脆弱,护士未及时发现予以安慰,加之操作技能不娴熟,患者就医体验差,引发了医患矛盾。

5. 自主意识增强与权利匹配不对等的冲突

患方自主意识增强、维权意识和参与意识增强,愈来愈多的患者希望自己能直接参与医疗决策。患者的权利从表面上看似得到法律、社会及医护人员的充分肯定。患者也能享受到如下的权利:平等的医疗权利、知情同意选择权、个人隐私权、监督医疗过程权等。事实上,患者的这些权利均属于被动权利,其权利的实现完全依赖于医护人员对患者权利的认知和尊重。因此,权利匹配的不对等易造成医患双方难以平等地进行沟通交流。

典型病例:

男,64岁,因肺部阴影收治入院,病理诊断:肺鳞状细胞癌,家属要求医护人员隐瞒病情。患者多次看到家属和医生单独谈话,心生疑虑,家属却一直以肺部感染搪塞。某次,护士给患者发药时,患者情绪大爆发:"我到底是什么病?让我吃这么多药,却没一个人告诉我!"

专家点评:因家属要求隐瞒病情,患者知情同意权受到侵害,其迫切要求加入疾病方案决策中来,导致患者情绪失控。

6. 合理支出需求与价格背离的冲突

医患双方在市场经济条件下对医疗卫生服务性质的认知存在分歧。医方认为,虽然医疗卫生服务是公益性质的,但也是市场经济的组成部分,需要一定的收益维持生存和发展。

患方认为,医疗卫生服务应是公益性和福利性质的,医院应全心全意救死扶伤,不能图利。由于医疗保障体系不健全,呼吸系统疾病治疗费用相对较高,加之劳动能力的丧失,患者因病返贫的现象层出不穷。

典型病例:

男,76岁,因慢性阻塞性肺疾病(AECOPD)入院治疗,患者病情平稳后出院,出院当天患者拿着费用清单情绪激动地吼医护人员:"你们也太黑了吧,一个破面罩就收了我500多元,不知道还有多少药是你们为赚黑心钱开的!"

专家点评:呼吸系统老年慢病患者大多丧失了收入来源,但住院费用又相对较高,合理的支出需求与价格背离易产生医患纠纷。

7. 医患信任危机与风险共担的冲突

个别医疗机构和医生从自身利益出发,发生了不规范的医疗行为,如超常检查、开大处方、滥用药物、过度治疗等,被媒体大肆渲染报道,导致患方对医护人员抱着既希望得到治疗关爱的同时,也在心里有所戒备。尤其是在超出了患者期望值的时候,信任危机加剧,医患双方常常不自觉地处于紧张对立状态,患方采取录音、拍照、手写记录等方式对诊疗过程进行记录,医方则采取在多个环节签署知情同意书规避风险,以此形成恶性循环,影响沟通效果。

典型病例:

男,69岁,需行I^{131}放射性粒子植入术,术前,经管医生向患者详细讲解了治疗的益处和可能的风险,要求患者签署操作知情同意书,患者拒绝签字,认为医生是为推脱责任,医生耐心被消耗殆尽,也没好语气:"不签手术没办法做,你自己想好!"

专家点评:患者认为签署知情同意书是让自身独自承担风险,医生则认为签署知情同意书是履行告知义务,若发生医患纠纷也可作为书面证据,医患缺乏信任,导致矛盾发生。

第三节　呼吸与危重症医学科医患沟通的要点

1. 呼吸危重症医患沟通

(1)认真交代病情,如实记录救治经过。呼吸危重症患者救治涉及环节多、时间紧迫,医患矛盾易突出、尖锐,医护人员要充分认识潜在风险,要有高度的责任心和慎独精神。整个救治过程沟通要使用恰当、严谨的语言,及时向家属交代病情、治疗方案和可能出现的病情变化,特别是预后不良的患者,交代病情时应该更全面、谨慎、及时,以此获得患者和家属的充分理解和配合。抢救的同时,认真记录接诊时患者的情况、接诊时间、抢救经过等。尊重患者的知情权和选择权,重要的检查治疗和危重病情交代,要保留书面记录,请患者或亲属签字。

(2)不评价他人工作。呼吸危重症患者救治过程通常涉及各科医护人员较多,不同人员专科素养和专业技能存在差异,紧急情况处置方法不尽相同,故不要轻易在患者和家属面前评价他人诊疗过程,否则常会导致患者的不信任,甚至引发医疗纠纷。

(3)特殊患者沟通技巧。

①大咯血患者:支气管扩张或空洞性肺结核患者常会出现大咯血症

状,此时患者会极度紧张,应立即采取侧卧位,头偏向一侧避免窒息,责任护士、主管医生和家属应陪伴在侧,减轻患者焦虑、恐惧情绪,在止血的同时注意降压,避免血压升高再次诱发出血,并做好介入治疗准备。

②呼吸机辅助通气患者:呼吸机辅助通气一方面给患者增加痛苦,另一方面因使用呼吸机无法和外界进行有效交流,因此,患者生理需要的诉求表达尤为强烈。医护人员应按需吸痰,保持气道通畅的同时,通过小画板、肢体动作等及时获取患者诉求,做好患者的基础护理,使患者在舒适的环境中完成治疗。

③镇静肌松患者:因治疗或降低患者痛苦,部分患者需要镇静,在病情稳定后,应每日早晨减少镇静药物的剂量,用轻音乐或轻柔的语言进行每日唤醒,鼓励家属多与患者沟通,促进认知恢复;使用肌肉松弛剂的患者肌力恢复是一个漫长的过程,医护人员应耐心向患者解释康复的必要性,以成功的案例鼓励患者,动员家属一起参与肢体功能康复训练。

④意外死亡的患者家属:呼吸危重症如肺栓塞、SARS、甲型 H1NI 流感、支气管扩张大咯血等救治成功率低,家属面对突如其来的打击,难以承受,医护人员要用亲切的语言和温和的态度去安慰和帮助他们,使其控制感情冲动,配合院方处理善后。

典型病例一:

男,62 岁,支气管扩张伴咯血收治住院,晨起突然发生大咯血,咯血量近 500 ml,患者突然闭口咳嗽,不再将血咯出。霎时,患者颜面由苍白转为青紫。见此状况,当班医生一面给患者吸氧,一面大声讲:"快将血咯出,失血还可以补,血咯不出,一旦阻塞气道,就没命了!"患者听后才肯张口将血咳出。护士立即配合医生开通静脉通路,使用药物止血,同时补充血容量,后患者病情转危为安,他感激地说:"医生一句话救了我一命!"

专家点评:患者大咯血,引起自身精神高度紧张,误认为不咳出来咯血量就会减少,却不知血凝块阻塞气道引起窒息会更危险,医生立即意识到这一问题,用有效的沟通避免了更危险情况的发生。

典型病例二:

男,36岁,疑似甲型H1N1流感收治住院,入院时患者已出现呼吸急促、氧合差、口唇发绀等症状,当班医生立即采用无创呼吸机辅助通气,患者诉感觉憋闷不愿意配合,当班医生厉声说:"你不想戴也得戴,这是救命!"患者情绪激动,拒绝使用呼吸机,此时,上级医生赶到,耐心地跟患者解释:"我知道你用这个机子很难受,但是现在不是肺不好嘛,吸气力量不够,咱们暂时借助这个"打气筒"送点气,来,跟着我,吸气~呼吸~吸气……做得很好,很棒!"后患者确诊甲型H1N1流感病毒感染,进行抗病毒治疗后转危为安,患者出院时点赞医护人员医德高尚、医术精湛。

专家点评:使用呼吸机人机配合需要过程,当班医生与患者沟通缺乏耐心,导致其配合度更差;而上级医生的沟通首先体现了同理心,表示深切理解患者生理的不舒适,又巧妙运用类比的方式,告诉了患者呼吸机辅助通气的原理,耐心指导患者有效人机配合,收效良好。

2. 呼吸慢性病医患沟通

据《2015年中国居民营养与慢性病状况报告》显示:2012年全国居民慢性病死亡率占总死亡人数的86.6%。心血管病、癌症和呼吸系统慢性疾病为主要死因,占总死亡的79.4%。其中慢性呼吸系统疾病死亡原因占12.8%,呼吸系统慢性疾病主要包括COPD、哮喘、间质性肺病、肺动脉高压与慢性肺源性心脏病等。

(1)注重首因效应,营造温馨环境。首因效应即首次效应、优先效应或第一印象,良好的首因效应有助于今后交往关系良性的发展,即带来"先入为主"的效果。患者入院时,护士应热情相迎,妥善安排患者,主动向患者和家属介绍病房及医院环境,语气和蔼、态度诚恳,不能流露出同情或不耐烦的情绪;病房环境安逸舒适、温度适中、光线良好,定时开窗通风,营造温馨的病房环境。住院期间,责任护士要定时巡视病房,对患者有问必答,询问每位患者有无需要帮助,积极了解他们的日常生活方式和家庭情况,尽力去替他们排忧解难。尊重患者的权利,尽量满足需求,消除其对环境的陌生感和恐惧感,从而稳定其情绪,使患者全身心放松,为治疗做好积极的准备。

（2）多技巧综合运用,纾解负性情绪。

①改变错误认知:其目标是破除呼吸慢病患者错误认知,帮助患者正视自己的心理问题,主动寻求周围人的帮助,还要让患者认识到负性情绪对疾病的稳定、病情的发展和预后的不良影响,鼓励患者努力寻求解决途径。

②支持性心理治疗:支持性心理治疗主要以大量互动的对话式访谈方式进行,医护人员需认真倾听患者的表述,对患者心理现状做出剖析,给予建设性的意见,并采用劝告、建议和鼓励等方式进行有针对性的心理支持治疗。

③运用放松技巧:缓解负性情绪有效的方法是转移注意力、培养生活兴趣,可以引导老年患者下棋、聊天、听轻音乐、做游戏、干家务等,帮助其以积极的心态面对疾病和生活。

④弱化患者角色:呼吸慢病患者多是家庭经济好或是离休老人,表现为习惯于患者角色,依赖医护人员和家庭成员的照顾,宁肯卧床也不愿意活动,表现为主观体验与客观体征不符。护士要鼓励患者积极参与疾病管理,制订康复计划,整个训练过程中,护士或家庭均在旁协助、督促和鼓励,以达到预期效果。

（3）完善健康教育,多途径效果追踪。健康教育在慢病管理中是经济有效的方法,医护人员应向患者和家属讲解疾病的病因、发病机制、预后及治疗的注意事项,让患者充分了解自己的疾病,积极参与疾病管理。呼吸慢病管理坚持使用吸入剂非常重要,护士应详细讲解药物的作用、用法及可能的副反应,同时指导其掌握自我病情监测、使用急救药物的方法。长期坚持呼吸康复训练可有效改善患者呼吸困难,提高活动耐力,从而激发患者的自信心和意志力,责任护士应指导患者和家属掌握简单易行的呼吸康复训练的方法,如缩唇呼吸、腹式呼吸、吹气球、吹水泡、抗阻运动等。为巩固效果,患者出院后采取电话随访、门诊复查、重点患者上门家访等方式,进行督促和效果追踪,实现患者居家康复。

（4）建立健康行为,促进重返社会。建立健康行为是呼吸慢病管理的关键,可减少疾病急性发作次数、缩短住院时间、减轻家庭经济负担。对于呼吸慢病患者,医护人员应和家属一起帮助患者戒烟,远离粉尘环境,去除诱因;科学饮食,以少食多餐为主,选择高热量、富含维生素和高纤维素的食物,减少低蛋白血症的发生;坚持心理治疗,对于出现严重抑郁或焦虑的呼吸慢病患者,可应用抗抑郁和抗焦虑药物;恢复社交,维护并提升患者的自尊感,鼓励患者参加文娱活动,提高患者的社会适应力,促进个人价值再实现。

典型病例:

男,42 岁,3 年前诊断为间质性肺疾病,随着疾病进展,患者症状逐渐加重,对治疗方案表示不满。5 天前因喘憋再次入院,患者向医生反映自己有痰咳不出来,医生当时忙于处理另外一个患者,因没抬头回答了句"哦",引发患者强烈不满,投诉至科主任处。患者认为自己和医生交流,未引起医生应有的重视,且表达了对医生技术水平和治疗方案的质疑。科主任耐心地倾听了患者诉求,找到当事医生向患者赔礼道歉,并向患者耐心讲解了疾病的发生、发展和国内外最新的治疗方案,患者同意继续配合治疗。

专家点评:患者首先是对医生诊疗方案产生怀疑,反映特殊情况又未得到医生应有重视,成为矛盾的导火索。本次纠纷提示医护人员与患者沟通交流中应注意体态语言,还要通过健康宣教让患者充分认识疾病、认可治疗方案。

3. 原发性支气管肺癌医患沟通

原发性支气管肺癌位列恶性肿瘤之首,癌症诊断对患者而言是严重的负性生活事件,在疾病的不同阶段其心理状态呈现不相同特点,患者主要经历否认期—愤怒期—协议期—忧郁期—接受期五个时期,其病程和预后与患者心理状态有着密切的联系。

（1）诊断初期。癌症的诊断作为强负性生活事件会使患者心理产生强烈的应激反应,诊断初期患者心理主要表现为震惊、焦虑、恐惧、否认、自我价值贬低,甚至出现严重的抑郁障碍,而初期患者躯体症状少,重点是心理治疗。

①掌握沟通技巧,妥善告知"坏消息":告知患者病情前要充分评估患者心理承受能力,基本原则是尊重患者知情权、保护患者身心。When:选择告知时机。当患者主动询问时,医生比较容易了解患者所处的心理状态。Who:选择患者信任的人、为患者提供照料的人同时参与,以便为患者做恰当的心理引导。How:告知方式应委婉,同时表达战胜癌症的积极态度。What:告知病情不是将"一堆实情"平铺直叙,而是在沟通中观察患者反应并进一步循序渐进,还需使用移情的技巧。Where:告知地点应该考虑保护患者隐私,谈话过程不被他人干扰,给予患者情绪缓冲空间。Why:告知诊疗的目的。通过告知病情使患者配合诊疗,并考虑到患者生理状态、心理调适和后期生活质量。在告知的同时注意适当安慰,使患者逐渐接受患病事实,降低情绪反应,减少对人的不良影响。

②消除疑虑,改变认知:原发性支气管肺癌恶性程度高,预后差,患者心理压力大,应做好家属的心理宣教工作,要求他们尽量避免在患者面前流露出悲伤、消极、厌烦的情绪,避免窃窃私语,以免引起患者猜忌,增加其紧张、焦虑。帮助患者建立正确的疾病认知,也是缓解其心理压力的有效方法,经管医生和责任护士应向患者详细介绍疾病的病因、预防、发生、发展、转归及疾病不同阶段的注意事项。同时,详尽告知患者自身目前和将来可能发生的各种变化,以及应对变化所应具备的知识,客观真实地提供给患者相关信息,有效帮助患者和家属进行治疗方案的选择,使患者积极参加疾病管理。

③建立有效的家庭支持系统:疾病常常会改变家庭的日常生活、现在和将来的计划,以及家庭内部成员对自己和其他家庭成员的看法。癌症是危机也可能是转机,可以带来很多机会,使得家庭关系增强,家属对待患者的态度是可以通过医护人员引导的。对癌症的治疗除了患者本身外,医护人员还需要关注整个家庭变化和需要,稳定家庭的核心功能,改善家庭成员之间因癌症诊断而紧张的关系,通过制订日程、实现症状有效管理、长时

间照顾、保持家人之间的情感,提高家庭应对疾病的能力。

(2)中期。随着治疗的进行,患者心理状态较前缓和,化疗药物副作用使躯体症状开始外显。

①合理用药,减轻患者经济负担:原发性支气管肺癌的治疗是一个发展较快的学科,新理念、新药物、新方法层出不穷。医生应根据患者病情及患者客观经济条件推荐相应的治疗方案。不能一味求新、求贵,不顾患者的实际经济承受能力,不应给家属造成"人财两空"的结局。

②缓解生理不良反应:医护人员应根据患者病情选择最佳治疗方案,使用前要做好风险告知,并形成书面记录,在使用过程中责任护士应有计划穿刺,做好外周血管的保护,告知患者及家属常见化疗不良反应,如失眠、脱发、恶心、呕吐、便秘、腹泻、肝肾毒性、骨髓抑制等,化疗后及时抽血复查,有针对性用药,指导患者运用中医药特色方法进行有效症状管理。

③乐观语境,支持—表达式心理治疗:该期患者与医护人员已经比较熟悉,建立了良好的信任关系,医护人员应在患者住院期间采用治疗性言语,包括启发、劝导、鼓励、解释、支持、提供保证、积极暗示、改变环境、应激无害化指导等方法,鼓励患者表达消极情绪、矫正不良行为、改善心境、消除疑虑、增加战胜疾病的自信心,促进心身康复。对于某些意志消沉的患者可适当利用幽默语言,如用善意、鼓励、得体的玩笑调剂病房的氛围,驱散患者心中的乌云,使其重拾信心。鼓励同病室病友交流、沟通,树立明星榜样,营造愉快的病室环境。

(3)晚期。肿瘤晚期,以患者舒适为主要目标,避免一切创伤性治疗,主要通过药物来缓解患者的症状,重点是帮助患者平稳、安详地度过生命的最后时光,让生命带着尊严谢幕。

①杜绝伤害性语言:伤害性语言会通过大脑皮质与内脏相关机制扰乱内脏与躯体的生理平衡,可引起或加重病情。医护人员要注意有技巧地使用保护性语言,避免因言语不当引起患者的不良心理反应。不可直接对预后不良的患者告知病情,不可在患者面前叹气、摇头等,以免加重患者恐惧和负担。

②主动聆听:同情家属,为家属做心理疏导,倾听他们对患者治疗、护理方面的意见和要求,尽量满足家属的要求,做好患者的基础护理、生活护理,告知家属患者病情进展情况,尽量为患者和家属提供相处的机会和环境,鼓励家属表达内心情感,对患者悲伤过激的言语予以容忍和谅解。

③减轻痛苦:原发性支气管肺癌晚期常发生转移,疼痛是困扰患者的问题。疼痛影响睡眠、导致食欲下降、免疫力下降,对患者及家属是一种折磨。责任护士应评估患者疼痛的部位、性质、程度、发生及持续的时间,疼痛的诱发因素、伴随症状、既往史及患者的心理反应;根据患者的认知能力和疼痛评估的目的,选择合适的疼痛评估工具,对患者进行动态的连续评估并记录疼痛控制情况。对临终前和无治疗希望的患者不依赖于痛苦的无效治疗,最大限度地减轻患者痛苦,合理使用止痛药物,更好地使患者平静地离开。

④记录备案:详细记录疾病的发生、发展、变化、诊治过程,医患沟通内容在病历中应有详实记录、双方签字。

典型病例:

男,48岁,原发性支气管肺癌晚期,因癌肿破裂,反复咯血,药物止血治疗和动脉栓塞术均失败,内心极度恐慌。责任护士每日坚持为患者做好基础护理和生活护理,经常深入病房和患者亲切交流,夜间巡视病房悄悄帮患者盖好衣被……4天后,患者离世。5月12日,护士站收到一束特殊的鲜花,上面留言:"你们是真正的白衣天使,感谢你们让我父亲安静、整洁、有尊严地度过了生命中最后的时光!"。

专家点评:责任护士满怀仁爱之心,从点滴做起呵护患者,体现了医患沟通的多面性和多层次性:可以从生活上照料、可以从心理上宽慰、可以用语言表达,也可以体现在每一个微小的动作。

4.呼吸介入患者围术期沟通

呼吸介入技术是一门涉及呼吸道、肺实质、胸膜腔、纵隔、肺血管等机体多个部位,依靠侵入性手段进行诊断和治疗的新兴临床专业学科。近年来,介入呼吸病学得到长足发展,适用人群越来越广泛。

（1）术前评估充分。随着呼吸介入领域不断向新的制高点发起冲击，这意味着医护人员面临的患者病情将日益危重、复杂，因此，充分的术前评估尤为重要。呼吸介入患者评估内容：年龄、病灶情况、麻醉风险、有无出血倾向、心脑血管风险等。经管医生在权衡利弊后，对择期进行呼吸介入术的患者进行术前谈话，告知患者及家属介入治疗的风险性，签署手术风险告知单。

（2）善用类比，通俗表达。术前医护人员必须详细了解病情及患者的心理状态，耐心细致地做好说明解释工作，说明手术的目的、过程、麻醉方式及手术医生的技术水平及术中、术后注意事项等，使患者对手术有充分的认识，消除紧张恐惧心理，使其能愉快地配合医生，顺利进行介入治疗。大部分患者没受过医学教育，医生应善用类比的方式，以身边简单的例子进行通俗、形象的解释，使患者对介入治疗的原理和术中配合有更深刻的认识。

（3）操作技能过硬，术中禁止讨论病情。在整个操作过程中，严禁进修医生、规范化培训学员等无资质人员进行操作，操作者应判断准确，操作熟练，动作轻柔，在处理意外情况时应沉着冷静、果断及时采取措施。护士应严密观察患者血氧变化，观察有无呼吸困难、窒息、喉痉挛、发绀、大出血等现象发生；观察有无心率增快、血压升高等现象，如有异常，应立即提醒医生，根据情况及时处理，必要时暂停手术及时抢救。呼吸介入术部分是在局麻下进行，患者意识清醒，因此，术中严格禁止医护人员讨论患者病情，不引申其他话题，避免引发纠纷。

（4）术后并发症观察。术后易出现麻醉意外、大出血、气胸等并发症，需要术后护理人员加强巡视，严密监测患者病情变化，患者一旦出现意外情况应紧急配合医生抢救。

典型病例：

男，48岁，吸烟20余年，气道良性狭窄收治我科，拟行气道支架植入治疗。患者术前紧张、焦虑，且未戒烟，护士术前健康宣教："不要紧张，你现在的气道就相当于这根水管，现在有点堵了，我们放一个小支架进去，把狭窄的地方撑开,你呼吸就更顺畅了",患者点点头表示理解,护士接着说道:"今天是辆奇瑞 QQ 开进去,可是某些人不戒烟的话,以后往里开大奔都没用了。"患者不好意思地把烟扔进了垃圾桶。

专家点评:呼吸介入手术对于大部分无医学背景的患者而言较难理解,护士善用类比,通俗易懂地告知了患者介入手术的原理,且以委婉的方式指出抽烟的危害。

(卢才菊)

第四章
消化科的医患沟通

导语

消化和吸收是人体获得能源、维持生命的重要功能。消化系统疾病主要包括食管、胃、肠、肝、胆、胰等器官的器质性和功能性疾病。如：胃食管反流病、食管癌、胃炎、消化性溃疡、胃癌、炎症性肠病、大肠癌、功能性胃肠病、慢性腹泻、肠炎、肠结核、慢性肝炎、酒精性肝病、肝硬化、原发性肝癌、肝性脑病、胰腺炎、胰腺癌、消化道出血、胃肠息肉、胃间质瘤等。消化疾病的主要症状表现有：恶心、呕吐、嗳气、反酸、呃逆、烧灼感或胃灼热、食欲缺乏、吞咽困难、腹胀、腹痛、腹部肿块、肝大、脾肿大、腹水、便秘、呕血、便血、黑便、黄疸、肝源性低血糖等。

消化科疾病关系到患者吃饭、消化排泄诸多问题，因此在患者的全程诊断治疗过程中需要医护人员具备与患者沟通的基本知识，改变患者饮食等方面的疾病知识中的误区误解，提高遵医依从性。

第一节　消化科疾病与患者特点

1.消化疾病特点

(1)消化疾病与精神因素密切相关。精神状态的变化能影响胃黏膜的血液灌注和腺体分泌,也能引起结肠运动和分泌功能的变化。因此,消化系统的身心性疾病多见,如肠易激综合征等。

(2)由于消化道直接开口于体外,接纳体外的各种物质,其黏膜接触病原体、致癌物质、毒性物质的机会较多,在免疫及其他防御功能减弱的情况下,容易发生感染、炎症和损伤。

(3)消化系统疾病的发生常与饮食有关,需以预防为主,养成有规律的饮食习惯,节制烟酒,注意饮食、食品卫生。

(4)消化系统疾病可源于其他系统疾病,也可影响其他系统,治疗不宜只针对某一症状或局部病灶,而应进行整体和局部相结合的疗法。

(5)部分消化科疾病收治与其他科室收治时有一定的界定或交叉。如肝炎后肝硬化患者是否收治传染科?不全性肠梗阻收治消化科或是普外科?食管癌保守或手术治疗涉及收治消化科还是胸外科?胆囊合并胆管结石患者是消化科治疗还是外科手术治疗?因此医生接诊收治患者时需做到良好沟通,与患者共同分析诊疗目的目标和最佳效果,避免患者存疑误解或不满。

2. 消化科患者特点

(1)认为饮食与疾病关系不大或存侥幸心理。部分消化疾病患者的不良饮食习惯不易改变,如中青年患者饭局应酬多,加班宵夜多等,这类患者饮食较难节制,容易暴饮暴食,饮酒酗酒,大鱼大肉,进食辛辣刺激食物或冰凉冰镇食品,继而导致胃肠功能失调或诱发疾病。

(2)心情紧张,恐惧和焦虑。消化疾病发作较急,症状表现多为腹痛、便血等,易引起患者恐慌情绪。医生接诊时应与患者充分沟通,了解患者腹痛的部位,性质(钝痛、胀痛、绞痛、烧灼痛、刀割样痛),程度(隐痛、剧痛、持续性、阵发性),与饮食的关系(餐前、餐后),发作时间(白天、夜间),体位(平卧、立位、侧卧位)及伴随症状(发热、寒战、休克)等。明确上消化道出血时,患者大便呈黑色,即出现沥青样大便或者像血旺般黑色大便。下消化道出血时的大便颜色跟出血的部位、出血的量以及速度密切相关。如果是小肠出血,因经过和肠内容物的混合,排便的时候会发现是黑便、柏油样大便。出血的速度比较快,患者会表现为血便、暗血性的大便;如果是位于直肠或者肛管周围的病变,局部黏膜出血,患者会表现为排便带血,为新鲜的血液,通常是一些良性的病变。下消化道出血可以通过肠镜检查明确诊断。

(3)认为人人需要胃肠镜检查不必要。在没有胃镜技术的二十世纪六七十年代靠显微镜观察检查,自从电子胃肠镜问世后,胃肠疾病诊断可以"一目了然"。内镜技术的问世是医学史上的一次革命,在对消化系统疾病诊断方面的适应征很广,一般凡是诊断不清而估计内镜能到达部位的病变均可应用内镜协助诊断,由于内镜能直接观察到病变,并可经内镜取活组织检查,使内镜对消化系统疾病的诊断具有传统检查手段不可比拟的优势,如发现许多早期消化道肿瘤和癌前病变等。同时,现代内镜与超声、染色、放大等技术结合,更是大大提高了对病变性质和范围的诊断正确率。当然,内镜不能完全取代传统影像学检查,如 B 超、CT、磁共振用于检查消化脏器有无器质性改变,因此两者多数情况下需要互补。

(4)认为消化内镜下治疗手术费用昂贵,应该一次内镜解决全部可切除的胃肠黏膜病变。在内镜治疗方面,"微创技术"理念是更大的革命。许多早期消化道肿瘤和癌前病变可在内镜下完整切除,获得治愈。内镜下切除消化道早癌创伤更小、恢复更快,生活质量不受影响,与传统外科手术相比更具微创优势。具体归纳为:

①个体化治疗,针对性强;

②创伤小,患者耐受性强;

③同一患者可接受多次治疗;

④一次可进行多部位的治疗;

⑤可降低治疗中感染的风险;

⑥并发症的处理迅速有效;

⑦术后恢复快;

⑧患者心理影响小。

当然,因疾病诊断流程需要和患者疾病个体差异性较强,有时需要区别对待。如胃肠息肉鉴别,病理诊断和治疗的分开进行;肝硬化食管胃底静脉曲张重度患者的酌情分次套扎或硬化剂治疗;超声消化内镜下诊断治疗疾病酌情需要的分次进行等等。这就更加要求医生需与患者进行必要、清晰、高质量的有效沟通,取得配合,避免患者不解或曲解。

第二节　消化科医患沟通要点

(1)消化系统心身疾病患者言语滔滔不绝、反复询问、追根究底、反复诉说的各种不适。同时,还会掏出来成沓的不同医院的检查单。医生要一边耐心、仔细地聆听,一边逐张翻阅既往的检查单及治疗情况,不时与患者进行眼神的交流,以期达到共情的目的、消除患者紧张焦虑的情绪。

(2)针对消化系统慢性疾病,医生应善于通过患者的言语、举动,发现其生活中的负面事件和心理症结,如患者是否反复提到幽门螺杆菌、胃癌家族史、肠化,有无物质滥用(包括处方药),有无合并其他疾病,患者自己对疾病的理解程度,业余爱好和社会家庭支持系统等。同时,了解消化道症状对日常生活、工作、学习的影响。

(3)恰当地使用描述疾病的诊断或词语,避免发生医患信息的不对等,如癌前疾病(萎缩、肠化),高危因素(一级亲属罹患癌症、幽门螺杆菌感染),社会因素(同事、亲人罹患肿瘤)等。

(4)适当使用画图释疑。与患者沟通时适时适当利用图表、画图等可大大增加医患沟通的实效性,深入浅出、通俗易懂地表达更易消除患者的疑虑。

(5)运用恰当地比喻说词。比如告知患者"医生诊断疾病跟法官判刑一样需要证据,目前的检查没有证据""人的身体就像一部手机,零件没有大问题,主要是流量的问题"等。这些都是放松患者心身的良策。

(6)适时及时与患者沟通。消化系统心身疾病患者需密切随访,医生进行循序渐进的解析,运用治疗后病情的缓解反过来证明心身同治的重要性,从而增加医生的说服力和患者的治疗信心。

315

典型病例一：

"我是胃间质瘤患者，很严重，应该立即安排手术，不然即将很快恶变。"

许多患者一旦看见自己被诊断为胃肠间质瘤，就认为是肿瘤，是癌症，表现非常紧张恐惧，要求立即安排床位进行手术，片刻不能等。此时医生应告知患者及家属，胃肠间质瘤是发生于间叶组织的一种肉瘤，不属于癌症，虽具有潜在恶性，但其恶性程度需依据其大小和病理组织进行判定，治疗时机不能盲目等待，但也不是分秒必争处理的急症，不必过于恐慌，听从医生诊疗安排，定期复查是较为理想的做法。

典型病例二：

"皮肤这么黄的患者一定是传染病，还和我收住在一起，万一传染给我了怎么办？你们太不负责任了！"

消化科病房经常出现发出此问的患者或家属，他们有此疑虑是可以理解的。这也要求医生们给予他们相关疾病指导，护士在介绍病房病友时可以巧妙地告知大家相处一起是安全的。的确，黄疸的发生有多种原因，不一定都是患传染病的症状表现，如胆道疾病引发的胆汁淤积性黄疸等。即便是肝硬化黄疸，也是由于肝细胞广泛受损引起，不一定具有传染性，或是不具有传播途径（如消化道传播、血液传播等），也就不会相互传染了。

典型病例三：

"胆结石经常复发，一定是你们没给我治好，取石没有取干净导致的。"

消化科医生应该告知患者，胆石症是指胆道系统（包括胆囊与胆管）的任何部位发生结石的疾病。其发生与患者的个体差异、自身的代谢、用药、疾病、环境、饮食等因素有关。发病年龄多在中年，一般消化科内镜技术——ERCP取石术可以解决胆管内结石，但少部分患者术后可再生胆结石。而泥沙样结石并不能完全取干净，随着时间的推移又慢慢变大，导致复发。

典型病例四：

"胰腺炎反复发作是你们没有治好我，治疗水平太差！"

的确,胰腺炎是特别常见的疾病,也是特别凶险的疾病。治疗费用不少,同时患病时也特别难受,但是胰腺炎又是非常容易复发的疾病,其中原因多样,如胆道疾病等,但与平时生活习惯也有很大的关系。患者一定要在生活饮食上特别注意,避免过度劳累,避免进食高脂饮食,暴饮暴食,不宜吃辛辣刺激的食物。

第三节　消化科疾病检查沟通要点

1. 无痛胃镜,肠镜检查注意事项的沟通

无痛胃镜和无痛肠镜是通过静脉给予一定剂量的镇静剂与麻醉剂,使患者在熟睡状态下接受胃镜和肠镜检查,整个过程安全、舒适、无痛苦。

(1)检查前一日及检查日避免吸烟,以避免在检查过程中引发呛咳。检查时需要有成人家属陪伴等候,术前取下假牙,术前 4 h 内不再饮水,检查 8 h 内禁食辛辣食物,禁饮酒。检查结束后,患者需留院观察 30～45 min 方可离开。

(2)接受无痛胃镜、无痛肠镜的患者检查后患者 8 h 内不得驾驶机动车辆,不得进行机械操作和从事高空作业,以防意外。8 h 内最好不要做精算和逻辑分析的工作。

2. 胃镜检查指导的沟通

(1)胃镜检查时将胃镜经口腔、食管、胃依次插至十二指肠降部,从而观察上消化道黏膜病变的检查方法,是目前诊断、筛查和治疗上消化道疾病的重要手段。

(2)既往有内镜检查室的患者最好携带如既往相关检查报告单、病理报告等,60 岁以上患者需提供心电图、胸片等检查报告。

(3)检查前禁食 8 h,禁饮 4 h,胃潴留患者需禁食 1～2 天。

(4)检查时有活动性假牙的需去除假牙。

(5)胃镜检查通常取左侧卧位,双腿自然屈曲。检查后 2 h 内禁食,2 h后可饮温开水,进食流质食物,避免产气类及辛辣刺激性食物,检查后次日可恢复普通饮食。

胃镜检查过程中清楚地观察到黏膜病变,需向胃内注气,检查后会有轻微腹胀、腹痛、待积气排出后症状自会消失。若出现剧烈腹胀、腹痛、呕血、黑便等情况,需及时就诊。

3. 肠镜检查指导的沟通

肠镜检查时经肛门循腔插至回盲部,从黏膜侧管结肠病变的检查方法,是目前诊断、筛查和治疗结肠病变的重要手段。

(1)既往有内镜检查史的患者最好携带,如既往相关检查报告单、病理报告等,60 岁以上患者需提供心电图、胸片等检查报告。

(2)检查前一天宜进食低纤维、清淡、易消化的食物,如稀饭、面条等。服用清肠液前 6~8 h 开始禁食任何有渣或产气的食物,如牛奶、豆浆等,直至检查结束。

(3)服用清肠液后多走动,顺时针轻轻按摩腹部,以利于加速排便、粪水排净。如有严重腹胀或不适,可减慢服用速度或暂停服用,待症状消失后再继续服用。

(4)肠镜检查通常取左侧卧位,双腿自然屈曲,将裤子褪至大腿中段,露出肛门,医护人员注意保护患者隐私。

(5)检查后 2 h 内禁食,2 h 后可饮温开水,进食流质食物,检查当日仍以少渣、温凉、软质食物,避免产气类及辛辣刺激性食物。次日可恢复普通饮食。

(6)肠镜检查过程中为便于进镜和观察肠黏膜病变,需向肠腔注气,故检查后因肠内有少量肠腔积气引起轻微腹胀腹痛,顺时针按摩腹部,排出积气后症状自会消失。如持续剧烈腹胀,腹痛或有便血及时就诊。

4. 肝硬化食管胃底静脉曲张患者预防出血的沟通指导

食管胃底静脉曲张是肝硬化失代偿期患者最常见的并发症,当曲张静脉破裂时多突然发生呕血和便血,大量出血时引起失血性休克危及生命。第一次出血后再出血的发生率极高,反复出血常常会给患者及家属增加痛苦和经济负担。因此,患者需注意以下事项:

（1）饮食。避免坚硬粗糙食物，终生软食，避免过热过冷过酸刺激性及粗纤维食物。出血期间必须禁饮食，出血停止后，最初进食温凉流质饮食，逐渐过渡至软食。少吃多餐，细嚼慢咽。

（2）活动。根据肝功能及体力耐受情况进行调整，以不疲劳不加重症状为度，避免过度劳累及突然用力的动作。肝功能稳定期间可适当锻炼身体，不可剧烈运动，病情较重的患者则以卧床休息为主。寒冷季节告知患者注意保暖，避免感冒，防止呼吸道感染引起咳嗽，使腹压增加导致出血。

（3）保持大便畅通。避免便秘发生，便秘可使腹压骤增导致出血。多食水果蔬菜，养成定时排便的习惯，晨起饮水，口服蜂蜜，经常顺时针按摩下腹部，有助于预防便秘，必要时在医生指导下口服乳果糖。肝硬化便秘患者如厕时应有人陪护，以免发生出血晕倒未及时发现。

（4）保持良好心态。发生出血与情绪有关，保持情绪稳定。告知患者肝病虽然不能治愈，但是注意饮食和活动，可以减少并发症的发生，从而提高生活质量。教会患者及家属观察出血的症状和体征。

（5）避免服用损伤胃黏膜的药。如消炎止痛药、阿司匹林、激素等，必要时将片剂研碎口服。

（6）定期复查胃镜检查。可以明确有无静脉曲张及曲张程度，对上消化道出血的可能性作出评估，早期进行治疗，以减少出血的发生。

第四节　消化科典型病例解读

典型病例一：

男，诊断为"胃间质瘤"，拟行消化内科内镜下间质瘤切除术。术前一日，医护人员指导告知患者"今晚十点后不要吃饭，术前 4 h 不要喝水"。次日手术前，医生再次确认："没有吃东西吧？"患者自信回答道："没有，一口饭都没吃，只吃了一碗面条，昨晚一晚都没喝水，刚来的时候有点渴才喝一点。"医生无语，手术推后择日再做。这是很常见的医患沟通问题，作为消化内镜检查，常规要求患者禁食 12 h，禁饮 4 h。

专家点评:医护人员如果采用自认为通俗易懂的话语进行指导告知,由于患者个人理解认知不同,还是很容易出现偏差。本病例中,"不吃饭"泛指不进食,但患者理解"饭"即是米饭,面条显然不是饭,所以可以吃;"术前禁饮4 h",一晚上没喝一口,自是超过4 h没喝水,所以进入手术室前实在口渴才喝水,当然可以……本案例提示医生护士,在为患者做指导告知时,不要使用模棱两可的语言,务必规范准确表达,同时最关键的是一定要做好信息沟通反馈环节,即请患者复述一遍你告知的内容,了解其理解和掌握信息情况,以便患者正确做到遵医执行!

典型病例二:

男,80岁,诊断"食管癌晚期",吞咽困难,食管梗阻严重,因错过外科手术时机,拟行消化科内镜下食道支架置入术。术前医生向家属详细告知手术目的、过程、风险等,家属无异议。术后第二天,家属查询手术费用后情绪非常不满,质问医生食道支架太贵,乱收费,如果知道要几千上万元的费用就不做了……

专家点评:食管癌支架置入手术在消化科较常见,食道支架的选择分为塑料支架和镍钛记忆合金金属支架,两种材质的选择一般根据患者病情、年龄、经济情况、家属意愿等结合选择,医生术前沟通中不但应该告知手术目的和风险,也要告知相关耗材(尤其是高质耗材)的基本费用。虽然手术费用无法太精确,但只有家属充分了解权衡后做到心中有数才可以避免医患发生不愉快。再者,老百姓家庭中,老人治疗费用是一家大事,处理不好常有家庭纷争,医生在与患者沟通中应该体察这点细节,注意发现患者家庭具有话语权的家属或做到家庭成员的最大化告知义务,只有如此细心细致才能更好地为患者提供其想要的、满意的服务。

典型病例三:

女,胆管多发性结石,拟行消化科内镜 ERCP 取石术。手术成功,术后患者返回病房,家属要求看手术取出的石头,医生解释手术取石不会有完整的石头取出体外……家属仍然不能理解,非常不满地说医生骗人,明明没有取到石头还说手术成功。

专家点评:ERCP 全称为经内镜逆行胰胆管造影术,消化内镜下胆管结石处理方法有,溶石法、自然排石法、取石术、碎石术。术中医生根据患者胆管结石具体选择,往往多法并用,多措并举,胆管结石往往在术中被疏通,碎石等处理后经十二指肠排入肠道排出体外,不可能有完整的结石呈现给家属。术前医生应告知患者及家属手术方法、过程和结果等,必要时采用绘图解析辅助说明手术情况,做到充分沟通,避免误解。

典型病例四:

男,65 岁,腹痛待查入住消化科。一日,患者再次腹痛,当班医生拟给予 654 - 2 针剂肌肉注射,问:"你有前列腺增生吗? 平时排尿怎么样?"患者回答有轻度的前列腺增生,但无明显排尿困难。事后,虽然 654 - 2 解除了患者腹痛,但是患者出现排尿困难,最终行导尿术,患者也一再怪罪医生用错药物,非常生气⋯⋯

专家点评:本病例属于药物副作用告知不详细,过于相信患者对自身患有前列腺增生的"轻度"描述。医生在医嘱下达前应向患者强调 654 - 2 对其可能出现的影响,让患者参与医疗,权衡选择,或改用其他药物解痉镇痛!

（王平红）

第五章

血液科的医患沟通

导语

人们的权利意识及自我保护意识在逐渐增强,对疾病及治疗的了解渠道较前增多,对于诊疗的要求也相应地提高。医患沟通贯穿整个疾病的诊断、治疗、康复的全过程,在沟通时需对疾病的演变、方案、疗效、预后、费用等相应的问题都应解释清楚,往往是由于沟通不畅。血液科对很多患者是陌生的医患沟通尤其要注意细致、耐心,解释 PET、CT 在淋巴瘤检查中的重要性及必要性;CART 治疗方案在复发难治的骨髓瘤中的可行性及有效性等,这些先进的检测手段或治疗方案在临床工作中常会被患者及家属问及。不经意间的一句话,就可能拉大了医患间的心理距离。因此,在临床工作中应该把沟通技能与血液专科知识贯通,给患者带来最佳的就医体验。

第一节　血液科疾病与患者特点

1. 血液科疾病特点

提及血液病,大家第一印象就是白血病,它确实是属于血液病的一种,但实际上血液疾病种类很多,比如各类贫血、急慢性白血病、骨髓瘤、淋巴瘤、血小板减少、血友病、遗传性或获得性凝血因子缺乏症等等,各大类疾病细分后种类更多。血液科较常见疾病有:缺铁性贫血、免疫性血小板减少症、白血病、淋巴瘤、多发性骨髓瘤;其中多数疾病的诊断过程较为复杂,检查项目繁多,且在不断更新完善中,不同疾病需完善的检测项目不同于常规检查,如各类白血病的诊断需"MICM"检查来明确诊断,包括骨髓细胞形态学、流式细胞学、相关基因、染色体检查。近年来,二代测序技术的应用对多种血液系统疾病的明确诊断和判断预后有比较重的地位,相关的检测手段对于患者及陪护家属而言,既陌生又晦涩难懂,用患者的话来说,就是"患者懂的疾病相关知识要跟医护人员一样多"。患者周转时间快,医护人员还未及时详尽讲解的疾病相关知识,患者就已经办理出院。因此,绝大多数患者对自身疾病既陌生,又无从下手,医患沟通起到了非常重要的作用。

2. 血液科患者特点

血液科住院患者多为血液肿瘤,如白血病、淋巴瘤、骨髓瘤等;另外一部分起病急、病程迁延如,再生障碍性贫血、免疫性血小板减少症等。急性白血病,疾病本身进展快、病情重、费用高,发病时年纪轻、死亡率高,医患需保持有效沟通才能保证治疗顺利、高效地进行;同时由于化疗及疾病本身的特点,患者易合并感染、出血、疼痛等,患者及家属同时面临巨大的心理压力和经济负担,导致患者及家属性情急躁、难于沟通,将自身对疾病的恐惧、焦虑情绪转移至医护人员身上,容易引发医疗纠纷。此外,很多家属在患者诊断及治疗初期,对患者隐瞒病情,造成患者对自身疾病及治疗中出现毒副反应不了解,对医生和护士产生不满;部分患者会在知晓病情后感到绝望,拒绝治疗;在肿瘤复发、病情加重、治疗相关副作用不能耐受时,部分患者及家属常常把自己的心理压力发泄到医护人员身上。因此,血液科患者及家属具有非常复杂的心理特点。

第二节 血液科医患沟通要点

沟通的方式有:通信、传达、传授、交易、联系等。沟通不仅是指谈话,谈话不是沟通的唯一手段；可借助各种媒介如语言、表情、动作、姿态、行为等，进行信息的传递。医患沟通是多种手段综合运用的体现，是为了满足医患关系、医疗目的及医疗服务情景需要的特定人际交流。

1. 沟通要及时、充分

血液科很多疾病的专业性较强，在沟通时，很多患者及家属对于专业知识了解不充分，易引发医患纠纷。如血小板减少症，多数患者就诊时症状较轻，往往只表现出皮肤瘀斑、瘀点及牙龈出血等轻微的症状，本身无明显发热、疼痛等其他表现；患者及家属误认为病情较轻，一旦患者因血小板减少出现脑出血死亡，若入院时未及时跟家属沟通或沟通不到位，家属对病情轻重、复杂程度以及预后情况了解不及时、不充分，极易引起家属对医生的不满，可引发医患纠纷。

在诊疗过程中，医生有义务和责任向患者或家属介绍疾病诊断、重要检查的目的、主要治疗措施、病情及预后，以及某些治疗可能引发的不良后果、并发症的防范、治疗费用及技术力量等情况。需耐心地回答患者及家属提出的问题，认真听取患者及家属的意见和建议，增强患者及家属对疾病治疗的信心。医护人员要加强对目前医学前沿知识的了解，有的放矢地介绍给患者或家属，从而获得他们的理解、支持及配合，进而保证临床医疗工作的顺利开展。在医疗活动过程中如发现可能出现问题的患者，应立即将其作为重点沟通对象，有针对性地进行沟通，并在各班交接时将值班中发现可能出现问题的患者和事件作为重要内容进行交班，使下一班医护人员做到心中有数地做好沟通。根据患者病情的轻重复杂程度以及预后情况，患者或亲属的文化程度及要求不同，由不同级别的医者会用不同的方式进行沟通。如主管医师与患者或家属沟通有困难或有障碍时，应更换他人或者权威医者与其进行沟通。

2. 沟通要把握时机、时间

根据病情轻重及患者情绪选择合适的谈话时机，如急性期患者要绝对卧床休息，这时医护人员只需要把关心恰到好处地传递给患者，待病情好转或稳定后再与谈论疾病的诱发因素及心理感受，同时给予心理支持，使其得到理解和安慰;谈话期间,让患者保持舒适卧位,时间以其能耐受及不觉累为度;谈话结束时,要真诚地向患者表示感谢。

血液科较多肿瘤患者治疗后出现复发,新药的临床试验对于患者可能是挽救生命的重要手段,但多数患者及家属对于药物临床试验认知可能停留在"小白鼠"的误区,对于新药的重要性及可能带来的获益了解不充分,易对治疗产生误解。目前基因测序等检查手段发展很快,目前治疗模式也已转换为精准、个体化治疗,可通过基因测序方法来检测疾病本身的突变,选择合适的靶向药物治疗,该模式强调规范化、全局化的治疗策略,由于血液学科专业性强的特点,要求血液科医生具有专业性同时又有社会学基础,能够综合评估病情、经济条件、家庭状况等多个方面,能够及时、有效地进行沟通,制订合理治疗方案。

3. 沟通专业、个体化

血液科作为专业性较强科室,若医护人员缺乏相关专业知识,沟通时表现出不自信,回应患者及家属也是模棱两可,使患者和家属对于医生的信任度明显下降。医护人员要根据患者的年龄、性别、民族、文化程度、职业、病情轻重等,特点选择适当的谈话方式和内容,并根据患者的社会、家庭背景及当时的心理感受灵活掌握。一般情况下,沟通是在当时特定环境下传递需要的信息,如患者即将面临痛苦的检查或治疗,将会出现焦虑、恐惧及不安的感觉,医护人员应及时了解患者的情感及心理变化,并向其提供针对性,鼓励、安慰等;这样不仅可以及时地处理患者的问题及满足其需要,还能使患者感到温暖、关心及重视,促进医患关系。还能运用恰当的比喻说词比如,告知患者"医生诊断疾病跟法官一样需要证据,目前的检查没有证据""人的身体就像一部手机,零件没有大问题,主要是流量的问题"等,这些都是放松患者心身的良策。

4. 主动关心患者、建立信任感

信任是沟通的基础,医护人员要以温和的语言、真挚的情感、和蔼的态度,主动关心患者,赢得患者的信任。如医护人员可主动介绍自己及职责范围,耐心地解答患者提出的问题等,在彼此信任的基础上,医护人员的主动询问,患者会很自然地向医护人员讲述并探讨他们的故事和心理感受,医护人员对患者进行疏导,对患者的心理有治愈的作用,而医护人员也能从交谈中了解其心理问题和症结。医患之间信息的不对称加剧了两者之间的紧张关系;社会学研究的理论认为,信任的本质是社会成员在面对不确定性、复杂性增加时,体现出的对自己依赖对象所维持的时空性特征。信任的社会功能是简化复杂社会关系,降低社会活动成本,信任建立在必要的知情基础上。在过去,虽然医疗卫生常识没有现在这么普及,但是村民对赤脚医生却十分敬重;很重要的原因就是,由于赤脚医生是乡亲们熟悉,且满足了当时村民们的基本医护需要,村民们由此更信赖赤脚医生。现代社会是一个不断"陌生化"的社会,医患之间的信任失去了以往有效的"人际信任"伦理保障,进而激化了信息不对称所造成的"信任缺失"。建立医患信任,在现代社会无法全靠人际信任的维系,还要靠制度信任的保障。信息沟通是信任的基础,在医患矛盾之中,信息的不对称是导致医患双方不信任的重要因素;在医患信息不对称的情况下,患方对医院的不信任感会加强。信任模式是基于较低的信息成本和特殊的道德情感特质建立,能够有效地预防医患纠纷,沟通则是建立医患信任的桥梁。

第三节 血液科医患沟通的典型病例

典型病例一:

"我妈来的时候能走能动,治疗之后反而不能动了,是你们治疗不负责?"

患者家属之所以存在这样的质疑,是患者家属对医学的误解,就医期望值过高医学而导致。医学绝非无所不知,医生绝非无所不能,大多数医疗纠纷都是由于患者对医学知识的不了解,对医疗期望值过高而引起。医患存在医疗信息不对称的情况,医生在接诊的时候,也未充分告知患者家属疾病相关信息(患者现存的疾病状态,以及治疗后疾病的进展、转归、预后等方面)。医疗是高风险行业,在疾病诊治过程中,疾病发展具有不可预知性、患者的个体差异性、医疗差错等很多因素都会导致医疗风险的发生。

对医学知识和能力的了解不足,往往使患者忽略了医疗过程中的潜在风险。社会应当认识到医生是人不是神,患者对医生和医疗技术有着过高的期望值,希望能药到病除、妙手回春;然而,人类生老病死的自然进程是不可逆转的,医学的有限性决定了只有少数疾病可以治愈。健康靠的是良好的生活习惯,对疾病做到防微杜渐,更关键是靠平时的卫生保健。医学的发展水平始终是有限的。钟南山院士说过一段很有哲理的话:"疾病告诉了你,你的生活出现了问题;如果你听它的,然后改正,那它自然就会走掉。"但我们许多患者不明白这个道理,对医疗诊治抱有过多地期待甚至依赖。许多极端的伤医事件往往发生在患者抢救无效死亡,患者家属无法接受事实而认为抢救无效就是医生失职,就是诊疗有过错造成的。此时,有效的沟通就显得格外的重要,只有医患都拥有了知敬畏、有品质、有尊严的生命观和医疗观,才能在一定程度上避免医患纠纷的出现。

典型病例二:

"这次治疗的反应格外大,是不是换了方案或这次用的是假药?"

当患者抱怨"跟上次治疗方案一样,这次的反应格外严重,是不是换了方案或这次用的是假药",是医患沟通不及时或不全面引起的;当患者对化疗药物相关副反应了解得不够全面,可能会引发上述误会。医生应该告知患者或者家属,化疗方案是根据患者本身的具体情况量身制订的,化疗药物在杀灭肿瘤细胞的同时,也会损害人体一部分正常组织,会给人体带来一系列的毒副反应,化疗药物的副反应程度、持续时间与化疗药物的类型、剂量、联合用药以及患者本身的因素相关。因此,不同的化疗周期,人体会存在不同的毒副反应,当医护人员对沟通不够重视,认为患者听医生的就可以了,不需要了解太多医疗相关程序和治疗方法,这样的做法会让患者产生医生不够负责的想法,容易引发医患矛盾;其次医患沟通中缺乏技巧,医护人员对人际关系的复杂性估计不足,在接触患者时紧张、胆怯、行动拘谨、语言生硬、不知如何沟通,缺乏告知患者病情、治疗风险、医疗费用及注意事项等方面信息的技巧,也容易引发医患矛盾。医患沟通实际上是医护人员履行将患者病情和诊疗行为告知患者的义务。

典型病例三：

"为什么相同的肿瘤疾病,却是两种不同治疗方式,费用也相差这么多?"

患者之所以会存在类似的疑问,我们医生诊疗过程中,应该根据患者或家属的文化、家庭收入、接受能力,用通俗易懂的话来介绍疾病诊断、重要检查项目的目的及结果、主要治疗措施、病情及预后某些治疗可能引起的严重后果、药物不良反应、并发症防范及医疗费用等等,让患者及家属对自身疾病的诊疗、疗效、预后及费用有大致的了解。世界上没有两片相同的雪花,同样也没有相同的肿瘤,即使是原发肿瘤和转移肿瘤,也是"千人千面",肿瘤在生长过程中经过多次分裂,会发生改变,生长速度、侵袭能力、对药物的敏感性以及预后等各方面均会产生不同的差异。患者在接受治疗时,治疗方案也不是一成不变的,要根据患者自身的情况及用药疗效,随时做出调整。若一味地追求等量用药,不仅达不到预期的治疗效果,反而适得其反,形成过度治疗,让病情加速或直接恶化,家属和医生应随时沟通患者治疗情况,让患者保持最好的状态对抗肿瘤。然而,每个家庭的情况也是不一样的,医生不仅要针对患者的病情,也要根据家庭经济能力制订有效的治疗方案,患者本来就觉得自己在拖累家人,面对高额的费用会严重影响患者心态,降低治疗效果,所以考虑患者家庭经济也是治疗中必不可少的环节。

在临床实践中,医患沟通起着不可低估的作用。良好的沟通技巧,是建立良性人际关系的基础,且能使工作氛围协调一致。尊重、同情、理解、关爱患者,真正做到急患者之所急,想患者之所想,帮患者之所需,以此建立良好、和谐的医患情感,在患者及家属的心目中树立起圣洁形象是防止和避免医患纠纷的基础保证,加强医患沟通,建立良好的护患关系。医患沟通是临床实践的重要内容,也有着特殊的工作含义,所交流的内容是与患者的疾病转归及康复有直接或间接的相关性,同时也包括双方的思想、感情、愿望及要求等方面。设身处地地为患者着想,理解、尊重、维护患者,对患者的需要及时作出反应,随时向患者提供有关健康的信息,并进行健康教育,对患者所提供的个人信息保密。医患关系是在治疗过程中医护人员与患者之间产生和发展的一种工作性、专业性、帮助性的人际关系网。医护人员与患者之间应相互信任,相互了解,沟通与交流信息。营造和谐的就诊氛围,即便是由于条件限制不能完全达到患者需求,也会得到患者的谅解,从而化解矛盾,减少医患纠纷的发生。

医护人员必须规范自身行为,加强责任心,最大限度地满足患者的各种合理需求,以诚信和优质服务在患者的心目中树立起良好形象。将医疗矛盾消灭在萌芽状态,减少和控制医患纠纷引发的不良后果,并维护自身的合法权益。

(单月华　李小艳)

第六章
内分泌代谢科的医患沟通

导语

内分泌系统主要由人体内的分泌腺体、组织及细胞组成,其分泌的激素通过内分泌、旁分泌、胞分泌及神经分泌等方式与各个靶器官、组织、细胞相互作用从而在体内发挥生物学作用。人体主要的内分泌器官腺体包括下丘脑、垂体、胸腺、甲状腺、甲状旁腺、胰岛、性腺等,它们参与人体的生长发育、代谢、生殖等各项生理活动。当这些器官腺体自身结构或功能异常时,易导致体内激素失衡,引起机体功能紊乱,我们称这一类疾病为内分泌疾病,而内分泌代谢性疾病主要是由于代谢过程中某个环节发生异常所引起的。常见的疾病包括糖尿病、骨质疏松、甲状腺功能亢进、多囊卵巢综合征、肥胖症等。内分泌代谢性疾病分为遗传性及获得性。当然,生理因素也可能导致内分泌代谢性疾病的产生。随着年龄的不断增长,人体内激素水平会发生一定变化。例如女性到了更年期,体内雌激素水平下降,导致骨质吸收增加,此时易发生骨质疏松。除此之外,也有部分患者是因为生活方式不当导致患病。如高热量饮食、长期高糖、高淀粉饮食,缺乏运动易导致糖尿病;高脂饮食加之缺乏运动易导致肥胖症、血脂异常;长期大量饮用啤酒易患高尿酸血症或痛风;过度节食则会引起内分泌失调、营养不良、生长发育迟缓等。另内分泌代谢性疾病,尤其是糖尿病,是我国常见的慢性疾病,需要长期的医疗服务和患者的自我管理,因此在患者的诊疗及护理过程中需要医护人员具备丰富的专科知识以及良好的沟通技巧和宣教能力,提高患者治疗的依从性和自我管理水平。

第一节　内分泌代谢科疾病与患者特点

1.内分泌代谢性疾病特点

(1)内分泌代谢性疾病种类繁多,早发现、早诊断、早治疗对患者获益更大。

(2)内分泌代谢疾病是疾病初期患者自觉症状不明显、慢性、进行性、全身性疾病,另由于不同的个体、不同的年龄及同一个体的不同器官,对同一激素的反应有较大的差异。以及受起病快慢以及病程长短的影响,不少内分泌疾病的临床表现不典型,容易漏诊。

(3)内分泌系统疾病临床表现复杂多变,常常波及多个系统或器官,临床上许多"疑难杂症"其实是属于内分泌代谢系统疾病,如尿崩症、巨人症及肢端肥大症、催乳素瘤等。

(4)内分泌代谢疾病影响患者的体液、营养调节。因此患者会出现身体外形的改变、性功能异常、进食或营养异常、疲乏、骨痛等症状。

(5)内分泌系统与神经系统具有十分密切的相互调节关系。下丘脑及中枢神经系统调控内分泌系统的功能,而内分泌腺体所分泌的激素又可反馈性作用于下丘脑。此外,循环中的多种内分泌激素,亦对神经组织有不同的作用。因此,内分泌疾病可伴随不同程度的神经精神症状。

(6)除了因内分泌腺及肿瘤所致的功能紊乱,可通过手术切除肿瘤痊愈外,多数内分泌疾病需要长期服药、定期复查,故需要患者对所患疾病的自然病程、危险性、定期随访的必要性以及适当治疗的益处等有较全面的了解,增强患者的依从性,方能维持健康状况。

2.内分泌代谢科患者认知误区

(1)患者对疾病的认知存在很多的误区。比如觉得患糖尿病就是吃糖吃的,认为打了胰岛素就不用控制饮食,认为注射胰岛素会上瘾,等等。

(2)内分泌代谢性疾病种类繁多,涉及多种疑难杂症和慢性疾病,部分患者存在不同程度的心理问题,如焦虑、抑郁、躁狂等。

(3)内分泌代谢性疾病,特别是代谢性疾病与患者饮食及运动息息相关,部分患者的管理能力较弱,需要医护人员及家属长期的指导监督等。

(4)内分泌代谢性疾病多需长期持续治疗,导致患者治疗依从差,甚至部分患者出现停药等现象,严重影响治疗效果。

第二节　内分泌代谢科医患沟通要点

(1)内分泌代谢性科患者很大一部分是老年患者,老年人理解思维能力,以及听力等都有不同程度的衰减。因此医生需要耐心、仔细地同患者解释,注重眼神等交流,尽可能采用通俗易懂的语言同患者交流。

(2)针对内分泌代谢性疾病的治疗,常与日常生活密切相关。健康科学的生活方式不仅是疾病治疗的基础,也是决定疗效的重要决定因素。多数内分泌代谢疾病需要长期持续地治疗,并需要定期监测和就诊,因此患者的依从性与配合度至关重要。需要加强日常的沟通,通过多种方式对患者及亲属进行健康教育,告知相关疾病的基本医学知识。让患者和家属学会预防和保健措施,了解所患疾病的自然病程及预后,知晓定期随访和监测的必要性等。

(3)适当使用画图释疑。画图进行解释和沟通要比单纯语言沟通起到事半功倍的效果。如甲亢与桥本甲状腺炎、糖尿病治疗与并发症、甲减与甲状腺激素替代治疗、甲状腺结节等。

(4)借用逻辑。由于很多内分泌代谢性疾病缺乏特异的临床表现,故明确诊断有赖于逐步进行的一系列实验室检查。有些疾病还需要进行内分泌动态功能试验以进一步明确诊断。如根据病情需在不同特定时间多次抽血及反复留取尿液。当患者不理解为何做那么多检查时,不妨给他分析一下。医生的逻辑思维能力是职业素养之一,把思维的过程简单介绍给患者,他们就可能会理解医生安排做的检查和开的药物是什么目的,从而积极配合。当检查结果回后,应及时向患者反馈检查结果以及交流将进行的进一步的检查和治疗,让患者在充分知情的情况主动参与和配合实验室检查。

(5)善用比喻。医学问题很多时候用比喻可以帮助理解。把血管比喻为水管、动脉粥样硬化比喻为水垢,虽然有点牵强,但的确有利于理解。

(6)难杂症诊断需要较长的时间和费用,同时患者抱着极高的希望来就诊,这就造成现实与患者期待之间的巨大差距。所以必须预先告知诊断流程及可能后续治疗过程,让患者的期待与现实结合。

(7)一些内分泌代谢性疾病如糖尿病、血脂异常原发性骨质疏松症等由于需要长期服药并定期监测,对于患者而言,经济压力较大。因此医生在决定治疗方案时,应采用个体化的治疗方案需充分考虑患者的经济条件、受教育水平、依从性等。这些信息可通过有效的沟通获得。因此,要求医生与患者除沟通病情以外,还需深入了解患者的社会心理特征,收集信息以帮助制订方案。临床治疗应以人为本,从患者的角度出发,设身处地替患者着想,制订出恰当的治疗方案。

第三节　内分泌科典型病例

典型病例一:

患者,女性,入院诊断为"低血糖症"某日患者出现低血糖症状,指尖血糖为:3.2 mmol/L,立即报告值班医生,嘱患者立即进食,医生及护士再次向患者强调进食的重要性,患者表示知晓。于15 min后再次复测血糖,测患者血糖为:2.9 mmol/L。患者诉仅进食几颗圣女果,未进其他食物,立即报告当班医生,遵医嘱:静脉推注50%葡萄糖20 ml,于15 min测血糖值正常。患者于1 h再次复测血糖为14.3 mmol/L,患者及其家属责怪医护人员血糖高系为推高渗糖所致。

低血糖为糖尿病患者最常见的急性并发症之一,患者低血糖发生后医务人员嘱患者进食时,未告知患者宜进食哪些食物;临床上予患者推完高渗糖后一般会有一个应激性的高血糖情况发生。医护人员在患者发生低血糖时未进行有效的教育及推糖后未进行必要的解释,才导致此情况的发生。患者在住院期间发生低血糖时医护人员最好应看到患者进食完后再离开病房,必要时床旁观察;在进行下一步处置时应与患者做好相应的解释工作,以免不必要的情况发生。

典型病例二:

男,因"2 型糖尿病伴血糖控制不佳"收入住院,入院后遵医嘱:予患者佩戴连续动态血糖监测装置,患者于几日后查费用,诉医院违规收费,并诉无人告知除探头费用外,每小时还要另外再按标准收费。

连续动态血糖监测装置为糖尿病患者监测血糖的重要手段之一,能动态地监测患者的血糖波动情况,一方面缩短了患者的血糖达标时间由此能缩短患者的住院时长,另一方面能减轻患者测指尖血糖的痛苦。在佩戴之前医护人员有义务告知患者收费标准,包括除探头以外的费用及医保报销情况。除费用外,也应向患者告知佩戴该装置的重要性及必要性,让患者有足够的知情权,保证医疗工作的正常运行。

典型病例三:

刘阿姨患有糖尿病多年,前几天由于血糖波动较大再次在内分泌科住院治疗,医嘱给予硫辛酸静脉滴注。某日,输液毕,患者诉今日有用避光输液器但两瓶点滴一瓶也没有用避光套,询问护士硫辛酸注射液是不是医生停止了医嘱,经过查证,患者硫辛酸未停,系护士在输注硫辛酸时未使用避光套。患者立即告知主任及护士长,说护士操作不当,导致自己的治疗效果下降。好在经过赔礼道歉,患者未再纠缠此事。

硫辛酸对光敏感,遇光易氧化分解。站在患者的立场希望所用药物能对自身发挥最大的作用。临床护理人员应加强培训,熟悉掌握常见药物的使用方法及作用,忙而不乱,才能更好地服务好患者。

典型病例四:

女,因"糖尿病"收住入院,既往有腰椎间盘突出病史,因患者腰痛不适症状加重,医生予患者开核磁共振检查。当患者入磁共振室检查时医技人员询问患者全身是否有金属物品,患者说下肢曾有钢板植入史。因此,患者无法进行磁共振检查。

这是很常见的医患沟通问题,医生在为患者开具任何检查前一定要全面评估患者有无该检查的禁忌证,做好指导及告知义务,以免去患者麻烦。

第四节　内分泌代谢科诊疗沟通失败案例

内分泌及代谢性疾病系统内常见的医患沟通障碍,通常与患者缺乏对所患疾病的基本认识、医生由于日常工作繁忙而未能与患者充分沟通,以及长期监测及治疗所带来的经济压力有关。

典型病例一:

男,因"尿崩症"收入住院。医嘱:记 24 h 尿量,责任护士告知患者需记录 24 h 尿量,护士每班会来询问。患者表示知晓。于第三天中班询问患者尿量时,患者诉:护士仅告诉她记 24 h 尿量,24 h 后未进行记录。

护士在告知患者记录 24 h 尿量的时候,应向患者说明记录 24 h 尿量的持续时间,因医嘱开出来是记 24 h 尿量持续医嘱,患者并不知晓。以免耽误患者的治疗。

典型病例二:

男,因"2 型糖尿病"收住入院,入院后行胃肠镜检查,患者行胃肠镜时间为下午,患者进行肠道准备,导致低血糖的发生而后自行进食。患者诉行胃肠镜安排时间不合理导致发生低血糖,延误了自己的治疗。

糖尿病患者行胃肠镜检查应避免低血糖的发生,检查时间不合理,患者可及时向医护人员反映情况。医护人员在患者禁食的过程中应密切观察,以预防低血糖的发生。

典型病例三:

女,66 岁,小学文化,因"糖尿病"收住入院,医嘱予胰岛素泵降糖治疗,上胰岛素泵前医护人员反复多次告知患者用泵的必要性并签署知情同意书,并告知患者用泵期间的注意事项,患者表示知晓。某日测患者餐后血糖较高,护士听胰岛素泵发出报警声音,立即查看,胰岛素泵显示无输注。问患者有无听见胰岛素泵报警声? 患者说:听到啦,但是护士没有告诉我报警声响了就要告知医护人员。患者怨声载道,说护士不负责任。

胰岛素泵是糖尿病患者治疗的重要手段之一,用泵期间需护士及患者共同维护,部分地区医院并未开展胰岛素泵治疗,对于初次使用胰岛素泵的患者,医护人员除了向患者讲解用泵期间的注意事项外,还应针对不同的患者进行个性化的指导。

典型病例四:

男,BMI≥28.2 kg/m^2 因"2 型糖尿病"收治我科入院,管床医生欲予患者司美格鲁肽注射液进行治疗,管床医生与患者沟通时诉该药最常见的副作用为:胃肠道反应,大多都为轻症。患者于注射该药后出现了严重的胃肠道反应,呕吐不适,虚弱乏力。患者情绪激动,告诉医生未尽到全权告知的义务。

药物副作用告知不详细,医生在医嘱下达前应向患者强调此药物对其可能出现的影响,让患者参与医疗,权衡选择,或改用其他药物进行治疗。

医患沟通,是医疗机构的医护人员在诊疗活动中与患者及其家属在信息方面、情感方面的交流,是医患之间构筑的一座双向交流的桥梁。正确的医患沟通更有利于医生对病患者病情的了解,更有利于对病患的进一步诊治,也是现在医疗事业中,医护人员所要掌握的一种沟通技巧。要做到换位思考、真诚对待患者,采用多种沟通技巧详尽告知患者诊疗及护理内容,充分尊重患者的知情权、选择权,使患者积极支持、配合医疗工作,减少不必要的医患纠纷。

(桂玲 方萍萍)

第七章
儿科的医患沟通

导语

　　儿科学属临床医学的二级学科,其研究对象是自胎儿至青春期的儿童。儿童时期机体处于不断生长发育的阶段,易受各种不良因素影响导致疾病发生和性格行为的偏移,如不能及时干预和康复治疗,短期内病情进展,可能导致死亡。远期会影响发育,甚至致残。儿科学的任务不仅要降低发病率和死亡率,长远的是着眼于保障儿童健康,提高生命质量。医护人员与儿童父母的沟通十分重要,因为儿童不能表达病情。医学实践中,由于患儿免疫功能低下,许多疾病起病急骤、进展迅速、变化多端,家长期望值高,在患儿病情恶化时很易产生埋怨情绪。儿童惧怕医护人员,体格检查时拒绝合作,造成医护人员对疾病的判断有一定困难,医生的视触叩听每一步都要与其父母做到有效的沟通,才能通过有效治疗达到保护儿童健康提高生命质量的目的。同时,家长不是 24 h 守在身边,容易误导医护人员,致病史采集可靠性降低。有的家长絮絮叨叨、不厌其烦,把孩子从出生到这次患病全程详尽描述,病情主题不确切,增加了医生对关键病史采集的难度。儿科医护人员要具备专业的理论基础知识、过硬的操作技术,还要具备与患儿家属建立和谐医患关系的相应人文素养。

第一节　影响儿科医患沟通的相关因素

1. 患儿因素

（1）儿科疾病多有起病急、变化快、病情反复的特点。儿童免疫系统尚未发育完善，机体的抗病、防病能力较差，患儿本身存在较多的不可预测因素。与成人相比，儿科疾病变化有时就在瞬间。以急诊为例，如高热惊厥、中毒和意外伤害，往往在孩子玩耍过程中突然发病或发生意外。也有某些病儿，特别是新生儿、体弱儿，虽然起病时较轻，但由于病原体毒力较强、自身抵抗力较弱等原因，病情易骤然加重，甚至突然死亡。这对于患儿家长的打击是突如其来的，家长在来院就医前已心急如焚，且没有做好病情恶化甚至死亡的思想准备。这是儿科医患难以沟通的一个关键点。

（2）儿童的语言表达能力有限，特别是年龄较小的婴幼儿根本不具有语言表达能力，医生难以获知患儿身体上的不适感受，无法准确、完整地获取病情。患儿病情多由家长讲述，而家长对于患儿病情的陈述往往存在一定的局限性甚至缺乏客观性，儿科医生常常只能了解到患儿病情的某一部分，甚至有时候还会出现描述与实际病情南辕北辙的情况。比如有家长带几个月大的婴儿就诊，告诉医生"娃娃肚子痛"，结果医生详细询问病情后得知，患儿是喜夜间哭吵，家长就认为是由于肚子痛引起的。这种情况就必然会影响到医生对患儿病情的判定。

（3）患儿年龄较小，其对疾病的耐受能力较低，儿童对玩乐有强烈的需求，喜自由，对医院这种色彩较单一、环境较严肃、来了就多半要打针吃药的地方有天然的排斥，可能出现烦躁、哭吵，且不易停止，有的孩子甚至表现为不吃不喝，情绪低落，自我封闭，不愿与人交流，他们的生理需要、安全的需要、归属的需要、尊重的需要受到威胁，这些需要如果得不到适度满足，则会导致患儿出现强烈的反常变化，这无疑为医生与其沟通更增加了难度。

2. 家长因素

（1）多数患儿家长对于基本的医疗知识、儿科疾病知识都不够了解。一旦孩子患病就会表现得非常焦虑、紧张、恐惧。孩子生病,全家动员,一个患儿两代人陪护。家属一多,意见就多,情绪也容易相互感染,往往容易造成孩子父母手足无措。这时医生与患儿家属进行沟通,难以获得良好的沟通效果。

（2）家长对待孩子的溺爱,渗透在患病的整个过程,百依百顺。患儿与家长也希望医护人员如他们一样围着孩子转。病情好转,家长与医护人员相安无事;若孩子的病情迟迟不见好转,家长会认为是医生护士对孩子不关心所致,对查房的次数、谈话的时间多少、问候的笑容都十分在意。

（3）患儿家长希望患儿早愈,希望必好,希望孩子进了医院后,就等进了保险箱。儿童病情变化快,同一疾病在不同患儿身上可能进展不一、表现不同,不同的疾病也能出现相同的症状。家长通过网络可以查到很多疾病,喜欢用网络知识来判断孩子的病情,医生的诊治与"网上诊断"不一致,他们有的会相信"网上"诊断,质疑医生。有些疾病较为隐匿,需要时间去观察,或需要结合一些相关的检查进行进一步诊治,若沟通不到位,家长会认为化验、摄片等辅助检查使医生耽误时间、过度治疗,他们自认为症状明确,只管开药就可以了,希望"一针见血""药到病除"。

（4）家长大都对年轻医生不信任,产生抵触心理,在诊疗过程中不予配合,往往容易在言语、行为上表现出对医护人员的不满。实际临床工作中,尤其是三甲医院一天三查房的都是年轻的住院医生,他们与患儿家属接触最为密切,年轻医生更要学会沟通。

3. 医方因素

（1）近年来儿科医生减员,医疗资源缺乏,工作量加大,医患沟通时间减少,据调查当下平均每位患儿的诊疗时间基本在 10 min 之内,忙时只有 5 min 左右。全国约有儿科执业（助理）医生 96178 人,占总执业（助理）医生数的 3.90%;儿科床位 341527 张,占总床位数的 6.62%。我国大约是 0.44 个儿科医生/千儿童,按照美国 1.46 个儿科医生/千儿童,我国至少还缺 22 万的儿科医生。还有相关调查数据显示：儿科医生不是当前大多数医学院毕业生的首选志愿，主要有三个原因：工作量大、工作风险大、收入低。这三条致儿科医护人员量在减少，工作积极性逐渐降低。

（2）低年资医生缺乏工作经验，操作不熟练，如腰穿、骨穿等，容易损伤或失败，致家长不易信任而产生误会。

（3）部分儿科医生责任心不强，巡视病房过少，病情不了解，当患儿家长询问病情时表现出不耐烦情绪，逐渐造成患方的不信任。

（4）个别医生和护士在诊疗和护理过程中不认真执行规章制度，减少程序，和患儿家属交代不清，从而产生差错，造成家属对医护人员不信任而发生纠纷。

第二节　儿科医患沟通方法与要点

1. 与患儿家人的沟通

患儿大多不能正确诉说自己的病情，体格检查时往往不合作，为搜集到完整的病史资料，儿科医生必须与患儿家人建立良好的沟通，医生与患儿家人的沟通直接影响儿科临床工作能否顺利进行。此时，儿科医生应正确处理好主动与被动的关系。既要善于倾听，又要善于解释。用心倾听可赢得患儿家人的信任。在儿科临床工作中，存在这样一个普遍现象：患儿家人总想把小孩患病的所有症状都告知医生才放心，话语中无重点，掺杂着很多无关紧要的话，如何表达医生在认真倾听又要适时从中打断，引导转移主题，这是沟通的技巧。有一份调查，当患者诉说症状时，平均 19 s 就被医生打断了；有些儿科医生认为现代的辅助检查，如彩超、CT、核磁共振、内窥镜等设备可以提供清晰的影像，已经足以取代和患儿家人的谈话，对其倾诉表现得不耐烦等，这些都不利于医患沟通。在强调倾听重要性的同时，要把握倾听的技巧，努力做到相互尊重，相互理解。站在患儿家属的角度，认真听取患儿家人对患儿的病情介绍，引导询问，做到语气平和，适当重复患儿或其家长讲述的主要内容以求证其一致性与真实性，从而收集到接近完整又有重点的病史资料。偏执的家长会对检查及治疗需要的时间较长表现出不耐烦、唠叨，还会有怨言。此时，医生还是要用通俗易懂的语言解释，缓解、安抚家长焦躁不安的情绪，以达到沟通信任的目的。用体语与患儿家长沟通。如果在办公室，可递送一杯水，轻拍其肩膀，表达自己的关注与爱心。

2. 耐心解释，会取得患者家属的理解

患儿病情变化较快，家属会焦急惧怕，对患儿健康生命担心，这种心理十分正常。他们会提出各种各样的问题，在诊治过程中，医护人员要主动、耐心、及时地向患儿家属介绍有关患儿的病情及可能的转归，向家属讲述患儿发病的病因、发展、预后等，查房时可宣传卫生保健知识。对患儿因发热可能反复持续较长时间的家属，可与其分析引起反复发热可能的原因以及何时需服用退热药及用药注意事项等，使他们对疾病的诊治心中有数，消除疑虑，增强对医生的信任感以及对疾病恢复的信心，指导护理患儿的家属学会怎样发现患儿病情变化的细节。在沟通过程中，需要做到书面沟通。例如，对于病情复杂、病重病危的患儿以及输血、特殊治疗、操作手术等存在风险的医疗过程，一定要对家属，尤其是父母进行医疗风险的告知，严格遵守知情同意原则，嘱咐监护人书面签字。

3. 与患儿的沟通

儿科医生服务的群体是患儿，患儿不是成人的缩影，不能以对待成人的方法来对待患儿，必须根据儿童的心理特征与患儿沟通，尽管患儿年幼，不能用语言表达或表达不准，还是可以根据不同家庭背景、性格、性别、疾病等决定不同患儿需要的沟通方式，也就是沟通个体化。沟通总的原则是相同的。

（1）要有一颗童心。与患儿交流时，先拉近彼此的距离，寻找共同话题，仔细观察患儿，熟悉患儿关心的话题。例如，每个年代的小孩都有喜欢的具有代表性的动画片、卡通人物，像一些热播剧"小猪佩奇""喜羊羊与灰太狼"，即使遇到爱理不理的小孩，只要抛开自己是医生的身份，与他们聊聊他们喜欢的动画片、卡通人物，他们都会很高兴的，从心里接受你，而不认为你是一个强迫让他打针、吃药的医生。

（2）要有关爱之情。由于患儿年龄小，对他们的心理状况及表达的内容常被忽视。患儿是病痛的受害者，其实他们对自己病痛的发言有时是十分正确的。在给予关爱尊重时，会不经意说出疼痛的部位、性质，甚至时间变化等症状。医生要掌握提问的技巧，不能开门见山，直截了当地问，可以先给予和蔼的微笑，使孩子感到亲切，用孩子理解的语言、行为去沟通。比如听诊时说"我们来玩个游戏好吗""我们打个电话好吗"，检查咽部时可以说"让我看看你长几颗牙了""让我看看牙齿有没有长虫子"，腹部触诊时可以说"让阿姨摸摸你吃了几碗饭""让叔叔摸摸小肚子圆不圆"。周岁以内的孩子听不懂你的话，可以用图片、铃声等吸引他们的注意力，消除紧张情绪。当患儿主动积极配合检查治疗，给予赞许的微笑表示赏识。有时父母接话说，孩子昨晚肚子痛，孩子会说昨晚没有痛，是天亮了才痛，肚子一痛就拉稀，还拉到裤子上了，这时医生应鼓励孩子，给他点赞！

（3）要用体语表达。当患儿讲话时，要表现出在认真倾听，在交流过程中，要尽量做到语言简单易懂，语气平和，语调亲善，适当提问、引导，适时应和，给予多夸奖、多鼓励、多呵护，可用"你真乖""你真棒""你真勇敢""你真聪明"之类的语言，不可轻易评论其缺点，使他们感受到自己的重要性，自己的尊严受到了维护，增强了接受治疗的信心。不仅是言语沟通，还要适当给予肢体动作的沟通，往往一个拥抱，一个搀扶动作，一个轻拍肩膀的鼓励，都会拉近与患儿的距离，增进与患儿的感情。在加强沟通的同时，必须树立良好的个人形象，这是个人先天外在条件及通过后天学习而养成的学识、修养、素质的综合体现，医护人员应做到举止得体、衣冠整洁、温文尔雅。

第三节　患儿就诊各阶段的沟通

1.沟通的各阶段

（1）门诊沟通。营造安静安全的诊疗环境，维护患儿就医的隐私，可为医患沟通提供良好的沟通环境。门诊医生在接诊患儿时，根据患儿的既往史、现病史、辅助检查、体格检查等，对疾病做出初步诊断。在此期间，门诊医生应与患儿家属沟通，征求患儿家属意见，争取家长对各种医疗处置的理解。当病起病急时，医生应该先平复家长的情绪，温和交谈，视患儿为自己的孩子，请家长不要着急，到医院了就要放宽心。若症状较轻，请他回家服药；若需留观或住院，也要平静告知，说明原因。

（2）入院前沟通。在门诊对患儿疾病诊断做出初步评估后，患儿病情达住院指征或存在短期进展风险，此时如简单一句"病情重，需住院"，往往会加剧恐慌心理，也有一部分患者或家属因不能接受病情现实、抗拒住院，认为医生是在吓唬，以不良情绪指责医生，此时需做好解释工作，详细告知初步诊断、住院原因及可能预后，让家属对患儿疾病有初步认识，同时也有利于后续住院医生与患者家属之间的沟通。如暂时不住院，请患儿父母签上字，以证明告知在先。

（3）入院时沟通。患儿入院后，接诊医护人员应做好自我介绍，与家长相互沟通，明确"主管医生"的地位，让家长知道有疑问该找谁来询问；患儿住院时家长会交替进行陪护，提醒家长做好"交班"工作，如让家长记好患儿的床号和主管医生的姓氏，以免家长在众多医护人员中找不到"主管医生"，认为没有医生管自己。入院时，告知家长初步诊疗计划，讲解为什么要这样做，如做雾化吸入，就告知家长做雾化吸入与疾病恢复有关，消除他们的疑虑和恐惧，这样家长就能积极配合治疗工作。对患儿疾病可能的发展情况做好介绍以及应对措施。一部分家长要求医务人员"头痛医头、脚痛医脚"，如发热就只看退热的效果，只要不再发热，家长就觉得是治疗好了。医护人员必须在短时间内根据患儿的情况做到尽量全面地评估，让家长对疾病有初步的了解，同时让家长清楚可能出现哪些病情变化。家长是陪伴患儿时间最多的人，很多病情变化还需要靠家长来提供线索，所以不仅要沟通医护人员采取的措施，还可以让家长知道自己该观察哪些方面的内容，这样既可以让家长有的放矢，也可以让医护人员更好地了解病情变化，获得家长的理解。

（4）住院过程中沟通。一般住院三天左右根据患儿的病情变化向家长介绍患儿的疾病诊疗方案、重要检查目的及结果,某些治疗引起的不良反应,下一步治疗方案,同时回答家长提出的与患儿病情相关的疑问,向家长通俗易懂地解释和说明,消除家长心中的顾虑。尤其是患儿治疗效果不显时,要积极与家长沟通,让家长了解目前的病情、可能的原因及下一步的治疗方案,或请示上级医生或多科会诊。

(5)出院时沟通。患儿出院时,医护人员应向家长讲明诊疗效果、医疗费用、出院后注意事项、疾病康复相关知识,针对不同疾病的患儿进行健康指导。出院一周后医护人员应做好电话回访工作,了解患儿在家恢复情况,根据小儿情况进行饮食指导,告知家长如果患儿不适需随诊。

2. 沟通的各种方式

(1)一对一沟通。一位医生与一位家长面对面沟通,灵活地选择时间及地点,能够比较详细地沟通患儿的病情、治疗及预后。

(2)一对多沟通。一位医生与患儿的多位家长进行沟通,要求医生的专业素养高,能够自如地面对众多家长的问题,需要较好地控制情绪。

(3)多对一沟通。会诊时,多位医生对一位家长沟通,沟通的内容比较全面,不仅能从疾病本身做好沟通,在家长心理方面也应更好地做好沟通。

(4)集体沟通。应用机会很少,多是由于患儿病情严重或病情变化快速,家长不能理解时采用,可由科室年资高的医生或主任组成沟通小组集体与患儿家长沟通,甚至可由医务科出面主持沟通。

(5)书面沟通。将要沟通的内容以书面形式呈现出来。可以避免沟通时措辞不当,可以让家长有更多时间来理解需要沟通的内容,内容可以让多位家长阅读,避免医护人员花大量时间给不同的家长讲述同样的内容,提高医疗效率。

第四节　良好医患沟通病例

儿科不是简单的成人"微缩版",患者是相对特殊的病患群体。儿科医患沟通与普通医患沟通由于交际主体不同、交际语境不同、交际语言不同、交际类型等不同,使得二者存在较大差异。

1. 呼吸疾病

(1)家长:"孩子发热、咳嗽好多天了,是肺炎吗? 为什么治疗时间这么长? 你们是不是用药不对路?"

医生:"你孩子发热源自肺部感染,叫肺炎。诊断清楚。你怀孩子不是要九个月吗,这就叫过程,任何事都有一个过程。药进入孩子体内与细菌搏斗也有一个过程,其实一般用药 5 天左右,症状都能有所好转。若高烧不退,我们还应调整药物,我们与你一样着急。患儿发热就像火炉上烧水,退烧药就像往锅里浇凉水,水暂时不开但只要火还在,水就还会继续烧。只有找到病因,把火灭了,锅里的水自然就会凉下来,烧也就退了! 抗生素就是灭火的。"

(2)家长:"我孩子昨天、前天体温都退了,今天怎么又反复了?"

医生:"这就好比我们跟敌人打仗,前期我们占据优势,可是敌人也会搬救兵,或者是出动了更强的武器,在我们彻底打败敌人之前,这场战役还存在变数……"

(3)家长:"医生,为什么要切除孩子的扁桃体?"

医生:"扁桃体就像孩子身体的保安,正常情况下是保家卫国,但如果保安叛变,变成小偷,那你家的财产还能得到保障吗?"

(4)家长:"医生,你们倒是给孩子止咳呀! 咳这么厉害,都要咳成肺炎了!"

医生:"其实,咳嗽不是病,咳嗽只是疾病的表现方式,是症状之一。大家都知道,一个人感冒了会咳嗽,支气管炎也会咳嗽,呛水都会咳嗽,到底是止咳好呢,还是直接治病好呢? 相反,生病时咳嗽,能帮助排痰,有利于将细菌病毒清除。所以,我们医生不能只给孩子开止咳药。"

2. 新生儿疾病

(1)家长:"我孩子不就是早产了一点吗,有你们说得这么吓人吗?"

医生:"胎儿发育到出生,就好比一个鸡蛋孵化的过程,现在孩子早产,就好比本来要 3 周才能孵化,现在两周多点蛋壳就破了。见过毛鸡蛋没有？现在宝宝就是这样一个状态，我们现在首先要做的就是尽量把毛鸡蛋救活，如同把毛鸡蛋养成一个正常的小鸡，难度可想而知。"

（2）家长："早产儿呼吸窘迫为啥要用肺表面活性物质？肺表面活性物质有啥用啊？这么贵，是不是你们拿回扣，才故意给孩子用这么贵的药？"

医生："治疗呼吸窘迫，孩子的肺就像盖房子，肺表面活性物质就像里面的大梁，大梁没了房子就塌了。给孩子用肺表面活性物质，就像给房子放大梁，把房子撑起来，你说它的作用大不大？贵有没有贵的理由？"

（3）家长："我孩子不就是黄疸吗？还要照蓝光？多晒点太阳不也行吗？"

医生："胆红素过高那就相对于中毒，中毒过深还会损伤大脑，蓝光治疗就相当于帮助排毒；这么高的胆红素如果只是晒太阳，就相当于用微量的解毒药去解剧毒，这毒还能解得了吗？"

（4）有些家长担心医生新生儿给乱用抗生素。

医生："新生儿相对于一个弱者，而你孩子感染细菌的就是那个攻击的强者，抗生素就是弱者手中的武器，如果丢掉武器，一个弱者和强者的不公平较量，还能有胜算吗？"

（5）家长："医生，我家孩子还刚出生，太小了，这个手术不做不行吗？"

医生："孩子生病了，就好像是有一个贼伴随孩子一起出生了，我们做医生的现在逮住了他，你说该不该把他抓起来送派出所？"

家长："该！该！最好把这个贼给我好好地教训一顿！"

医生："……"

3.心血管疾病

家长："为什么孩子已经做过彩超，还要做心电图啊？"

医生："心脏就像一套房子，心脏彩超只能看到房子的结构，几个房间，门窗是不是好的。而房子的电线是怎么连接的，是否有短路，是否连接正确，还需要电工来看看。"

4.肾脏疾病

(1)不明原因低蛋白水肿抽搐的孩子,电解质钾钙都很低,家属开始不同意用白蛋白,保守治疗补钙补钾两天后复查还是没起色,家属急了。

家长:"为啥一定要用白蛋白? 有啥用?

医生:"孩子身体里现在有个筛子坏了,窟窿太大,白蛋白或者更大的东西才能堵住窟窿,钾钙才能加上去……"

(2)家长:"为啥我孩子低蛋白就出现水肿了呢?"

医生:"蛋白质就跟海绵一样,具有吸水的作用,把蛋白补上来,血管外边的水才能重新回到血管里,水肿才能减轻。"

5.血液疾病

和白血病患儿家属谈化疗。医生:要治疗,必须把杂草去掉,但目前的化疗,只能把草和苗儿一起清除,所以化疗后,肯定有段时间,地里既没苗,又没草,青黄不接,患者的抵抗力也就没了,需要不停地输血、输血小板,非常危险。这个阶段过去,要是苗先长起来,病就控制了。要是草先长起来,治疗就失败了。"

6.内分泌及遗传代谢疾病

(1)家长:"为什么孩子要用胰岛素? 会不会有依赖性?"

医生:"胰岛素是正常人都能产生的东西,糖尿病就是你自己产生的胰岛素不够了或产生不了,就像我们国家自产不了或不够就只能靠进口一样,没办法。"

(2)家长:"我家孩子虽然有代谢病,但为啥一个肺炎就病得这么重了?"

医生:"生病了就像遇到坏蛋,身体强壮的人能把坏蛋打倒,而身体弱的人,可能会被坏蛋打倒。孩子有代谢病,本身身体就很差,再遇到一个强壮的坏蛋,就是很难恢复啊!"

7.神经系统疾病

(1)和脑炎患者交代病情。医生:"脑子就是司令部,脑子发炎了,就是司令部不好使了。虽然心肺肝脾胃肾等都存在,可是司令部不起作用了,他们都没法干活,有些脑子的部位直接控制我们的呼吸和心跳,所以病情严重致使呼吸、心跳都停了,人也就没命了!"

(2)癫痫是儿科慢性疾病,治疗周期长,要求患儿用药依从性高。

家长:"我孩子现在没抽筋,是不是可以停药。"

医生:"你小孩生病就好像买了一包米,要吃完不是一两天的事情,而且还得一日三餐按时吃,来院复诊就是医生检查这包米有没有蛀虫……"

8. 其他疾病

(1)家长:"孩子做了血培养,怎么还没处理,这不是耽误我孩子的治疗吗?"

医生:"病原学的培养就好比农民种地,不可能今天播种,明天就能收获呀?"

(2)医生:"孩子有病不要拖着和硬扛,要趁早处理,如同庄稼地里长了棵杂草,趁着杂草还小,一锄而尽不会对庄稼造成影响。如果等杂草丛生再处理的话就已经消耗庄稼的养料了。"

儿科医患沟通的方式并非一成不变,要本着为患儿着想,提高医疗质量,杜绝医疗失误,医生、护士、患儿、家长携手共进,一同战胜人类共同的敌人——疾病。

(张丽娜)

第八章
肿瘤科的医患沟通

导语

　　由于各科室患者的病情状况和心理特点不同,医护人员在进行医患沟通时面临的挑战也不尽相同。肿瘤科患者中沟通难度较大的是恶性肿瘤(癌症)患者恶性肿瘤的治疗和预后存在很多不确定性,"谈癌色变"致患者认为已走到了生命的尽头,一切治疗都是"死缓",肿瘤科似乎成了人生告别的舞台,这样的心理无疑增加了沟通的难处。肿瘤科医护人员沟通更需要注意沟通策略。

　　恶性肿瘤患者大都有抑郁、焦虑、恐惧和精神病性等多种心理障碍,医患人员在治疗肿瘤的同时,要努力探知患者及其照顾者的信息要求,减少社会心理疾病的发生。良好的医患沟通能够帮助减轻患者对疾病的恐惧、焦虑和对未来的不确定感,同时增加患者对治疗的满意度和对疾病的控制感,增强战胜疾病的信心。根据患者不同的心理状态,对每一个患者实施个体化的沟通,才能达到最好的治疗效果。恶性肿瘤患者,由于他们治疗的时间相对较长,患者常常需要反复多次入院、出院,因此,重视院外治疗间歇期和随访期间的沟通交流,保持沟通交流的连续性十分重要,只有注意了平时与患者之间的沟通交流和人性化关怀,才能使医患之间始终保持一个健康、和谐的医患关系。在医疗活动中,良好的医患沟通,不仅能建立起相互信任和相互认可的合作关系,更主要是有助于顺利完成治疗任务。

第一节　恶性肿瘤的特点与患者的心理反应

1.恶性肿瘤的特点

恶性肿瘤的特点为局部浸润和向远处转移。具体特点是：

（1）生长快。肿瘤细胞可大量繁殖，其原料来源于人体自身，故会大量消耗人体营养而致贫血、消瘦、乏力。如肿瘤位于口腔内，影响营养的摄入而加剧上述表现。恶性肿瘤到了晚期就会表现为全身衰竭，医学上称为恶病质，表现为：极度消瘦、乏力、衰弱。

（2）易浸润或向远处转移。颌面部肿瘤向邻近部位浸润：可侵及眼球、颅底、呼吸道、食道及颈椎、胸肺、支气管等。向远处转移可破坏五脏六腑，造成功能损害，重则危及生命。

（3）恶性肿瘤不易早期诊断。因恶性肿瘤的生长快以及人们医疗保健知识相对贫乏，致恶性肿瘤难以早期发现，肿瘤向深部浸润或转移，这就给临床上的诊断治疗带来了难度。

2.恶性肿瘤患者的心理反应

心理专家认为，肿瘤患者的心理反应大致分为四个时期，分别为休克—恐惧期，否认—怀疑期，愤怒—沮丧期，接受—适应期。

（1）休克—恐惧期。当患者看到化验结果或在恶性肿瘤确诊之时，霎时间思维紊乱，麻木不仁，甚至昏厥，这种震惊称为"诊断休克"。当极力否认仍不能改变诊断结果时，会产生恐惧。大多数患者对疾病愈后丧失信心，能切身感受到生命受到死亡威胁，甚至自觉"时日不多""命不久矣"。包括对疾病的恐惧，对疼痛的恐惧，对离开家人和朋友的恐惧，对身体缺损的恐惧，对死亡的恐惧，且对手术、放、化疗，生物治疗等治疗手段产生的容貌损毁、呕吐、免疫力下降等毒副反应也非常害怕，从而受到不良刺激，产生精神压力，甚至表现出严重失眠"不能独自安卧，必须人为伴侣"等明显的情绪应激反应。很多患者得知自己已经确诊为晚期恶性肿瘤，内心易产生极度恐惧心理。加之肿瘤治疗时间长、疗效差，患者长期处于害怕和恐惧的心理状态,担心治疗无效,害怕面对死亡,从而出现焦虑、失眠、烦躁、食欲下降等负面情况,对晚期肿瘤患者来说,会加重患者病情,影响患者身心的恢复,影响治疗效果。患者常表现为:忧心忡忡、心情紧张及对医护人员的言语、态度十分敏感。或坐立不安、唉声叹气、感情十分脆弱。

典型病例:

一位中学女教师,做妇科检查时初诊为宫颈癌,后病理报告证实,建议手术。患者拒绝手术,拒绝治疗,不认可诊断,谁的话也听不进,坐以待毙。患者女儿哭着拉着妈妈的手去医院,结果妈妈去了庙宇修行。

(2)否认—怀疑期。患者在疾病确诊前,常常怀疑是不是医院误诊搞错了,对恶性肿瘤的诊断产生怀疑,不愿意也不敢相信。他们往往难以接受和面对现实,不相信自己会患肿瘤,有时还会对医生的诊断产生怀疑,对诊断结果极力否认,甚至去几家医院看病或者假充患者家属找医生咨询,以便得到不同方面的信息。既希望确诊,又希望得到不是恶性肿瘤的诊断。由于担心患者的恐惧反应,癌症患者家属往往要求医生对患者严格隐瞒病情,或要求医生瞒骗患者得的是另一种常见且疗效好、预后好的疾病。癌症患者在诊疗过程中完全处于疾病真实信息被屏蔽的状态,但其肿块、出血、剧痛等躯体症状,活检、穿刺等特殊检查,手术、放化疗等治疗手段又使患者能凭借常识怀疑医护人员和家属对其隐瞒病情,不仅对周围人的言行、表情特别敏感,而且稍有不适,就认为是病情恶化。98%的癌症患者都有不同程度的猜疑心理。表现为:沉默寡言、烦躁、激惹、心存幻想,否认癌症这个事实。

典型病例:

某出版社社长,体检时加做腹部 CT,诊断为肝癌,建议增强,手术治疗,效果甚好。患者不信,去北京、上海、广州,经各地诊断一致后,自己又否认,要求服中药,拒绝进一步检查。一年后去世。

(3)愤怒—沮丧期。当患者确定自己患上恶性肿瘤后,会出现愤怒的反应,认为世界不公平。为什么会偏偏选择自己,而后会将愤怒的情绪转向他人,有的针对医护人员,有的针对家属。患者有的困扰于手术切除乳腺等器官,化疗引起的脱发和色素沉着等容貌损毁。有的有遭受报应等不良心理,往往自惭形秽,严重的可能自暴自弃,拒绝治疗,对各种护理措施不配合。其次,肿瘤治疗药物费用相对较高,且病后部分患者失去职业,减少经济来源更会担心经济负担。焦虑病后无人照顾或遭家人嫌弃成为家庭累赘;焦虑"上有老下有小"病后家人无人照顾,加重精神紧张,睡眠质量差。

典型病例:

农民,55 岁。因腭部溃烂疼痛,到省三甲医院就医,诊断为腭癌,心情极为焦虑、愤怒,问手术需要多少钱? 能活多久? 自己一辈子起早贪黑辛苦种田,没有得罪什么人,不吸烟不饮酒,怎么会得癌! 因经济困难,他冷静地做了一个评估,还能活两年,不如去打工,打工两年挣的钱比手术需要的钱还多。除了愤怒外只有沮丧! 最后,这位农民工带病打工,只是肿瘤转移,死于家中。

(4)接受—适应期。了解疾病确诊后的各种体验后,已经能够正视现实,但存在许多幻想。如希望出现奇迹,希望能发明一种新药来根除自己疾病,希望手术后的化验能推翻原诊断结果,希望医生能根治好自己所患疾病等。

当患者的幻想破灭,不得不承认自己患癌无疑时,"患者角色"的表演则相当"出色"。患者为了不让家人难过悲伤,亲人为了让患者安心治疗,彼此心照不宣,绝口不提病情。这时患者既不表现痛苦也不表现害怕,显得十分平静,非常愿意与家人待在一起,以得到精神上的鼓励和安慰。同时也产生较强的依赖性,依赖于药物和其他的一些治疗。把"生"的希望甚至于日常生活护理全部交付给了医护人员。表现为:爱发脾气、苛求挑剔、以自我为中心、随时随地地要求医生护士给予关照。

第二节　与肿瘤患者沟通要点

(1)需要引导患者认识恶性肿瘤是一种慢性病,从医学心理学的角度来看,它对许多的患者,起到了安慰的作用。这种安慰,不是欺骗,而是符合科学、符合实际的。随着现代医学科学技术的飞速发展,现代分子生物学、分子免疫学及基因工程技术的进一步发展和对恶性肿瘤认识的加深,为恶性肿瘤从可防、可治到最终消灭的进程都发挥着重要的作用。

(2)针对不同肿瘤患者的心理特点,制订出合理的、科学的心理护理计划,并且配备专门的相对固定的具有一定医学心理学知识的医护人员去为患者做好心理疏导。医护人员对癌症患者应有深厚同情心和爱心。因此,对患者的病情治疗情况以及情绪反应了然于胸,在充分掌握恶性肿瘤患者的心理特征,了解缓和的心理活动之后,应针对患者的不同心理特征,如精神紧张、心理恐惧、否认怀疑、悲观失望、绝望情绪等,有的放矢对患者进行心理护理工作,给予对症下心药,在生活上主动关心体贴患者,在医疗方面让患者满意放心,使患者保持一个良好的心理平衡状态。

(3)医护人员在为肿瘤患者提供精心护理时,还需要特别重视患者家属的心理。

第三节　肿瘤患者的沟通典型病例

(1)在确诊阶段。合理选择向患者家属告知病情的时间和方式。在患者尚未知道诊断之前,护理人员注意语言恰当,不要随意向患者和家属透露可能是癌症的言辞。如果已经有确切的诊断,则应向家属说明情况,共同商讨向患者告知的时间和方式,长期隐瞒病情的做法不值得提倡,因为患者在治疗过程中一旦发现真实病情而又无思想准备的情况下会产生受骗的感觉,引发一系列消极反应,甚至出现意外,告知时应充分了解患者的心理特征、教育背景、接受能力,以适合的时间和恰当的方式讲解治愈的过程,强调治愈的希望,尤其是请成功应对的患者进行现身说法。这样,有助于早日帮助患者及早摆脱恐惧,积极配合治疗。

典型病例一:

男,62岁,小学文化。因进食出现进行性吞咽困难,诊断为食管癌伴肝转移,由于疾病诊断已属肿瘤晚期,患者心情极度抑郁。医护人员告知患者,虽然是晚期肿瘤,但经过医护人员制订的规范治疗,仍然可以得到很好的疾病控制,患者认为化疗毒副反应严重,过程长且痛苦,执意拒绝接受各种治疗。1月后患者病情迅速进展、不能进食饮水,肝脏功能衰竭,出现昏迷,数日后在家中死亡。

典型病例二:

女,经肠镜检查,取组织送病理确诊为肠癌。CT发现有转移,要先行放疗,患者同意,三个月后再到医院进行肿瘤切除,休息两个月,继续化疗。医生原诊断,只能生存三个月。患者对化疗敏感,一年后复查,所有指标正常。腹部CT肝脏未见转移,遂外出旅游。一年后复发,又继续化疗,生命延续了近四年。

专家点评:两位患者病灶转移相似,结果不一样。化疗药物毒性反应:一是有些药物可以减轻反应,二是患者对某些放疗药物敏感,生命可以延长。

典型病例三:

李某的父亲胃部不适去医院检查,儿子陪父亲到医院做胃镜,病理结果是胃癌,而李某只告诉父亲是胃溃疡,为了隐瞒病情,在消化内科住院治疗了一段时间。后因病情治疗的需要,又住进了肿瘤内科,随着各种化疗反应的出现,以及与周围肿瘤患者的接触,李某的父亲出现猜疑和恐惧心理,患者一度出现生理及精神上的崩溃,病情迅速加重。

专家点评:美丽的谎言只能短暂使用,或用于假装糊涂的人身上。美丽的谎言一旦戳穿,就不再"美丽"。

(2)在治疗阶段。应详细解释治疗计划,取得患者的理解与配合。由于肿瘤治疗技术目前进展迅速,应向患者详细讲解治疗计划。同时,给予患者治愈的希望。无论是手术治疗,还是化疗、放疗、生物免疫治疗,都应将疗效和不良反应及解决方法解释清楚,使患者家属有思想准备。对于患者因知识缺乏而出现的不遵医行为,应检讨医护人员的工作缺陷,不应过分指责患者。当患者出现严重并发症时,会表现出急躁、缺乏信心,医护人员应及时给予患者信息和情感上的支持,同时请成功完成同样治疗方案的病友谈治疗过程中的感受,鼓励患者坚持治疗。

典型病例一：

女,28 岁,是个直肠癌术后辅助化疗的患者,已经是第 5 周期化疗,由于化疗药物毒性累积的作用,这次恶心、呕吐的反应比前几次明显严重了很多,看着曾经坚强勇敢接受化疗的她,责任护士一手托着她的前额,一手轻拍着她的肩膀,播放悠扬的轻音乐,以转移她的注意力,减轻她的不良反应。

典型病例二：

女,63 岁,小学文化。5 个月前开始出现上腹部隐痛不适,服用护胃及止痛药物后稍见缓解,3 个月前自觉腹痛症状加重,伴胸闷气逼不适、呕吐、贫血、食欲缺乏等现象,体重下降 10 kg。行相关检查后诊断胃弥漫大 B 细胞淋巴瘤。到医院后听医生说要进行多个周期的化疗,后听信服用中药就可以治愈,吃了 1 个月的中药后,不但没有缓解症状,反而腹痛症状加重。来医院就诊,医生告知患者,淋巴瘤不是那么可怕,经过规范正规的治疗是可以痊愈的。随后医生针对其病情制订了周密的放、化疗及靶向药物综合治疗方案,症状得到了迅速的控制。疗程结束后,按照医生告知的复查周期,定期复查,5 年后复查,一切恢复正常。

专家点评：现在流行四个不,即不病检,不化疗,不手术,不放疗,中药 10 包见效。当未见效时指责是假药,而医生的处方治疗方案是对的,错在药假。这“四不”是极不科学的,对早期肿瘤患者是一个错误的引导,不做病理怎么能诊断是癌症！ 早期癌症最好的方法是手术切除,早期手术切除后,不需要放疗与化疗。

（3）在康复阶段。患者大多数在家中度过,现代医学模式下要求护理工作的范围不单包括住院患者,还应包括家庭、社区的患者。因此,要注意从以下几个方面进行心理指导：做好出院指导,使患者离开医院后仍能按照治疗计划、康复计划进行,与患者和家属制订切实可行的康复计划;鼓励患者参与社会活动,也可以在病友之间组织一些活动,一起锻炼身体,谈康复经验,相互鼓励;向家属宣传家庭护理中的心理护理知识,从房间布置、患者情绪调理,到如何给患者心理支持,让家属充分参与到对患者的心理护理中;医护人员应与患者保持联系,如定期访谈,微信回访等,及时询问患者在康复阶段的情况,增强患者的安全感和信心。

典型病例一:

诊断为乳腺癌的一位大学教师,在经过规范的放化疗后,该老师顺利完成了治疗周期。在康复阶段,医生告知她除了按照医生的医嘱按时随诊外,更多的是要保持心情愉悦,保证良好的生活习惯。她建立了一个以乳腺癌患者为主体的微信群,群里的姐妹们也在她的带领下,插花、舞蹈、参与慢跑、气功等形式多样的有氧运动。大家相互鼓励,共同将自己的未来生活进行规划,勇敢地面对自己的人生。

典型病例二:

男,鼻咽癌。在坚持放疗的过程中,患者的颈部皮肤及口咽部黏膜出现了较严重的溃烂,局部疼痛,不能进食,患者曾几度想放弃最后的几次放疗照射。为了能够让患者坚持完成最后的治疗,医护人员向患者告知这是放射治疗常见的不良反应,鼻咽部肿瘤的治疗只有经过足够剂量的放射照射才能得到较好的控制,并请同种疾病的患者现身说法。经过医生的评估及对症支持治疗,以及医护人员对他细心的照护及鼓励,患者顺利完成了足够剂量的放射治疗。不良反应也随着放射治疗的停止逐渐恢复。在随后的几次复查中,患者病情控制良好,身体达到痊愈状态。

(4)在临终阶段,当患者已意识到死亡即将到来,一般来说,已能够平静地看待死亡,但不是没有剧烈的情感反应,这时更需要进行安慰和疏导。应积极主动地解决患者疼痛、躯体移动障碍、睡眠形态紊乱等问题,不能对患者厌烦和冷漠,应注意满足患者每一个细小的愿望。同时,应满足患者的自尊心,帮助患者整理个人的卫生,尊重患者个人习惯,维护临终患者的人格尊严是该心理支持的重要内容。

典型病例三:

男,23岁,大学文化,医学院校学生。因乏力、食欲差持续一周,出现黄疸,既往有乙型肝炎病史,行B超检查后发现肝脏肿块伴腹水,诊断为原发性肝癌,入院行对症护肝支持治疗。由于患者病情进展迅速,入院后患者迅速出现黄疸加重,体重下降,腹胀加重的各种症状。医生很遗憾地告知患者及家属,目前病情进展迅速,现阶段没有很好的控制疾病进展的药物,只能适当地使用相应的药物控制一下症状。患者在与医生的交谈中结合自己所学的医学知识,对自己病情的严重程度有所了解。在患者离开人世前的几天里,医护人员与患者深入地沟通交谈,各项护理治疗集中完成,尽量少打扰患者,让他的家人陪在他的身边,完成他最后的心愿,患者在家人的陪伴中安详地离开了。

恶性肿瘤患者癌变和疾病的发展,都与人的生理和心理具有一定的指向性,改变这种指向性,也就能改变恶性肿瘤患者的指向条件。一直坚持积极良好的心态,改变生活中的坏习惯是面对癌症的利器。

遗传基因是人体健康的第一位的因素。基因好,身体素质就好,抗病能力强,恢复能力也强。很多肿瘤患者,直系亲属中都患有恶性肿瘤。要懂得为自己早做癌症筛查工作。一位年轻人,母亲死于食管癌,医生告诉他,要每年自己做一次胃镜检查,他在50岁那年发现了食道有病变,病理报告为鳞癌,及时手术后,过了10年,他还活着。

心态或者说心理的健康比生理健康更重要。残疾人也可以爬上珠穆朗玛峰,聋哑人也可以弹奏钢琴。心理健康会促使生理更健康。

早中期癌患者心态正常,治疗后又可以和正常人一样的生活。运动促进饮食,运动促进睡眠,运动有助于调节人的规律生活。养成运动的良好习惯,有助于抑制癌细胞的滋生与发展。有位长寿老人说,他这辈子就爱睡觉,睡觉也是一门学问,是长寿的秘诀之一。

饮食能补充人的能量消耗。人是铁,饭是钢。从能量角度看,要重视饮食对健康的作用,要有针对性地补充。

睡眠能恢复体力。睡眠是实现身心健康的途径之一。坏习惯会损害健康。比如酗酒,抽烟,咀嚼槟榔有害健康。而好习惯会促进健康,比如定时睡觉,少量运动。

最后的进言:好习惯决定健康,相信医学能抗击癌症;定期检查,早发现、早治疗,一定会比晚发现、晚治疗要好!

(阳华)

戴上口罩就出发（歌曲）

1=♭E 2/4

蒋泽先 词
唐平 曲

♩=112 有精神地

(636161 | 3 — | 535151 | 3 — | 2·165 376 6 6 | 6 6) | 3 6 |

中 国
中 国

3 30 | 6 52 3 — | 6·666 065·2 | 3 — 3 — | 2 6 | 22 3 |

医 生 胸 怀 大，　哪 里 需 要　哪 安　家。　　　 地 震、 水 灾、
医 生 真 无 瑕，　夜 半 三 更　也 想　家。　　　 我 是 父 母 的

5 31 2 — | 2·2235 5 0 375 | 6 — 6 — | 1· 6 25 | 3 26 |

疫 情 地，　戴 上 口 罩　就 出 发。　　　 I C U 里 守 病
乖 乖 崽，　我 是 甜 女 的　好 爸 爸。　　　 一 心 赴 救 是 己

1 — | 2· 531 | 6 32 2 — | 5· 36 3 7 65 63 | 6·6 65 |

人，　呼 吸 机 前 眼 不 眨。　忘 了 饥 饿 忘 了 累，　呵 护 生 命
任，　保 护 自 己 别 忘 啦。　希 望 早 日 摘 口 罩，　平 平 安 安

3 7·6 5 — | 5 3 6 — | 6 56 1 — | 1 — | 6· 53 2 | 12 |

责 任 大。　哎 嗨!　哎 嗨!　中 国 医 生 胸 怀
回 到 家。　哎 嗨!　哎 嗨!　中 国 医 生 真 无

3 6· | 2·165 3 7·6 | 6 — | 6· 0 | 6 — | 6· 0 |

　　　　　　　　　　　　　1.　　　　　　2.

大，　哪 里 需 要 哪 安　家。
瑕，　平 平 安 安 回 到　　　 家。

D.C

　　唐平：著名作曲家，原赣南文工团团长。代表作歌剧《长岗红旗》，出版歌曲集《山里的传说》。

参考文献

［1］陈一凡.实用医患关系学［M］.北京:中国政法大学出版社,2017.

［2］王明旭.医患关系学［M］.北京:科学出版社,2008.

［3］李功臣.医患行为与医患沟通技巧［M］.北京:人民卫生出版社,2012.8.

［4］西尔曼,库克次.实用医患沟通技巧［M］.杨雪松,译.北京:化学工业出版社,2009.